高职高专工学结合教改规划教材系列

重 症 监 护

主　编　叶昌华

副主编　姚惠萍　黄昉芳

参　编　（按姓氏笔画排序）
　　　　邬维娜　刘亚新　沈明进
　　　　陈凌玉　饶　艳　章水娟

ZHEJIANG UNIVERSITY PRESS
浙江大学出版社

图书在版编目（CIP）数据

重症监护 / 叶昌华主编. —杭州：浙江大学出版
社，2014.7（2021.2 重印）
ISBN 978-7-308-13185-8

Ⅰ.①重… Ⅱ.①叶… Ⅲ.①险症—护理
Ⅳ.①R459.7

中国版本图书馆 CIP 数据核字（2014）第 094463 号

重症监护

叶昌华　主编

丛书策划	阮海潮（ruanhc@zju.edu.cn）	
责任编辑	阮海潮	
封面设计	姚燕鸣	
出版发行	浙江大学出版社	
	（杭州市天目山路 148 号　邮政编码 310007）	
	（网址：http://www.zjupress.com）	
排　　版	杭州金旭广告有限公司	
印　　刷	杭州杭新印务有限公司	
开　　本	787mm×1092mm　1/16	
印　　张	14.5	
字　　数	362 千	
版 印 次	2014 年 7 月第 1 版　2021 年 2 月第 3 次印刷	
书　　号	ISBN 978-7-308-13185-8	
定　　价	39.00 元	

目 录
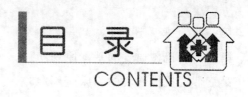
CONTENTS

第一章 ICU 的设置与管理

重症医学科(intensive care unit，ICU)是以重症医学系统理论和实践为基础、专门从事重症患者救治的临床集中管理单元。重症监护是一种对危重病人进行集中监测、治疗和护理的组织形式，主要运用现代化的仪器设备来监护病人，快速做出诊断，及时治疗，全面护理并发现潜在的危险。作为 ICU 专业人员，要求既有广泛的基础知识，又要有专业知识；既要有丰富的临床经验，又要掌握多种操作护理技能。

ICU 的雏形可追溯到 19 世纪 50 年代，1863 年南丁格尔首先提出将重症患者集中管理的概念，并逐渐得到认同和普及；1952 年，丹麦哥本哈根暴发脊髓灰质炎大流行，人工气道及呼吸器的应用，促使了 ICU 的建立，并激发了重症医学的崛起；1972 年，美国在 28 位医师的倡导下创立了美国重症医学学会；1991 年，卫生部出台了三级医院等级评审标准，各级医院相继建立了 ICU，极大地促进了中国重症医学的发展；2006 年，中华医学会重症医学分会发布了《中国重症加强治疗病房建设与管理》指南，为我国重症医学的规范化发展奠定了基础；中国国家标准委员会在 2008 年 7 月 4 日正式将重症医学确认为临床二级学科。

第一节 ICU 的设置与管理

ICU 配备了各种先进精密的监护、治疗设备，并由受过专门训练的医护人员，对患者进行全面的 24h 不间断的监护、治疗和护理。

一、ICU 的分类

ICU 的组织形式需根据医院的规模、条件、特点和需求而定，目前医院 ICU 大致分为三种形式。

(一)综合 ICU

负责收治医院各个科室的危重病人，进行一个阶段性的监护治疗，待病情平稳后再转回原科室。综合 ICU 属于医院的一个独立科室，这种形式的特点是节省人力、物力，集中受过 ICU 专业训练的医护人员和监护仪器及设备，同时需要与专科医生合作，有利于从整体的观点对病人进行救护。

(二)专科 ICU

根据各专科医疗护理特点而设立的 ICU。如冠心病重症监护病房(CCU)、儿科重症监护病房(PICU)、新生儿重症监护病房(NICU)、呼吸重症监护病房(RICU)等，这种形式的特点是使危重症的监测、治疗与护理向专业化深入发展，针对性强，更有利于专科理论与实践的研究，危重症的治愈率明显提高。

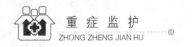

(三)系统 ICU

介于综合 ICU 和专科 ICU 之间。以大型综合医院的临床科室为基础组成的 ICU,如外科系统 ICU、内科系统 ICU,还有急诊科 ICU 等。

二、ICU 的设置

(一)ICU 的位置和环境建造要求

地理位置:一般来说,ICU 建造的地理位置应考虑以下因素:接近主要服务对象病区、接近手术室、接近血库、接近临床实验室、接近影像科。

通道:各种通道独立、互不重叠,防止交叉感染。应设立工作人员专用通道、病人专用通道、洁净通道、污染物通道等。

安静舒适的环境:病房、治疗室、办公室需要有宽敞明亮的空间,良好的采光;保持合适、稳定的温度和湿度,温度应维持在 20～22℃,相对湿度应保持在 50%;合理设置照明,为患者维持正常的生物时钟节律创造条件;柔和的音乐有利于患者和 ICU 工作人员紧张的心理压力释放。

(二)ICU 的病房设置

可以选择采用三种分布方式,即大房间开放式、小房间式、单人房间式或独立封闭式。病床应离开墙壁,形成“生命岛”,所有的线路、管道、设备全部集中于吊塔、吊梁或功能柱上。为了适应临床工作需要,ICU 的面积和空间应足够大,每张病床平均占有面积应在 15m² 左右,床与床之间至少应有 1.5～3m 的间隔。

辅助区域的面积一般为床旁空间的 2～3 倍,以支持运作。围绕 ICU 病房应设置治疗室、护士站、医生办公室、ICU 信息中心、仪器储存室、物品储存室、处置室、盥洗室、更衣室等。

(三)ICU 床位设置

先进国家 ICU 床位数占医院总床位数的比例较高,并有逐年增加的趋势。结合我国的情况,一般以 2%～8% 为宜,可根据实际需要适当增加。另外,从医疗运作效率的角度考虑,每个 ICU 管理单元以 8～12 张床位为宜;床位使用率以 65%～75% 为宜。

(四)ICU 的仪器设备

1. 必配设备　每一张病床旁应有一套性能良好、能清晰显示图标和数据的床旁监护系统、中心供氧(2 个以上)、中心负压(2 个以上)、中心正压、配备防压疮床垫的多功能病床、多功能插座(12 个以上)、微量输液泵、微量注射泵(每床至少 4 台)、肠内营养输注泵、输液瓶悬吊装置、便携式监护仪(至少 1 台)、气管插管箱(喉镜、各种型号的气管导管、牙垫、手套等)、每床配备的简易呼吸气囊、呼吸机(包括至少 1 台转运呼吸机)、雾化系统、心电图机、电复律器、临时起搏器(血管鞘、临时起搏电极)、纤维支气管镜、制冰机等。此外,医疗用电和生活照明用电线路应分开,并配备不间断电力系统和漏电保护装置。

2. 特殊设备　主动脉内球囊反搏(IABP)、体外膜肺氧合(ECMO)、呼气末二氧化碳测定仪、胃黏膜二氧化碳张力和 pH 测定仪、B 超、床边摄片机、电刀、心肺复苏机、无影灯、输液加温设备等。

3. 其他设备　如配备有简易生化仪和乳酸分析仪的小型化验室,可与监护病房毗邻,由监护人员自己管理和使用,可以随时进行血气分析、电解质及血酸碱度测定等。

三、ICU 的管理

ICU 应加强质量控制和管理,建立健全各项规章制度、岗位职责、技术规范、操作规程等。

(一)建立健全各项规章制度

制定各项规章制度是 ICU 做好抢救工作的基本保证,ICU 应建立一整套规章制度,如各级医务人员的岗位责任制、查房制度、交接班制度、危重病人的抢救制度、消毒隔离制度。设备的使用维修保养制度、各项监测记录制度等,要求各级人员均应按规章制度和操作规程进行工作,每个班次必须保持各种抢救设备处于完好状态。

(二)人员配备标准

1.护士编制　ICU 护理人员的配置主要取决于 ICU 的规模和类型,ICU 人员由经过培训的医生、护士和其他相关工作人员组成,医师人数与床位数之比应为 0.8∶1,护理人员与床位数之比应大于 3∶1,在配置护理人员时,注意护理人员结构的搭配。

ICU 内设护士长 1 人,小组长若干名,每班由小组长负责;还应配备一定数量的专科治疗师如呼吸治疗师、理疗师以及专业维修人员。同时,应配备一定数量的卫生和外勤人员,以免 ICU 护理人员因承担非护理工作而影响临床护理工作。

2.素质标准　人员应具有良好的素质,包括职业道德素质、专业素质、心理素质及身体素质等。

(1)ICU 护士的基本素质:具有各专科基础理论和综合分析能力;身体健康,思路敏捷,适应性强;勇于钻研和创新,善于发现问题、解决问题、总结经验;处理问题沉着、果断、迅速;有一定的心理学知识,善于人际交流和沟通;具有团队协作精神,能主动协调各种关系。

(2)ICU 护士的专业素质:熟练掌握急救复苏技术;具有专科护理知识和技能;熟练掌握各种监护技术;具有娴熟的基础护理技能。

(3)ICU 专科护士培训:2002 年,国内开始探索 ICU 专科护士培训;2006 年,卫生部"十一五"护理发展规划正式将培训重点学科的专业护士纳入规划,全国范围内的 ICU 专科护士培训与资格认证工作全面铺开;2010 年,浙江省展开了第一批 ICU 专科护士培训工作。

(三)工作质量标准

1.质量为第一原则　在 ICU,用精湛的护理技术为患者服务,是其护理工作的基本特点。由于 ICU 的护理工作质量尤其是技术质量,都与患者的生命安危息息相关,因此,必须对 ICU 护士始终进行质量管理的教育,在每一项监护工作和技术操作中都应牢固树立质量第一的观念。做到连续、准确地监测与观察病情,搜集、记录各项数据、资料,早期发现异常情况,熟练技术操作,避免增加患者痛苦,严防差错与事故,减少并发症,确保取得最佳的护理效果。

2.以患者健康为中心的原则　在护理质量管理中遵循以患者健康为中心的原则,体现了医院"全心全意为患者服务"的宗旨。患者除了有疾病的痛苦外,在治疗过程中,还有极其复杂的心理状态,因此,ICU 护理质量管理活动均应以患者的利益为出发点,按照生物—心理—社会医学模式,紧紧围绕着促进患者身心整体健康的目标进行。

3.以预防为主的原则　预防为主是保证工作质量的重要思想基础,它是全面质量管理的主要标志之一。全体护士要运用科学的方法和手段对每项护理过程的重要环节进行预防性的质量控制,把各种不安全因素控制在护理措施和护理技术操作之前,以预防差错、事故的发生,确保患者的安全。

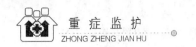

4.注重质量数据的原则　数据是科学管理的依据,它为评价工作质量提供了依据。护理质量管理中,应注重某些反映护理质量数据的搜集,依靠能够确切反映客观实际的数字和资料,进行实事求是的分析和整理。

5.标准化的原则　标准化管理是科学管理的重要技术方法。它是一个包括以制订标准、贯彻标准、进而修订标准为主要内容的全部活动过程。各类护理项目和监护技术均应制订简明易行、并具有科学性与先进性的质量标准,它既是全体护士共同遵守的准则,又是衡量护理质量的尺度和进行评价护理管理工作效果的依据。

6.全面质量管理的原则　全面质量管理的基本理论和指导思想是把质量管理的概念看成为整个单位、整个管理过程和全体人员参加的活动。ICU系统内的一切要素都要被纳入高质量管理的轨道,包括人员、护理技术、仪器设备、药品、生活服务、环境、时间与信息等。

(四)ICU 收治病人范围

1.各种术后重症(尤其是存在并发症者);

2.必须使用机械通气进行呼吸支持的病人;

3.意识障碍尤其是反复痉挛的病人;

4.已有或可能出现严重心律失常的病人;

5.急性心功能不全;

6.急性心肌梗死;

7.各种休克;

8.急性肾功能不全;

9.急性药物中毒;

10.急性大出血的病人;

11.重症肌无力危象;

12.严重代谢障碍的病人;

13.原位大脏器移植的病人;

14.其他经短期强化治疗可能恢复的急性功能不全的病人。

第二节　重症患者的评估

重症患者的初始评价应从病史、查体、监测数据、化验检查和家属等几个方面进行。

一、病　史

危重病患者常常不能自己提供病史,目击者、家属、医护人员的信息提供非常重要。需要了解主要的发病原因、症状及初步处理等。

二、查　体

先按 ABC 理论,检查主要情况,再系统性回顾各个器官的功能。

(一)A——气道(airway)

首先检查气道情况,确保气道通畅。创伤、出血、呕吐、异物、中枢神经系统异常(软组织或舌头阻塞气道)、感染、炎症等原因均可导致气道梗阻。

(二)B——呼吸(breathing)

观察呼吸节律和频率、呼吸辅助肌肉活动、三凹征、发绀、呼吸幅度等。

听:呼吸杂音、不能言语、叩诊浊音。

感觉:胸廓活动、气管位置、捻发音等。

(三)C——循环(circulation)

看:外周灌注下降、失血、少尿、神志改变等。

听:心脏杂音。

感觉:脉搏节律、奇脉等。

除了牢记上述的 ABC 三个步骤外,还应迅速对患者按系统进行详细的体格检查以了解身体各器官的功能。

神经系统:一般先查脑神经,再查上肢运动功能和反射,同时触诊局部的动脉和神经;最后检查各种感觉功能。

泌尿系统:肾区外形评估、尿量尿色等评估。

消化系统:腹部症状与体征评估。

体表进行详细的体格检查,观察皮肤是否苍白、发绀、发汗、黄疸、红斑或面红。皮肤是潮湿还是干燥,是水肿还是瘀斑肿胀,皮疹也应该进行描述。指甲是仍在原位还是破裂出血。对眼睛进行检查时应观察瞳孔有无异常及巩膜有无黄染。结膜苍白意味着贫血。患者还可能出现惊厥、易怒、嗜睡、熟睡或反应迟钝等情况。

三、监测数据

对危重患者第一时间进行生命体征的监测,如 T、P、R、BP、CVP、SpO_2 等。通过对重症患者进行系统的生理功能监测,能够较为准确的评估疾病严重程度。通过连续监测指标,动态评价疾病严重程度的变化,可对重症患者预后进行评估,预测病情变化和发展趋势。

第三节　ICU 评分系统

重症患者评分系统可以给临床提供量化、公平的指标,用以评价疾病严重程度,评价不同 ICU 单位之间的治疗效果,评价临床研究中不同组别的病情危重程度,评价新药及新治疗措施的有效性,或者用来进行质量控制,资源分配。

ICU 常用评分系统有:非特异性病情严重程度评分,如 APACHE Ⅱ、TISS;多脏器功能障碍病情评分,如 MODS、SOFA;特定器官功能障碍评分,如 Ranson、Ramsay 等,下面分别给予介绍。

一、急性生理与慢性健康评分(acute physiology and chronic health evaluation, APACHE)(表 1-1)

此评分是由 Knaus 于 1981 年建立第一代,1985 年提出 APACHE Ⅱ,至 2005 年推出第四代。APACHE Ⅱ 因为简便可靠,设计合理,预测准确,目前使用最为普遍。作为重症患者病情分类和预后的预测系统,分值越高,表示病情越重,预后越差,病死率越高。

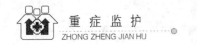
APACHE Ⅱ由 A 项、B 项及 C 项三部分组成，A 项：急性生理学评分，共 12 项；B 项：即年龄评分；C 项：即慢性健康评分。

急性生理学中前 11 项由临床最常用的生命体征、血常规、血液生化和血气分析指标构成，各项指标依据其偏离正常值的程度分别计为 1～4 分，正常为 0 分。在评价肺氧合功能时如吸氧浓度（FiO_2）<0.5，用动脉氧分压（PaO_2）作为评分指标；如 $FiO_2 \geqslant 0.5$，则用肺泡—动脉氧压差［(A－a)DO_2]作为评分指标。对血液酸碱度的测定仍首选动脉血 pH 值，如无血气分析则记录静脉血 HCO_3^-。如为急性肾功能衰竭，则血肌酐（Cr）项的记分加倍。第 12 项为 Glasgow Coma Score（GCS），主要反映中枢神经系统功能，其评分越高，表示病情越轻，正常为 15 分。以 15 减去 GCS 实际得分后再计入急性健康评分。

年龄评分：从 44 岁以下到 75 岁以上共分为 5 个阶段，分别评为 0～6 分。

慢性健康评分：有下列器官或系统功能严重障碍或衰竭的慢性疾病，如行急诊手术或未手术治疗者加 5 分，择期手术治疗者加 2 分。心血管系统：休息或轻微活动时出现心绞痛或心功能不全的表现，如心悸、气急、水肿、肝大、肺部啰音等，或符合美国纽约心脏病协会制定的心功能Ⅳ级标准。呼吸系统：慢性限制性、阻塞性或血管性肺部疾病所致患者活动严重受限，不能上楼梯或做家务，或有慢性缺氧、高碳酸血症、继发性红细胞增多症、严重肺动脉高压（>5.33kPa），或需呼吸机支持。肝脏：活检证实肝硬化，伴门静脉高压，以往有门脉高压致上消化道出血、肝功能衰竭、肝性脑病或肝昏迷史。肾脏：接受长期透析治疗。免疫功能障碍：接受免疫抑制剂、化学治疗、放射治疗、长期类固醇激素治疗，或近期使用大剂量类固醇激素，或患有白血病、淋巴瘤或艾滋病等抗感染能力低下者。

表 1-1　急性生理学与慢性健康评分

A. 急性生理学评分（acute physiology sore，APS）＝12 项评分总和

变量	4	3	2	1	0	1	2	3	4	得分
体温（℃）	≥41	39.0～40.9			38.5～38.9	36.0～38.4	34.0～35.9	32.0～33.9	30.0～31.9	≤29.9	
平均动脉压（mmHg）	≥160	130～159	110～129		70～109		50～69		≤49	
心率（bpm）	≥180	140～179	110～139		70～109		55～69	40～54	≤39	
呼吸频率（次/min）	≥50	35～49		25～34	12～24	10～11	6～9		≤5	
PaO_2 FiO_2 <50% A－aDO_2					>70	61～70		55～60	<55	
$FiO_2 \geqslant 50\%$	≥500	350～499	200～349		<200					
动脉 pH 值	≥7.7	7.60～7.69		7.5～7.59	7.33～7.49		7.25～7.32	7.15～7.24	<7.15	
血浆 HCO_3^-	≥52	41.0～51.9		32～40.9	213～31.9		18～21.9	15～17.9	<15	
血浆钠（mmol/L）	≥180	160～179	155～159	150～154	130～149		120～129	111～119	≤110	
血浆钾（mmol/L）	≥7	6.0～6.9		5.5～5.9	3.5～5.4	3～3.4	2.5～2.9		<2.5	
肌酐（mg/L）（急性肾功能衰竭加倍）	≥3.5	2.0～3.4	1.5～1.9		0.6～1.4		<0.6			
HCT%	≥60	/	50～59.9	46～49.9	30～45.9		20～29.9		<20	
WBC	≥40	/	20～39.9	15～19.9	3～14.9		1～2.9		<1	
GCS 评分				E：　　V：　　M：　　GCS＝						

B. 年龄评分

年龄(岁)	评分值
<44	0
45～54	2
55～64	3
65～74	5
≥75	6

C. 慢性健康评分(器官功能严重不足或免疫力低下患者的评分)

a. 不能手术或急诊手术者　5分

b. 择期手术者　2分

APACHE Ⅱ评分＝A＋B＋C的和。

A：APS评分　　B：年龄评分　　C：慢性健康评分

二、治疗干预评分系统(therapeutic intervention scoring system，TISS)(表 1-2)

TISS 是由 Cullen 于 1974 年建立的，目的是对重症患者进行分类，确定医疗护理的劳动强度，以便安排工作量。

使用注意事项：每日同一时间由一名观察者收集资料；确认是否为前 24h 内完成的治疗措施；总分应与病情一致，如与 APACHE 等没有一致，应检讨是否治疗措施适当；不得重复记分；对同一目的进行的多项干预，记录最高分。

表 1-2　治疗干预评分系统

评分	标　　准	
4分	(1)心搏骤停或电除颤后(48h 内) (2)控制呼吸，用或不用 PEEP (3)控制呼吸，间断或持续用肌松药 (4)食管静脉出血，三腔管压迫止血 (5)持续动脉内输液 (6)放置肺动脉漂浮导管 (7)心房和(或)心室起搏 (8)病情不稳定者行血液透析 (9)腹膜透析 (10)人工低温	(11)加压输血 (12)抗休克裤(MAST) (14)输血小板 (15)主动脉球囊反搏(IABP) (16)24h 内急诊手术 (17)急性消化道出血灌洗 (18)急诊行内镜或纤维支气管镜检 (19)应用血管活性药物(>1 种)
3分	(1)静脉营养(包括肾心肝衰营养液) (2)备用起搏器 (3)胸腔引流 (4)IMV 或辅助通气 (5)应用 CPAP 治疗 (6)经中心静脉输高浓度钾 (7)经鼻或口气管内插管 (8)无人工气道者行气管内吸引 (9)代谢平衡复杂，频繁调整出入量 (10)频繁或急诊动脉血气分析、出凝血指标(>4 次/班) (11)频繁成分输血(>5U/24h) (12)非常规静脉单次注药 (13)静滴一种血管活性药物 (14)持续静滴抗心律失常药物	(15)电转复治疗心律失常 (16)应用降温毯 (17)动脉置管测压 (18)48h 内快速洋地黄化 (19)测定心排出量 (20)快速利尿治疗体液超负荷或脑水肿 (21)积极纠正代谢性碱中毒 (22)积极纠正代谢性酸中毒 (23)紧急行胸腔、腹膜后或心包穿刺 (24)积极抗凝治疗(最初 48h) (25)因容量超负荷行静脉放血 (26)静脉应用 2 种以上抗生素 (27)药物治疗惊厥或代谢脑病(发病 48h 内) (28)复杂性骨牵引

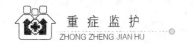

续表

评分	标　　准	
2分	(1)监测 CVP (2)同时开放 2 条静脉输液 (3)病情稳定者行血液透析 (4)48h 内的气管切开 (5)气管内插管或气管切开者接 T 形管或面罩自主呼吸	(6)鼻饲 (7)因体液丢失过多行补液治疗 (8)静脉化疗 (9)每小时记录神经生命体征 (10)频繁更换敷料 (11)静滴垂体后叶素
1分	(1)监测 ECG (2)每小时记录生命体征 (3)开放 1 条静脉输液 (4)慢性抗凝治疗 (5)常规记录 24h 出入量 (6)急查血常规 (7)按计划间歇静脉用药 (8)常规更换敷料 (9)常规骨牵引 (10)气管切开护理	(11)褥疮 (12)留置导尿管 (13)吸氧治疗(鼻管或面罩) (14)静脉应用抗生素(<2 种) (15)胸部物理治疗 (16)伤口、瘘管或肠瘘需加强冲洗、包扎或清创 (17)胃肠减压 (18)外周静脉营养或脂肪乳剂输入

三、多脏器功能障碍评分(multiple organ dysfunction score,MODS)(表 1-3)

Marshall 于 1995 年提出,Richard 2001 年改良。

特点:参数少,评分简单,对病死率和预后预测准确。

不足:只反映 6 个常见器官功能的一个指标,不能全面反映其功能状态;对其他影响预后的因素没有考虑。

表 1-3　多脏器功能障碍评分

器官衰竭	变量	0 分	1 分	2 分	3 分	4 分
呼吸系统	PaO_2/FiO_2(mmHg)	≥301	226~300	151~225	76~150	<76
血液系统	血小板(10^9/L)	≥150	<150	<100	<50	<20
肝脏	胆红素(μmol/L)	≤20	21~60	61~120	121~240	>240
PAHR 压力调整心率	HR·(CVP/MAP)	≤10	10.1~15	15.1~20	20.1~30	>30
中枢神经系统	GCS	15	13~14	10~12	7~9	≤6
肾脏	肌酐(μmol/L)	<100	101~200	201~350	351~500	>500

四、全身性感染相关性器官功能衰竭评分(sepsis related organ failure assessment, SOFA)(表 1-4)

1994 年欧洲重症医学会提出此评分系统。强调早期、动态监测,包括 6 个器官,每项 0~4 分,每日记录最差值。目前研究显示最高评分和评分差值对评价病情更有意义。此评分方法后来也被称为序贯器官功能衰竭评分。

表 1-4　全身性感染相关性器官功能衰竭评分

器官衰竭	变量	0分	1分	2分	3分	4分
呼吸系统	PaO_2/FiO_2(mmHg)	≥400	<400	<300	分钟通气量<200	分钟通气量<100
血液系统	血小板(10^9/L)	≥150	<150	<100	<50	<20
肝脏	胆红素(mg/dl)	<1.2	1.2~1.9	2.0~5.9	6.0~11.9	>12.0
心血管系统	平均动脉压(mmHg)	≥70	<70			
	多巴胺($\mu g \cdot kg^{-1} \cdot min^{-1}$)			≤5	>5	>15
	多巴酚丁胺($\mu g \cdot kg^{-1} \cdot min^{-1}$)			任何剂量		
	肾上腺素($\mu g \cdot kg^{-1} \cdot min^{-1}$)				≤0.1	>0.1
	去甲肾上腺素($\mu g \cdot kg^{-1} \cdot min^{-1}$)				≤0.1	>0.1
中枢神经系统	GCS	15	13~14	10~12	6~9	<6
肾脏	肌酐(mg/dl)	<1.2	1.2~1.9	2.0~3.4	3.5~4.9	≥5.0
	尿量(ml/d)	≥500			<500	<200

五、特定器官功能障碍评分

是指对特定器官功能进行评价,如肺损伤评分、肺部感染评分、心力衰竭评分、重症胰腺炎评分、DIC 评分、肾功能衰竭评分、镇静评分等。

Ranson 评分,用来判断急性胰腺炎的严重程度(表 1-5)。

表 1-5　Ranson 评分

入院时	入院 48h
	血细胞比容>10%
年龄>55 岁,白细胞>16×10^9/L	血尿素氮上升>1.785mmol/L
血糖>11.2mmol/L	血钙<2mmol/L
乳酸脱氢酶>350IU/L	氧分压<60mmHg
谷草转氨酶>250IU/L	碱缺失>4mol/L
	失液量>6L

Ramsay 镇静深度评分(表 1-6)。

表 1-6　Ramsay 镇静深度评分

状态	临 床 症 状	分值
清醒	焦虑或易激惹,或不安,或两者都有	1
清醒	能合作,定位感好,平静	2
清醒	只对指令应答	3
睡眠	对眉间轻叩或大的听觉刺激反应轻快	4
睡眠	对眉间轻叩或大的听觉刺激反应迟缓	5
睡眠	对眉间轻叩或大的听觉刺激无反应	6

(姚惠萍)

第二章　ICU 院内感染的管理

ICU 感染属于医院感染(医源性感染或医院获得性感染),它是患者在 ICU 所发生的感染。医院感染,尤其是 ICU 感染,已是各国有关专家所关注的重要研究课题。目前,许多国家发生医院感染的病例占住院人数的 2‰~5‰,在内科有 1/4 的死亡病例与医院感染有关,在外科和 ICU 约一半的死亡病例与医院感染有关。美国由于医院感染所造成的经济损失,每年大约为 10 亿美元,其中还不包括由于医院感染致使患者不能工作所造成的损失和可能导致死亡等无法估计的损失。

第一节　院内感染的预防与控制

ICU 是医院感染易感人群和危险因素集中的场所,其感染发生的概率比其他科室均高,有的致病菌如金黄色葡萄球菌、绿脓杆菌、真菌等耐药性很强,给临床治疗增加了很大难度,也严重危害患者和医护人员的健康。因此,加强 ICU 感染的管理是当前医院管理工作的一个重要内容。

一、ICU 医院感染的原因

(一)易感人群密集

ICU 危重症患者多,病情重,包括创伤、器官移植、大手术后以及严重的肺、心、肾疾病,此外尚有长期应用免疫抑制剂、激素等患者,这些患者的机体免疫功能普遍下降,极易发生医院感染。

(二)介入性检查与治疗多

人体的皮肤和黏膜是机体抵御病原菌的第一道防御屏障,但在 ICU 的重症患者中,多有应用诸如中心静脉与动脉(桡动脉、股动脉、主动脉)插管、肺动脉内漂浮导管、外周静脉置管、气管内插管、留置尿管、各种引流管、血液透析、完全胃肠外营养(TPN)等介入性操作进行特种检查与治疗,造成机体防御屏障的人为破坏,为病原微生物提供了入路与繁殖基地,从而引起菌血症、肺部及尿路感染等。

(三)部分患者因血容量减少致使网状内皮系统功能抑制

外科 ICU 患者几乎都有手术切口或创伤后伤口,常因体液或血液丢失而发生血容量减少,甚至发生失血性休克。在血容量减少期间,机体网状内皮系统功能被抑制、循环中细菌清除发生障碍,因此,极易发生切口或伤口感染。

(四)完全胃肠外营养引起肝功能下降及肠道内正常菌群失调

完全胃肠外营养(TPN)已成为 ICU 许多危重症患者的重要治疗手段,但部分患者采用 TPN 后,可引起肝功能异常,以及因正常胃肠道功能废弃,导致肠道内厌氧菌生长过度,从而引起感染。

(五)抗生素应用不合理

合理地应用抗生素是预防医院感染的重要因素,然而滥用抗生素则是医院感染的危险因素。不合理地应用抗生素的结果是使耐药菌株增加和机体内正常菌群失调,从而导致严重的二重感染,给治疗造成极大困难。

(六)医疗仪器消毒与灭菌不彻底

近年来,随着 ICU 各种检查、治疗新技术的不断发展,先进的仪器设备日益增多,其中有些是由高分子高压聚乙烯材料制成,给消毒与灭菌工作带来一定的困难,甚至无法进行彻底消毒与灭菌,从而增加 ICU 感染发生的机会。

(七)ICU 内环境的污染与无菌技术操作不严

目前,我国医院 ICU 的设置有许多尚不够合理,如空间狭小、污染区和清洁区划分不明确、无缓冲间等,造成环境污染。此外,医护人员的消毒、灭菌观念淡薄、无菌技术操作不严格等,均使 ICU 感染的因素和传播媒介增加,交叉感染的发生率上升。

二、ICU 医院感染预防和控制

对 ICU 医院感染采取有效的预防与控制措施是预防或减少其发生的关键。

(一)ICU 建筑布局和设施管理

近年来,在我国某些医院的 ICU 中,医院感染率很高,除了管理不严等原因外,多与 ICU 建筑设施的布局不尽合理有直接关系,病原微生物可通过各种渠道,如空气、交通路线、卫生消毒设备、污水及污物处理过程等为媒介,引起交叉感染。因此,ICU 建筑设施的布局必须科学治理,并且符合卫生学要求。

1.放置病床的医疗区域、医疗辅助用房区域、污物处理区域和医务人员生活辅助用房区域等,应相对独立。

2.每个 ICU 管理单元,至少配置 2 个单人房间,用于隔离病人。设正压病室和负压病室各 1 个。设置病床数量不宜过多,以 8 到 12 张床位为宜。尽量多设为单间或分隔式病房。

3.ICU 每病床使用面积不得少于 9.5m²,建议 15~18m²,床间距应在 1m 以上;单人房间的每床使用面积建议为 18~25m²。

4.配备足够的手卫生设施。医疗区域包括单人房间,必须设置洗手池。采用脚踏式、肘式或感应式等非手接触式水龙头开关,并配备擦手纸和手套。每张病床旁须放置手部消毒装置(酒精擦手液)1 套。

5.不主张在入口处设置风淋。

(二)环境管理

1.空气 开窗通风、机械通风是保持 ICU 室内空气流通、降低空气微生物密度的最好方法。洁净 ICU,气体交换每小时至少 12 次。普通 ICU,建议开窗换气每日 2~3 次,每次 20~30min。室外尘埃密度较高的 ICU,自然通风对精密仪器防护存在隐患。动态空气消毒器,可作为替代方法,但要正确估算仪器的数量和安放位置,并进行效果评价。不建议紫外线照射或消毒剂喷洒消毒空气。负压隔离病室气体交换每小时至少 6 次。

2.墙面和门窗 应保持无尘和清洁,更不允许出现霉斑。通常用清水擦洗即可,但有血迹或体液污染时,应立即用 1000mg/L 含氯消毒剂擦拭消毒。各室抹布应分开使用,使用后

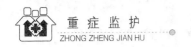

清洗消毒,晾干分类放置。

3. 地面　所有地面,包括病人房间、走道、污物间、洗手间、储藏室、器材室,每天可用清水或清洁剂湿式拖擦。对于多重耐药菌流行或有医院感染暴发的 ICU,必须采用消毒剂消毒地面,每日至少一次,推荐的消毒剂包括 0.2%过氧乙酸和 1000mg/L 含氯消毒剂,但后者刺激味较大。地面被呕吐物、分泌物或粪便所污染,可用 1000mg/L 含氯消毒剂擦拭。不同房间使用的清洁工具,应分开放置,每天至少消毒 1 次,可用巴斯德消毒法(常用 65℃,10min)或消毒剂浸泡消毒。

4. 禁止在室内摆放干花、鲜花或盆栽植物。

5. 不宜在室内及走廊铺设地毯,不宜在 ICU 入口处放置踏脚垫并喷洒消毒剂,不宜在门把手上缠绕布类并喷洒消毒剂。

(三)工作人员管理

1. 工作服　可穿着普通工作服进入 ICU,但应保持服装的清洁。不建议常规穿隔离衣,但接触特殊病人如 MRSA(耐甲氧西林金黄色葡萄球菌)感染或携带者,或处置病人可能有血液、体液、分泌物、排泄物喷溅时,应穿隔离衣或防护围裙。

2. 口罩　接触有或可能有传染性的呼吸道感染病人时,或有体液喷溅可能时,应戴一次性外科口罩;接触疑似为高传染性的感染如禽流感、SARS 等病人,应戴 N95 口罩。当口罩潮湿或有污染时应立即更换。

3. 鞋套或更鞋　进入病室可以不换鞋。但如果所穿鞋子较脏,或 ICU 室外尘埃明显时,应穿鞋套或更换不裸露脚背的 ICU 内专用鞋。

4. 工作帽　一般性接触病人时,不必戴帽子。无菌操作或可能会有体液喷溅时,须戴帽子。

5. 手套　接触黏膜和非完整皮肤,或进行无菌操作时,须戴无菌手套;接触血液、体液、分泌物、排泄物,或处理被它们污染的物品时,建议戴清洁手套。护理病人后要摘手套,护理不同病人或医护操作在同一病人的污染部位移位到清洁部位时要更换手套。特殊情况下如手部有伤口、给 HIV/AIDS 病人进行高危操作,应戴双层手套。

6. 手卫生　应严格执行手卫生标准。下列情况应进行手卫生:接触病人前、接触病人后、进行清洁或侵入性操作前、接触病人体液或分泌物后、接触病人使用过的物品后。建议酒精擦手液(ABHR)消毒法作为 ICU 内主要的手卫生方法。当手上有血迹或分泌物等明显污染时,必须洗手。摘掉手套之后、医护操作在同一病人的污染部位移位到清洁部位时,也必须进行手卫生。有耐药菌流行或暴发的 ICU,建议使用抗菌皂液洗手。

7. 人员数量　必须保证有足够的医护人员。医师和护士人数与 ICU 床位数之比必须为 0.8：1 和 3：1 以上。

8. 患有感冒、腹泻等可能会传播的感染性疾病时,应避免接触病人。

9. 预防接种　岗前应注射乙肝疫苗(乙肝指标阴性者),每年注射流感疫苗。

10. 每年应接受医院感染控制相关知识的培训,尤其要关注卫生保洁人员的消毒隔离知识和技能的培训、监督。

(四)病人管理

1. 应将感染与非感染病人分开安置。

2. 对于疑似有传染性的特殊感染或重症感染,应隔离于单独房间。对于空气传播的感染,如开放性肺结核,应隔离于负压病房。

3.对于 MRSA、泛耐药鲍曼不动杆菌等感染或携带者,尽量隔离于单独房间,并有醒目的标识。如房间不足,可以将同类耐药菌感染或携带者集中安置。

4.对于重症感染、多重耐药菌感染或携带者和其他特殊感染病人,建议分组护理,固定人员。

5.接受器官移植等免疫功能明显受损病人,应安置于正压病房。

6.医务人员不可同时照顾正、负压隔离室内的病人。

7.如无禁忌证,应将床头抬高 30°。

8.重视病人的口腔护理。对存在医院内肺炎高危因素的病人,建议洗必泰漱口或口腔冲洗,每 2～6h 一次。

(五)访客管理

1.尽量减少不必要的访客探视。

2.若被探视者为隔离病人,建议穿访客专用的清洁隔离衣。访客着鞋较脏,或 ICU 室外尘埃明显时,建议穿鞋套或更换 ICU 内专用鞋。

3.探视呼吸道感染病人,建议戴一次性口罩。对于疑似有高传染性的感染如禽流感、SARS 等,应避免探视。

4.进入病室探视病人前,和结束探视离开病室时,应洗手或用酒精擦手液消毒双手。

5.探视期间,尽量避免触摸病人周围物体表面。

6.访客有疑似或证实呼吸道感染症状时,或婴、幼儿童,应避免进入 ICU 探视。

7.在 ICU 入口处,建议以宣传画廊、小册子读物等多种形式,向访客介绍医院感染及其预防的基本知识。

(六)物品管理

1.呼吸机及附属物品:500mg/L 含氯消毒剂擦拭外壳,按钮、面板则用 75％酒精擦拭,每天 1 次。耐高热的物品如金属接头、湿化罐等,首选压力蒸汽灭菌。不耐高热的物品如一些种类的呼吸机螺纹管、雾化器,首选洗净消毒装置进行洗净、80～93℃消毒、烘干自动完成,清洁干燥封闭保存备用。亦可选择 2％戊二醛、氧化电位水、0.1％过氧乙酸或 500mg/L 含氯消毒剂浸泡消毒,无菌水冲洗晾干密闭保存备用。不必对呼吸机的内部进行常规消毒。

2.其他医疗仪器:诊疗、护理病人过程中所使用的非一次性物品,如监护仪、输液泵、微量注射泵、听诊器、血压计、氧气流量表、心电图机等,尤其是频繁接触的物体表面,如仪器的按钮、操作面板,应每天仔细消毒擦拭,建议用 75％酒精消毒。对于感染或携带 MRSA 或泛耐药鲍曼不动杆菌的病人,医疗器械、设备应该专用,或一用一消毒。

3.护理站桌面、病人的床、床栏、床旁桌、床头柜、治疗车、药品柜、门把手等,每天用 500mg/L 含氯消毒剂擦拭。电话按键、电脑键盘、鼠标等,应定期用 75％酒精擦拭消毒。当这些物品有血迹或体液污染时,应立即使用 1000mg/L 含氯消毒剂擦拭消毒。为避免含氯消毒剂对物品的腐蚀,消毒一定的时间(通常 15min)后,应使用清水擦抹。

4.勤换床单、被服,如有血迹、体液或排泄物等污染,应及时更换。枕芯、被褥等使用时应防止体液浸湿污染。

5.便盆及尿壶应专人专用,每天消毒,对腹泻病人应一用一消毒,方法:1000mg/L 含氯消毒剂浸泡 30min。

(七)废物与排泄物管理

1.处理废物与排泄物时医务人员应做好自我防护,防止体液接触暴露和锐器伤。

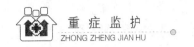

2.拥有 ICU 的医院,应有完善的污水处理系统,病人的感染性液体可直接倾倒入下水道。否则在倾倒之前和之后应向下水道倒注含氯消毒剂。

3.生活废物弃置于黑色垃圾袋内密闭运送到生活废物集中处置地点。医疗废物按照《医疗废物分类目录》要求分类收集、密闭运送至医疗机构医疗废物暂存地,由指定机构集中无害化处理。

4.病人的尿液、粪便、分泌物和排泄物应倒入病人的厕所或专门的洗涤池内。

5.ICU 室内盛装废物的容器应保持清洁,但不必加盖。

(八)监测与监督

1.应常规监测 ICU 医院感染发病率、感染类型、常见病原体和耐药状况等,尤其是三种导管(中心静脉导管、气管插管和导尿管)相关感染。

2.加强医院感染耐药菌监测,对于疑似感染病人,应采集相应微生物标本做细菌、真菌等微生物检验和药敏试验。

3.应进行 ICU 抗菌药物应用监测,发现异常情况,及时采取干预措施。

4.不主张常规进行 ICU 病室空气、物体表面、医务人员手部皮肤微生物监测,但怀疑医院感染暴发、ICU 新建或改建、病室环境的消毒方法改变,应进行相应的微生物采样和检验。

5.医院感染管理人员应经常巡视 ICU,监督各项感染控制措施的落实,发现问题及时纠正解决。

6.早期识别医院感染暴发和实施有效的干预措施:短期内同种病原体如 MRSA、鲍曼不动杆菌、艰难梭菌等连续出现 3 例以上时,应怀疑感染暴发。通过收集病例资料、流行病学调查、微生物检验,甚至脉冲场凝胶电泳等工具,分析判断确定可能的传播途径,并据此制订相应的感染控制措施。例如鲍曼不动杆菌常为 ICU 环境污染,经医务人员手导致传播和暴发,对其有效的感染控制方法包括严格执行手卫生标准、增加相关医疗物品和 ICU 环境的消毒次数、隔离和积极治疗病人,必要时暂停接收新病人。

第二节 导管相关性感染

一、概 述

留置血管内导管是救治危重患者、实施特殊用药和治疗的医疗操作技术。置管后的患者存在发生感染的危险。导管相关血流感染的定义:导管相关血流感染(catheter related blood stream infection,CRBSI)是指带有血管内导管或者拔除血管内导管 48h 内的患者出现菌血症或真菌血症,并伴有发热(>38℃)、寒颤或低血压等感染表现,除血管导管外没有其他明确的感染源。实验室微生物学检查显示:外周静脉血培养细菌或真菌阳性;或者从导管段和外周血培养出相同种类、相同药敏结果的致病菌。

二、发病机制

插管部位周围皮肤细菌移位生长、导管因素、血栓形成、内源性感染及治疗过程被污染。

三、危险因素

CRBSI 的危险因素包括：导管本身的特性（一些材料性质和表面不规则易于血栓形成，如聚氯乙烯、聚乙烯、硅胶等）、置管部位、置管频率、导管留置时间、导管放置操作经验及病人个体特性（基础疾病、免疫状态和抗生素治疗等）。

四、筛选指征

在 ICU 病房内携带中心静脉导管超过 48h，出现原因不明的发烧或低血压的患者，儿童患者出现低体温者。

五、送检方法

临床医生首先判断导管是否仍有保留的必要性。按导管保留与否分别采用不同的送检方法。

1. 保留情况：采取至少 2 套血培养，其中至少一套来自外周静脉，并做好标记，另外的一套则从导管中心或 VAP 隔膜无菌采获，两个来源的采血时间必须接近（不＞5min），各自做好标记。

2. 不保留情况：从独立的外周静脉无菌采集 2 套血培养。无菌状态下取出导管并剪下 5cm 导管尖端或近心端交付实验室进行 Maki 半定量平板滚动培养或者定量培养（following vortex 或超声降解）。

六、采血消毒方法

1. 采血者用速干乙醇消毒液洗手。

2. 75％的乙醇消毒培养瓶的橡胶塞，待干 60s。

3. 用安尔碘（络合碘）消毒皮肤待干 60s 才能进行穿刺。

4. 两个部位采血时间接近（不＞5min）。

5. 每瓶采血 10ml，尽量保证两套血培养采血达 40ml，提高阳性检出率。

6. 采血后，血培养瓶应尽快送至微生物实验室。采血后的血培养瓶室温放置不能超过 12h。

七、诊断标准

（一）保留导管者结果解释（表 2-1）

1. 如果两套血培养阳性且为同种菌：①如缺乏其他感染证据，提示可能为 CRBSI；②来自导管的血培养报阳时间比来自外周静脉的早 120min：提示为 CRBSI（报阳时间差异小于 120min，但耐药谱一致，同时缺乏其他感染证据，也可能提示为 CRBSI）；③来自导管血培养的细菌数量为至少 5 倍于外周静脉血培养，如果缺乏其他感染证据，提示可能为 CRBSI（用于手工定量血培养系统）。

2. 如果仅是来自导管的血培养为阳性：不能确定为 CRBSI，可能为定植菌或采集血标本时污染。

3. 如果仅是来自外周静脉的血培养为阳性：不能确定为 CRBSI；但如为金黄色葡萄球菌，或念珠菌，在缺乏其他感染证据则提示可能为 CRBSI。

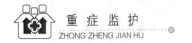

4.如果两套血培养为阴性:不是 CRBSI。

表 2-1　CRBSI 诊断标准(保留导管者)

导管	外周静脉	条件	结果判断
+	+		CRBSI 可能
+	+	导管较外周报阳快 120min 导管细菌浓度较外周高 5 倍	提示为 CRBSI
+	−		不能确定
−	−		不是 CRBSI

(二)已拔除导管结果解释(表2-2)

1.如果一套或多套血培养阳性,且导管末梢培养阳性,根据鉴定和药敏谱提示两种培养为同种菌:提示可能为 CRBSI。

2.如果一套或多套血培养阳性,而导管末梢培养阴性:如培养结果为金葡菌或念珠菌且缺乏其他感染的证据,则提示可能为 CRBSI,确认可能要求额外的血培养阳性结果且是同种菌。

3.如果血培养为阴性而导管末梢培养为阳性:提示为导管定植菌,不是 CRBSI。

4.如果两套血培养和导管末梢培养均为阴性:不是 CRBSI。

表 2-2　CRBSI 诊断标准(保留导管者)

导管尖端	外周静脉 1	外周静脉 2	结 果 判 断
+	+	+	CRBSI 可能
+	+	−	
−	+	−	培养为金葡菌或念珠菌、且缺乏其他感染的证据则提
−	+	+	示可能为 CRBSI
+	−	−	导管定植菌
−	−	−	不是 CRBSI

注:来源于原卫生部-亚太感染控制学会合作项目 ICCP

八、预　防

(一)置管时

1.深静脉置管时应遵守最大限度的无菌屏障要求。插管部位应铺大无菌单;操作人员应戴帽子、口罩,穿无菌手术衣,置管过程中手套意外破损应立即更换。

2.权衡利弊后选择合适的穿刺点,成人应首选锁骨下静脉,尽量避免使用股静脉。

3.采用 2% 氯己定乙醇制剂消毒穿刺点皮肤。

4.宜选用内层含有抗菌成分的导管。

5.患有疖肿、湿疹等皮肤病,患感冒等呼吸道疾病,感染或携带有 MRSA(耐甲氧西林金黄色葡萄球菌)工作人员,在未治愈前不应进行插管操作。

(二)置管后

1.应用无菌透明专用贴膜覆盖穿刺点,但多汗、渗血明显患者宜选无菌纱布。

2.应定期更换穿刺点覆盖的敷料。更换间隔时间：无菌纱布为 2d。专用贴膜可 7d 更换，但敷料出现潮湿、松动、沾污时应立即更换。

3.接触导管接口或更换敷料时，应进行严格的手卫生，并戴检查手套，但不能以手套代替手卫生。

4.保持三通锁闭清洁，如有血迹等污染应立即更换。

5.患者洗澡或擦身时应注意对导管的保护，不要把导管浸入水中。

6.输入血及血制品、脂肪乳剂后的输液器应 24h 更换。

7.对无菌操作不严的紧急置管，应在 48h 内更换导管，选择另一穿刺点。

8.怀疑导管相关感染时，应考虑拔除导管，但不要为预防感染而定期更换导管。

9.应每天评价留置导管的必要性，尽早拔除导管。

(三)培训与管理

1.置管人员和导管维护人员应持续接受导管相关操作和感染预防相关知识的培训，并熟练掌握相关操作技能，严格遵循无菌操作原则。

2.定期公布导管相关血流感染(CRBSI)的发生率。

(四)循证医学不推荐的预防措施

1.常规对拔除的导管尖端进行细菌培养。

2.在穿刺部位局部涂含抗菌药物的药膏。

3.常规使用抗感染药物封管来预防 CRBSI。

4.全身用抗菌药物预防 CRBSI。

5.为了预防感染而定期更换中心静脉导管和动脉导管。

6.为了预防感染而常规通过导丝更换非隧道式导管。

7.常规在中心静脉导管内放置过滤器预防 CRBSI。

第三节　呼吸机相关性肺炎

一、概　述

呼吸机相关性肺炎(ventilator associated pneumonia，VAP)是指无肺部感染的患者，在气管插管或气管切开行机械通气治疗 48h 后所并发的肺部感染。VAP 为接受机械通气患者最常见的医院内感染。其发病率、病死率亦居高不下。加强预防可能是控制该病流行、降低病死率的最重要措施。

二、危险因素

明确误吸、COPD、应用抗酸药物或 H_2 受体阻滞剂、平卧位、昏迷、胃肠营养、经鼻胃管、再次插管、气管切开、患者转运、ARDS、既往应用抗生素、年龄＞60 岁、颅脑损伤、颅内压监测装置。

三、发病机制

发生下呼吸道感染必须具备下列条件之一：患者的防御功能发生障碍，有足够数量的致

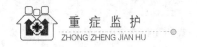
病菌达到患者的下呼吸道并破坏患者的自身防御机制或者出现很强的致病菌。

医院获得性肺炎的主要发病机制为口咽部微生物的误吸;直接吸入含有细菌的微粒;远处感染灶的血行播散;致病菌穿透肺组织,或从邻近部位经膈肌或胸肌传播(罕见);胃肠道移位(尚有疑问)。

四、诊断标准

诊断 VAP 基于两个方面:一是依据病史(机械通气 48h 以上,有危险因素)、体格检查和 X 线胸片判断是否存在肺炎;二是明确感染的病原微生物。目前诊断 VAP 的金标准仍然是组织病理学有炎症反应和肺活检组织培养微生物阳性,但此标准临床难以实现。

临床肺部感染评分(clinic pulmonary infection score, CPIS)有助于 VAP 进行量化的诊断,主要从体温、血白细胞、痰液性状、X 线胸片、氧合指数和半定量培养结果诊断 VAP,总分 12 分,一般以 CPIS＞6 分作为诊断标准(表 2-3)。

表 2-3　诊断呼吸机相关性肺炎的临床肺部感染评分标准

1.体温℃
　　≥36.5 且≤38.4　　　0分
　　≥38.5 且≤38.9　　　1分
　　≥39.0 且≤36.0　　　2分

2.血白细胞计数
　　≥4×10⁹ 且≤11×10⁹　　　0分
　　<4×10⁹ 或>11×10⁹　　1分≥500　　+1分

3.气道分泌物
　　气道分泌物<14+　　　0分
　　气道分泌物≤14+　　1分+脓性分泌物　　+1分

4.氧合情况:PaO_2/FiO_2(mmHg)
　　>240 或 ARDS　　　0分
　　≤240 且无 ARDS 证据　　　2分

5.胸像
　　无浸润影　　　0分
　　弥漫性(或斑片状)浸润　　　1分
　　局限性浸润　　　2分

6.气道吸取标本的培养(半定量:0-1-2 或 3+)
　　培养致病菌≤1+或未生长　　　0分
　　培养致病菌>1+=1分+革兰染色发现相同致病菌>1+　　　+1分

注:总分为 12 分,CPIS>6 分提示存在医院获得性肺炎

五、预防措施

(一)预防口咽部和上消化道细菌定植

1.保持口腔卫生,对存在 VAP 高危因素的患者,使用 0.2% 的氯已定(洗必泰)漱口或口腔冲洗,每 2～6h 一次。

2.不常规采用选择性消化道脱污染(SDD)来预防 HAP(VAP)。

3. 每日停用镇静剂,评估是否撤机和拔管,降低和缩短机械通气时间,减少插管天数。

4. 避免鼻腔插管而选择口腔插管,两者效果大致一样,但 VAP 发生率却相差一倍。

5. 保持气管插管气囊压力 20～30cmH$_2$O。

(二)防止口咽部分泌物的吸入

1. 半卧位的体位,床头抬高 30°～45°。

2. 鼻饲时调整进食速度与量,避免反流,防止误吸,或采用较新插管,使能够达到幽门而减少反流机会。

3. 声门下吸引,清除气囊上分泌物。

(三)保护胃黏膜的特性

1. 尽可能地给予肠内营养,保护胃黏膜的特征。

2. 使用胃黏膜保护剂,预防消化道出血。

3. 对于重症患者,要保持抗休克及低氧血症与降低 VAP 发生率的平衡,目前使用硫糖铝来预防应激性溃疡的发生。

(四)减少外源性污染

1. 洗手　医务人员的手是传播 VAP 病原菌的重要途径。调查发现不少医务人员的手常有革兰阴性杆菌和金葡萄球菌的定植,医务人员在护理、检查重症感染的患者后手上所带病原菌的量可达 10^3～10^5 cfu/cm^2,若不洗手就接触别的患者,极有可能导致病原菌在患者之间的传播定植,并可通过吸痰或其他操作致使细菌进入下呼吸道引起 VAP,而严格、正确的洗手可以明显减少约 20%～30% 的院内感染机会。

2. 严格无菌吸痰　掌握正确的吸痰技术,吸痰时应戴无菌手套,吸痰管一次一根,吸痰管放入时勿用负压,以旋转方式退出,切忌上下提插,以避免气道黏膜再损伤。呼吸机上的管道、接头每隔 48h 更换一次。协助患者翻身、拍背、体位引流,及时清除呼吸道分泌物,做好痰液的微生物学监测。

3. 保护性隔离　将高危人群与外界充满各种微生物的医院环境进行保护隔离,可有效防止医院内肺炎的发生。通常是将患者置于层流室,医务人员进入时必须戴口罩、帽子、穿无菌隔离衣。

4. 加强机体免疫防御功能　全身或局部免疫防御功能受损是住院患者易发生肺炎的原因之一。因此,应加强重症患者的营养支持、积极维持内环境的平衡、合理使用糖皮质激素及细胞毒药物。对建人工气道患者,创造条件尽早拔除插管的同时,合理使用免疫调节剂可能有助于减少 VAP 的发生。提倡积极使用胰岛素控制血糖 80～110mg/dl。

5. 减少吸入　减少管路更换频率,呼吸机管路的更换频率不影响 VAP 发生率,一般每周更换一次,有明显分泌物污染时应及时更换。

6. 警惕湿化装置湿化器每周更换 1 次,湿化器及时添加无菌纯化水;常规检查所有呼吸机管路是否有冷凝水聚集,污染的冷凝水可以经收集系统在病房之间传播,造成耐药细菌感染的暴发流行,因此应及时清除呼吸机管路中的冷凝水并进行适当的处理。人工鼻(HME)能够在很大程度上减少冷凝水的聚集,降低 VAP 的危险。

7. 严格掌握气管插管或切开适应证,使用呼吸机辅助呼吸的患者优先考虑无创通气。

(刘亚新)

第三章 循环功能监测

第一节 无创血压监测

血压指血管内的血液对于单位面积血管壁的侧压力,即压强,通常所说的血压是指动脉血压。血压主要反映心排出量和外周血管总阻力,并与血容量、血管壁弹性、血液黏滞度等因素有关,还间接反映组织器官的灌注、心脏的氧供需平衡及微循环等。动脉压监测有间接测压方法和直接测压方法两种。间接测压方法即无创血压监测,是指应用对机体没有机械损害的方法而获得血压,使用安全方便,常用的有人工袖带测压法和电子自动测压法;直接测压方法即有创血压监测,通过动脉穿刺置管,可直接测得被测部位血管的收缩压、舒张压和平均动脉压。

一、听诊器测量方法

听诊器测量方法,即听诊法,是人工袖带测压法中最常用的一种。袖套充气后放气,听到第一声柯氏音即为收缩压,至柯氏音变音(第 4 相)音调变低或消失为舒张压。听诊法是最基本的测量血压方法。

二、振荡测压法

振荡测压法,是电子自动测压法中常用的一种。用微型电动机使袖套自动充气,袖套内压高于收缩压,然后自动放气,当第一次动脉搏动的振荡信号传到仪器内的传感器,经放大和微机处理,即可测得舒张压,振荡幅度达到峰值时为平均动脉压,袖套内压突然降低时为舒张压。本法可按需自动定时(2min、5min、10min、15min、30min 和 1h)或手动测压,有脉率和血压(收缩压、舒张压和平均动脉压)显示或打印,并可设定上下限警报。此法常应用于监护仪中。

综上所述,两种测压方法均需要使用袖带,故容易导致尺神经损伤、肱二头肌肌间隙综合征以及输液受阻、指脉氧饱和度监测中断。同时为了尽可能使测定的血压准确,尚需要注意以下事项:

1. 选择合适的袖带测量时应根据患者上肢的情况选择袖带,袖带的宽度应为肢周长的40%。袖套偏小,血压偏高,袖套过大,血压偏低。肥胖患者即使用标准宽度的袖套,血压读数仍偏高,与部分压力作用于脂肪组织有关。

2. 袖套包裹适宜袖套松脱时血压偏高,过紧时血压偏低。

3. 注意袖带位置 袖带应与心脏处于同一水平,即腋中线第四肋间。肢体每高出心脏平面 1cm,需要在测得的血压数值上增加 0.75mmHg 左右,同样,肢体每低于心脏平面 1cm,需要在测得的血压数值上降低 0.75mmHg 左右。

4. 选择适合的肢体 避免在进行静脉输液或有动脉插管的肢体上捆绑袖带,因为在袖带充气使注射减慢或阻滞时,易导致导管周围组织的损伤。同时不宜在乳腺癌术后患肢、留置动静脉瘘管肢体测压。

5. 对于连续监测无创血压的患者,病情允许时,建议每 6～8h 更换监测部位一次。避免给患者造成不必要的皮肤损伤和该侧肢体静脉回流障碍导致肢体水肿。

6. 当无创血压袖带连续使用 72h 以上,请注意袖带的更换、清洁、消毒。

7. 患者转出后,应将袖带消毒,避免交叉感染。

8. 对于血压不稳定的重症患者、使用活性药物需要动态监测血压的患者需改用有创血压监测,并结合 ECG、SpO_2 等监测项目加以判断。

第二节 有创动脉血压监测

有创动脉血压监测即通过穿刺技术,将穿刺针放入外周动脉内,通过管道系统与换能器连接,再与监护仪相连,把感知到的动脉内压力变化转换成监护仪上的波形和数值,可直接测得被测部位血管准确、可靠和连续的收缩压、舒张压和平均动脉压,是危重患者的血流动力学监测的主要手段。

一、适应证

有创血压监测常应用于血流动力学现存或潜在的不稳定患者或根本无法用无创方法测定血压的患者,以及使用血管活性药患者需反复取动脉血样的患者。

二、穿刺部位

常用的穿刺动脉为桡动脉,也可选用足背动脉、肱动脉、股动脉及腋动脉。

三、术前准备

在进行桡动脉穿刺置管前,需判断桡动脉侧支循环是否良好,避免因置管导致桡动脉血流受阻使该侧手掌缺血坏死。常用 Allen's 试验法判断来自尺动脉掌浅弓的血流是否足够。具体方法为:

1. 抬高前臂,术者用双手拇指分别摸到桡、尺动脉搏动。

2. 嘱患者做 3 次握拳和松拳动作,压迫阻断桡、尺动脉血流,直至手部变苍白。

3. 放平前臂,只解除尺动脉压迫,观察手部转红的时间。正常为 <5～7s;0～7s 表示桡动脉侧支循环良好;8～15s 属可疑;>15s 属桡动脉侧支循环不良,禁忌选用桡动脉穿刺插管。

四、穿刺方法

动脉穿刺置管常规需准备无菌盘,内置一次性中单,无菌手套,垫高腕部用的垫子(或纱布卷),消毒 PVP,动脉留置针,无菌贴膜,冲洗装置和电子测压装置。冲洗装置包括压力换

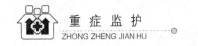
能器,三通开关,特制的、管壁硬的、长度＜100cm 的动脉测压管,5U/ml 的肝素生理盐水稀释液,输液器和加压袋等。加压输液袋的保持压力在 300mmHg,维持 2～4ml/h 肝素稀释液的冲洗,以便保持测压系统通畅。电子测压装置包括压力传感线和监护仪。

五、穿刺步骤

动脉穿刺置管的操作步骤为选择进针部位、消毒铺巾、进针、连接冲洗和测压装置、固定并记录穿刺日期及时间、校零(换能器平心脏水平,使换能器与大气相通)、测压(使换能器与病人相通)。

六、波形辨识

正常动脉压波形,可分为收缩相和舒张相。主动脉瓣开放和快速射血入主动脉时为收缩相,动脉压波迅速上升至顶峰,即为收缩压。血流从主动脉到周围动脉,压力波下降,主动脉瓣关闭,直至下一次收缩开始,波形下降至基线为舒张相,最低点即为舒张压。动脉压波下降支出现的切迹称重搏切迹。身体各部位的动脉压波形有所不同,越是远端的动脉,压力脉冲到达越迟,上升支越陡,收缩压越高,舒张压越低,但重搏切迹不明显(图 3-1)。

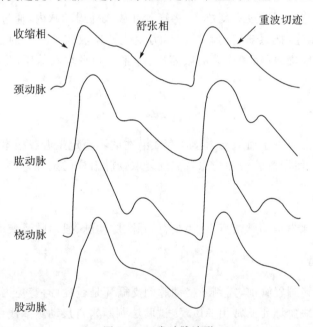

图 3-1　正常动脉波形

常见的异常动脉压波形有:

1.圆钝波波幅中等度降低,上升和下降支缓慢,顶峰圆钝,重搏切迹不明显,见于心肌收缩功能低下或容量不足(图 3-2)。

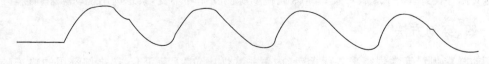

图 3-2　圆钝波形

2.不规则波波幅大小不等,早搏波的压力低平,见于心律失常患者(图3-3)。

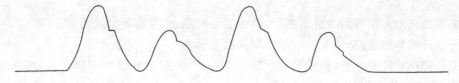

图3-3 房颤二联律波形

3.高尖波波幅高耸,上升支陡,重搏切迹不明显,舒张压低,脉压宽,见于高血压及主动脉瓣关闭不全。主动脉瓣狭窄者,下降支缓慢及坡度较大,舒张压偏高(图3-4)。

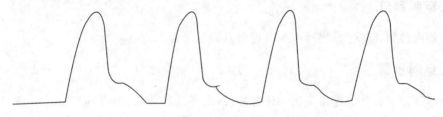

图3-4 高尖波形

七、拔管后护理

如病情允许,可拔除动脉置管。嘱病人抬高患肢,制动,用特定止血带压迫止血,并注意观察指端血运情况,局部有无血肿。穿刺处手臂术后1～2d 内避免量血压。

八、注意事项

在有创血压监测期间,注意防治并发症。

1.防脱落,妥善固定。

2.防堵塞,检查管道有无打折,三通开关要开放。

3.防感染,每日局部消毒,监测体温,及时拔管。

4.防缺血,选针合适,穿刺稳准,固定松紧适当,经常巡视。

5.防血栓,肝素稀释液每24h 更换,确保2～4ml/h 的持续冲洗;每次抽血后需要手工冲洗。

6.防血肿,拔管后有效压迫。

7.防气栓,调零、取血要注意回抽气泡。

第三节 中心静脉压监测

中心静脉压(central venous pressure,CVP)是指血液流经右心房及上下腔静脉胸段时产生的压力。CVP 主要反映右心室前负荷,其值的高低与血管内容量、静脉壁张力和右心功能有关,是评价危重病人血流动力学的重要指征之一。

中心静脉压监测即经皮穿刺中心静脉,主要经颈内静脉和锁骨下静脉,将导管插入到上腔静脉;也可经股静脉或肘静脉,用较长导管插入到上或下腔静脉,监测该部位的中心静脉压。

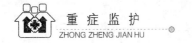
一、适应证

1. 需要血流动力学监测的危重患者,评价右心功能、全身循环血量的多少。

2. 需要开放静脉通路,但又不能经外周静脉置管者。

3. 需要静脉输液的患者,如多腔同时输注几种不相容药物;输注有刺激性、腐蚀性或高渗性药液;快速容量复苏等。

4. 需要静脉全营养者。

5. 需要插入漂浮导管及心脏起搏器者。

二、穿刺部位

首选颈内静脉,其次为股静脉、颈外静脉及锁骨下静脉。

三、穿刺步骤

中心静脉穿刺置管的操作步骤为摆好体位、选择进针部位、消毒铺巾、试穿、进针、回抽、放置导引钢丝、扩皮、置管、连接测压装置、固定并记录穿刺日期及时间、校零(换能器平心脏水平,使换能器与大气相通)、测压(使换能器与病人相通)。

成人颈内静脉穿刺、锁骨下静脉穿刺一般导管插入深度为 15cm 为宜,股静脉穿刺置管深度因人而异。

四、测压方法

1. 水压力计测压器测压   将测压管和刻有 cmH_2O 的标尺一起固定,标尺成直角,标尺零点与患者第四肋间腋中线水平(即右心房水平)。接上三通开关,连接管内充满液体,排除空气泡,一端与输液器相连,另一端接中心静脉穿刺导管。测压时,先将三通转向生理盐水和测压管(阻断 CVP 导管),待测压管内充满液体,阻断生理盐水并放松 CVP 导管,使测压管内液体下降,到降至一定水平不再下降时,测压管液面在 CVP 尺上的刻度数即 CVP 值。这种测量 CVP 装置可自行制作,操作简易,结果准确可靠。

2. 换能器测压   此法与动脉有创血压监测类似,应用换能器测压可连续记录静脉压和描记静脉压力波形。

五、临床意义

CVP 的正常值为 $5\sim12cmH_2O$,$<5cmH_2O$ 表示血容量不足,$>15\sim20cmH_2O$ 提示输液过多或心功能不全。

六、拔管护理

1. 如遇穿刺部位有炎症反应、疼痛和原因不明的发热,应拔除导管。

2. 不需中心静脉测压或输液时,应拔除导管,拔管后注意局部消毒处理,并稍加压迫。

七、注意事项

1. 防脱落,妥善固定。

2.防堵塞,检查管道有无打折,三通开关要开放,抽回血好,液面随呼吸上下波动。

3.防感染,每日局部消毒,更换敷料,监测体温,及时拔管。

4.防血栓,每天用肝素生理盐水冲洗导管1次,抽血后也应冲洗。

5.防血肿,穿刺技术熟练,一旦发生血肿,应作局部压迫,不要急于再穿刺。拔管后有效压迫。

6.防气栓,中心静脉在吸气时可能形成负压,穿刺过程中,更换输液器、导管或接头脱开时,尤其是头高半卧位时,容易发生气栓。预防方法是:穿刺和更换输液器时应取头低位,避免深呼吸和咳嗽,导管接头脱开时应立即接上或暂时堵住;穿刺置管时应尽可能不使中心静脉与空气相通。调零、取血要注意回抽气泡。

7.防穿刺时的并发症

(1)心律失常:为常见并发症,主要原因为钢丝或导管刺激引起。应避免钢丝或导管插入过深,并防止体位变化所致导管移动,操作过程应持续进行ECG监测,发生心律失常时可将导管退出1~2cm。

(2)气胸和血胸:主要发生在锁骨下静脉穿刺时。因胸膜圆顶突起超过第一肋水平以上1cm,该处与锁骨下静脉和颈内静脉交界处相距仅5mm,穿刺过深及穿刺针与皮肤成角太大较易损伤胸膜。所以操作时要倍加小心,有怀疑时听两侧呼吸音,早期发现,并及时应用胸腔引流及输血、补液等措施,以免生命危险。

(3)神经和淋巴管损伤:可损伤臂丛、膈神经、颈交感干、喉返神经和迷走神经等。损伤胸导管可并发乳糜胸。

(4)血管及心脏穿孔:为少见的严重并发症,可发生血胸、纵隔血肿和心包填塞,后者往往致死(死亡率高达80%)。

心脏穿孔的原因为:①导管太硬而插入过深;②穿刺导管被针尖切割而损坏,边缘锐利;③心脏收缩时,心脏壁与导管摩擦;④心脏原有病变,腔壁变薄脆。

预防方法:①导管顶端位于上腔静脉与右心房交界处,不宜太深;②妥善固定导管,尽量不使其移位;③导管不可太硬,用硅化聚乙烯导管者未见并发心脏穿孔。

第四节 脉波指示剂连续心排血量测定

脉波指示剂连续心排血量(pulse indicator continuous cardiac output,PiCCO)是一种新的脉波轮廓连续心排血量与经肺温度稀释心排血量联合应用技术。PiCCO技术测量参数较多,可相对全面地反映血流动力学参数与心脏舒缩功能的变化。通过热稀释法可测得心输出量(CO)、全心舒张末期容积(global end diastolic volume,GEDV)、胸腔内血容量(intrathoracic blood volume,ITBV)、血管外肺水(extravascular lung water,EVLW)、全心射血分数(global ejection fraction,GEF)、心脏功能指数(cardiac function index,CFI)。还可通过分析动脉脉搏轮廓并计算出主动脉顺应性,根据校正动脉脉搏轮廓公式,获取个体化的每搏量(continuous cardiac output,CCO)、每搏输出量(stroke volume,SV)和每搏输出量变异(stroke volume variation,SVV)、肺毛细血管通透性指数(pulmonary vascular permeability index,PVPI),以达到多数据应用监测心排血量变化的目的。具有微创伤、低

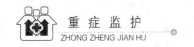
危险、简便、精确、连续、床边化等优点,是近几年来临床广泛使用的血流动力学监测技术。

一、PiCCO 原理和方法

(一)原理

1.脉波轮廓心排血量法 脉波轮廓心排血量法以动脉压力波形计算心搏量,认为心搏量同主动脉压力曲线的收缩面积成正比,对压力依赖于顺应性及其系统阻力,经过对压力、心率、年龄等影响因素校正后该法得到认可,并逐步转向临床。

2.单一温度稀释心排血量法 PiCCO 中单一温度稀释心排血量技术由温度—染料双指示剂稀释心排血量测定技术发展而来。双指示剂测定法是从中心静脉同时注入温度和染料两种指示剂,在股动脉测定心排血量,还可计算出不透过血管壁的染料(血管内)和透过血管壁的温度容量(血管外腔隙)。单指示剂法与双指示剂测定法基本相同,通过将温度指示剂从中心静脉注入,经过心脏各腔室及大血管,最终到达 PiCCO 导管温度探头感受器。心脏和肺可看成是由一系列序贯而独立的容积腔组成,股动脉导管监测到的热稀释曲线可看成是每个容积腔稀释曲线的组合,计算机由此计算出包括心排血量在内的一系列血流动力学参数。

(二)PiCCO 导管和监测方法

PiCCO 监测仪只需要一条输液用中心静脉通路,而不需要使用肺动脉漂浮导管(Swan-Ganz 导管),另外再在患者的股动脉放置一条 PiCCO 专用监测管。测量开始,从中心静脉注入一定量的冰生理盐水(2～15℃),经过上腔静脉→右心房→右心室→肺动脉→肺静脉→左心房→左心室→升主动脉→腹主动脉→股动脉→PiCCO 导管接收端;计算机可以将整个热稀释过程画出热稀释曲线,并自动对该曲线波形进行分析,得出一基本参数;然后结合 PiCCO 导管测得的股动脉压力波形,得出一系列具有特殊意义的重要临床参数。

监测步骤:

1.首先要熟悉仪器与导管规格型号及操作步骤。

2.插入中心静脉导管及温度感知接头与压力模块相连接。

3.插入动脉导管(一般选股动脉),连接测压管路。

4.动脉导管与压力模块及 PiCCO 模块相连接。

5.观察压力波形调整仪器,准备冰生理盐水测定心排血量。

6.完成三次温度稀释心排血量测定,以校正脉波轮廓心排血量。

二、参数意义

(一)心排血量/心排血指数(CO/CI)

该参数可以反映心肌收缩力,并可间接反映左心室前负荷,常被用作衡量心脏功能的指标。

(二)心脏舒张末总容积量(GEDV)

该参数较准确反映心脏前负荷的指标,可以不受呼吸和心脏功能的影响,较好地反映心脏前负荷数值。

GEDV 约占胸腔内血容积的 2/3～3/4。

(三)胸腔内总血容量(ITBV)

胸内血容积是指由指示剂稀释心排血量测定中左右心腔舒张末期容积和肺血容积组成,即注入点到探测点之间胸部心肺血管腔内的血容积,可以很好地反映患者的心脏前负荷,指导临床输液治疗。

(四)血管外肺水(EVLW)

总的肺水量是由肺血的含水量和血管外肺水量组成,EVLW 是指分布于肺血管外的液体,该液体由血管滤出进入组织间隙的量,由肺毛细血管内静水压、肺间质静水压、肺毛细血管内胶体渗透压和肺间质胶体渗透压所决定,是目前监测肺水肿较好的量化指标。

任何原因引起的肺毛细血管滤出过多或液体排出受阻都会使 EVLW 增加,导致肺水肿。超过正常 2 倍就会影响气体弥散和肺的功能,出现肺水肿的症状与体征。

(五)肺毛细血管通透性指数(PVPI)

PVPI 显示了 EVLW 和肺血容积之间的关系,有助于区分静水压增高和通透性增高这两种原因导致的肺水肿。在静水压增高性肺水肿中,可以发现 EVLW 增加但 PVPI 正常,而在通透性增高型肺水肿中,EVLW 和 PVPI 均明显增加。

(六)每搏输出量变异(SVV)

SVV 反映胸腔内压力变化影响回心血量所致的 SV 的变化(%)。SVV 主要由血管内容积决定,当机械通气产生较大的 SVV 时,提示血管内容积不足。

(七)其他指标

每搏输出量(SV)、心功能指数(CFI)、心肌收缩指数(dmax/dt)反映心肌收缩力大小,体循环阻力(SVR)可反映心脏后负荷(表 3-1)。

表 3-1 常用参数的正常值范围

参数	正 常 值	单 位
CI	3.0~5.0	$L/(min \cdot m^2)$
EVLW	3.0~7.0	ml/kg
CFI	4.5~6.5	L/min
ITBVI	850~1200	ml/m^2
PVPI	1~3	
MAP	70~90	mmHg
SVRI	1200~2000	$dyn \cdot s/(cm^5 \cdot m^2)$
SVI	40~60	ml/m^2
SVV	≤10	%

三、PiCCO 的优点和注意事项

PiCCO 监测适合凡需要心血管功能和循环容量状态监测的患者,包括休克、急性呼吸窘迫综合征(ARDS)、急性心功能不全、肺动脉高压、严重创伤等。该项技术可见的优势如下:①使用方便,不需要应用漂浮导管,只用一根中心静脉和动脉通道,就能提供多种特定数据如 CCO、SV、SVV、SVR、CO、ITBV、EVLW、CFI 等同时反映肺水肿的情况和患者循环功能情况。②将单次心排血量测定发展为以脉波的每搏心输出量为基准的连续心排血量监测,其反应时间快速而直观,为临床能及时地将多种血流动力学数据进行相关比较和综合判断,

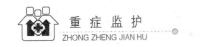

提供了很大方便。③EVLW 比 PAWP 在监测肺水肿的发生与程度方面有一定准确与合理性。④成人及小儿均可采用、使用方便、持续时间较长(最长可放置 10d),及时准确指导治疗,减缩了患者住院时间与花费。⑤PiCCO 操作简单,损伤小,避免了肺动脉导管的损伤与危险。

PiCCO 技术禁用于穿刺部位有严重烧伤和感染的患者。对存在心内分流、主动脉瘤、主动脉狭窄者及肺叶切除和体外循环等手术者易出现偏差。接受 IABP 治疗的患者,应用脉波轮廓分析方式不能准确反映各项指标。PiCCO 技术在容量状态和肺水肿评价方面有一定优势,但不能替代肺动脉漂浮导管。

四、护　理

(一)心理护理

行 PiCCO 监测前向患者及家属作解释,说明行 PiCCO 监测的意义、方法及配合要求,消除患者恐惧、害怕心理,得到患者的理解和合作。

(二)病情观察

1.监测过程中注意观察患者意识、生命体征、血氧饱和度及心电图变化,并记录。

2.观察股动脉压力波形变化,发现异常及时通知医生处理。

(三)穿刺侧肢体护理

1.患者取平卧位,术侧肢体保持伸直、制动,必要时予约束带约束或药物镇静。

2.观察穿刺局部有无渗血、渗液、肿胀或瘀斑,保持穿刺部位清洁、干燥,发现渗血、渗液及时更换敷料。

(四)动脉压力监测

动脉导管通路需要连续给予肝素盐水正压冲洗管道,保持管道畅通。肝素配比为 2～4U/ml,加压输液袋压力维持在 300mmHg(1mmHg=0.133kPa)。

(五)连续心排量校准

CCO 监测每 8 个小时进行一次校准,校准方法为连续打三次冰生理盐水进行热稀释测量,并保存 CO 校准 CCO。

(六)撤机后护理

病人病情稳定,血流动力学各项指标正常,可考虑拔管。拔除股动脉导管后用力按压患者股动脉穿刺点 15～30min,再局部以弹力绷带加压包扎,并用 1kg 砂袋压迫 6h,彻底止血。同时观察肢体温度、颜色及足背动脉搏动情况,防止穿刺点出血或发生皮下血肿。

第五节　肺动脉压监测

循环系统的核心是心脏的泵功能,心输出量是考察心脏泵功能的根本指标。心肌收缩力是心输出量的决定因素,而前后负荷则是影响心输出量的重要因素。通常用右心房压、中心静脉压来评估右室前负荷,用左心房压、肺静脉压来评估左室前负荷;用肺动脉压来评估右室后负荷;用主动脉压来评估右室后负荷。肺动脉漂浮导管 Swan-Ganz 导管不仅能测量肺动脉压(PAP)、肺动脉楔压(PAWP)和中心静脉压(CVP)、右房压(RAP)、右室压(RVP),

使得血流动力学指标更加系统化;而且可以应用热稀释方法测量心输出量和抽取混合静脉血标本,反馈指导治疗。

一、标准 Swan-Ganz 导管

成年人最常用的 Swan-Ganz 导管为 7F 四腔漂浮导管,长 110cm,不透 X 线,从导管顶端开始,每隔 10cm 有一黑色环形标志,作为插管深度的指示(图 3-5)。导管的顶端有一个可充入 1.5ml 气体的气囊。导管的近端为 3 个腔的连接端和一根热敏电极的连接导线。这 3 个腔分别为:①开口于导管顶端的肺动脉压力腔,用于测量肺动脉压和采取混合静脉血标本;②开口于距顶端 30cm 的导管侧壁的右心房压力腔,用于测量右房压和测量心排出量时注射指示剂液体;③充盈导管顶端气囊的气阀端,气囊充盈后基本与导管的顶端平齐,但不阻挡导管顶端的开口,有利于导管随血流向前推进,并减轻导管顶端对心腔壁的刺激。热敏电极终止于导管顶端近侧 3.5～4cm 处,可以快速测量局部温度的变化,并通过导线与测量心排出量的热敏仪相连。儿童患者可选用 5F 的肺动脉漂浮导管。

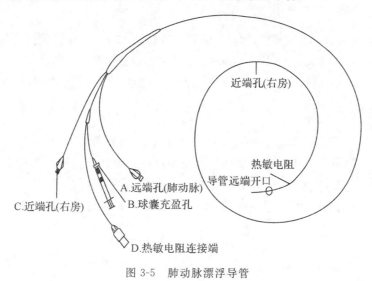

图 3-5 肺动脉漂浮导管

二、适应证

一般来说,对任何原因引起的血流动力学不稳定及氧合功能改变,或存在可能引起这些改变的危险因素的情况,为了明确诊断和指导治疗都有指征应用 Swan-Ganz 导管(表 3-2)。

三、禁忌证

随着临床对血流动力学监测需求的变化和人们技术水平的提高,应用 Swan-Ganz 导管的禁忌证也在不断改变。Swan-Ganz 导管的绝对禁忌证是在导管经过的通道上有严重的解剖畸形,导管无法通过或导管的本身即可使原发疾病加重。如右心室流出道梗阻、肺动脉瓣或三尖瓣狭窄、肺动脉严重畸形、法洛四联症等。

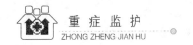

表 3-2　血流动力学监测的临床应用

诊　断　应　用	指　导　治　疗
肺水肿的鉴别诊断	指导液体量的管理
休克的鉴别诊断	调节肺水肿时的液体平衡
肺动脉高压	降低充血性心衰患者的前负荷
心包填塞	维持少尿型肾衰患者液体平衡
急性二尖瓣关闭不全	指导休克治疗
右室梗死	指导血容量的调整和液体复苏
调节正性肌力药和血管扩张药的剂量	
增加组织的氧输送	
机械通气时调节容量和正性肌力药	

四、穿刺部位

首选颈内静脉,其次为股静脉、贵要静脉等。

五、穿刺步骤

按中心静脉穿刺方法穿刺置管,漂浮导管置入静脉内 45cm 时,将远端孔管与压力转换器相连,经气囊管向气囊内注入 $1.2\sim1.5ml$ CO_2,在压力波形的监护和气囊漂浮的协助下,将导管插入肺主动脉,并嵌入肺小动脉,妥善固定导管,如需测定心排量(CO),则连接热敏监测系统。

六、临床意义

肺动脉漂浮导管测定容量是通过肺小动脉嵌入压≈肺静脉压≈左房压≈左室舒张末压≈左室舒张末容积这一生理假设实现压力监测反应容量状态。肺动脉楔嵌压(PAWP)的正常参考值为 $8\sim12mmHg$,小于 5mmHg 表示有效循环血量不足,大于 18mmHg 表示即将出现肺瘀血;大于 30mmHg 出现心源性肺水肿。同时可以通过热稀释法测心排量(CO)。

七、注意事项

1.置管后应进行 X 线胸部检查,以确定导管的位置。漂浮导管尖端应位于左心房同一水平。因为导管顶端远侧的肺血管必须充满血液,PAWP 才能准确反映左房压(LAP)。若导管高出左心房水平,或用 PEEP 时,PAWP>LAP。

2.不论自主呼吸或机械通气患者,均应在呼气终末测量 PAWP。PEEP 每增加 $5cmH_2O$,PAWP 将升高 1mmHg。肺顺应性好的患者,PAWP 随 PEEP 的增加而明显升高。

3.保持测压管道妥善固定,尽量缩短漂浮导管的留置时间,避免发生栓塞和感染。定期用肝素冲洗;穿刺插管的皮肤开口处每天消毒和更换敷料,全身应用抗生素。

4.患者体位变化时及时调整零点的位置,每次操作后重新调整零点。

八、并发症的防治

1.静脉穿刺并发症　空气栓塞;动脉损伤;局部血肿;神经损伤;气胸等。

2.送入导管时的并发症　心律失常;导管打结;扩张套管脱节;肺动脉痉挛等。

3.保留导管时的并发症　气囊破裂导致异常波形;用热稀释方法测量心输出量时发生心动过缓;心脏瓣膜损伤;导管折断;深静脉血栓形成;心内膜炎;导管移位;肺动脉穿孔;肺栓塞;全身

性感染;导管与心脏嵌顿;收缩期杂音;血小板减少;导管行程上发生血栓;动静脉瘘形成等。

4.严重并发症的防治

(1)心律失常:当导管顶端通过右心时,易发生房性或室性心律失常,据报道,发生率可达30%以上,主要发生在插管的过程中。心律失常多由于导管顶端刺激右心室壁所致,多为偶发性或阵发性室性心律失常。用热稀释法测量心输出量时,快速向右心房内注射冰水也可能导致心律失常。保留导管期间,由于导管的位置发生了变化,可能增加导管对心脏的刺激,诱发心律失常。防治方面应注意插管手法轻柔、迅速。导管顶端进入右心室后应立即将气囊充气,以减少导管顶端对心室的刺激。如果出现心律失常应立即将导管退出少许,心律失常一般可以消失。如果室性心律失常仍然存在,可经静脉给予利多卡因1～2mg/kg。为急性心肌梗死患者或其他心律失常高危患者插入Swan-Ganz导管时,应预先准备好相应的治疗和抢救装备。如果患者原有完全性左束支传导阻滞,应事先安装临时起搏器或选用带有起搏功能的改良型Swan-Ganz导管。

(2)导管打结:Swan-Ganz导管打结的常见原因是导管在右心室或右心房内缠绕。导管可自身打结,也可和心内结构(乳头肌、腱索)结在一起,或是同心脏起搏器等同时存在的其他导管打结。导管也可能在进入肾静脉或腔静脉的其他分支时发生嵌顿。X线检查是诊断导管打结的最好方法。打结的处理困难,可在X线透视下,放松气囊后退出。若不能解除,由于导管的韧性较好,能将打结拉紧,然后轻轻退出。退管时气囊必须排空,不然易损伤心内结构。在X线直视下进行插管操作可以有效地防止导管的打结。

(3)肺动脉破裂:常发生在高龄、低温和肺动脉高压的患者。主要原因包括,导管插入过深,以致导管的顶端进入肺动脉较小的分支。此时如果给气囊充气或快速注入液体,则容易造成肺动脉破裂;若导管较长时间嵌顿,气囊或导管顶端持续压迫动脉壁,也可能造成肺动脉破裂;如果是偏心气囊,嵌顿时导管的顶端直接摩擦动脉壁,可导致肺动脉破裂;肺动脉高压时,导管很容易被推向肺动脉远端,同时,肺动脉高压亦可造成动脉壁硬化、扩张和变性,容易出现肺动脉破裂。因此不能过度充气,测量PAWP的时间应尽量缩短。

(4)气囊破裂:多见于肺动脉高压和重复使用气囊的患者,应注意检查和保护气囊:①导管储藏的环境不宜>25℃,在高温中乳胶气囊易破裂;②从盒内取出及剥开塑料外套时动作需轻柔;③充气容量不要>1.5ml,间断和缓慢充气。

(5)肺栓塞:常见于导管所致深静脉血栓形成、右心内原有的附壁血栓脱落、导管对肺动脉的直接损伤和导管长时间在肺动脉内嵌顿。所以,每次气囊充气时间不能持续超过30s。Swan-Ganz导管的气囊内不能注入液体。插入Swan-Ganz导管后应持续监测肺动脉压力波形。如果波形发生变化,应及时调整导管位置。持续或间断用肝素盐水冲洗导管,可减少深静脉血栓形成的发生。如已知患者原有心内附壁血栓,应慎用Swan-Ganz导管。

第六节　心电图监测

心电图即通过体表电极片,感知心肌的电位活动变化,以图的形式表达出来。心电监测是重症监测的基本内容之一,医护人员可以根据监测到的心律、心率、起搏器工作情况判断患者是否有心肌缺血、心肌梗死、电解质紊乱以及心律失常等情况,及早采取相应的措施,处

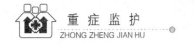
理可能危及生命的恶性事件。

一、监测步骤

1. 监护仪准备　接通心电监测仪电源,监护仪电源指示灯亮,打开监护仪开关,检查监护仪工作状态是否正常。选择患者的类型:成人、儿童或新生儿;输入患者的 ID,并确认。导联线与电极片相连。

2. 患者准备　患者平卧或半卧位,向患者说明监测的项目和必要性,操作内容及其可能的影响和注意事项。准备患者胸部皮肤:皮肤干燥清洁,必要时用肥皂和水清洁皮肤,去除过多的角质、油脂和毛发。

3. 电极片粘贴　根据三导联或五导联心电监测,确定电极片的粘贴位置,贴好电极片。

五导联心电监测,电极片安放位置:右上导联(RA):右锁骨中线第一肋间。右下导联(RL):右锁骨中线剑突水平处。中间导联(C):胸骨左缘第四肋间,或者临床需要的监测胸导联的位置。左上导联(LA):左锁骨中线第一肋间。左下导联(LL):左锁骨中线剑突水平处。

三导联心电监测,电极片安放位置有两种方法,常用右上导联(RA):右锁骨中线第一肋间;左上导联(LA):左锁骨中线第一肋间;左下导联(LL):左锁骨中线剑突水平处。另一种为右上导联(RA):右锁骨中线第一肋间;左上导联(LA):左锁骨中线第一肋间;右下导联(RL):右锁骨中线剑突水平处。

4. 导联选择　监护仪屏幕出现心电示波后,选择 ECG 菜单栏"导联选择",根据临床监测需要选择合适导联。一般选用记数准确的导联(高 QRS,P 波,T 波低于 QRS 的 $1/3$),如 II 导联或者 V_1。

5. 监测设置　调整波幅大小和波形的清晰度。扫描速度一般为 $25mm/s$;设置比例一般为 $1.0cm/mV$;确认是否需要"滤波";是否为起搏器植入的患者。设置心率报警的最低及最高极限,一般在自身心率 $\pm30\%$,但在心率过快或过慢时要考虑安全因素。设置心律失常报警范围以及报警强度等。

二、注意事项

1. 心电监测导联应选择 P 波显示良好的导联,信号良好,基线平稳。

2. 常见引起干扰的原因有导联断裂、导电糊干涸时发生交流电干扰;寒颤、电极片放在肌肉多的部位时发生肌电干扰;病人活动或者电极固定不良时发生基线漂移;其他设备如理疗仪、手机、微波炉干扰。

3. 心电监测能够准确的监测心率、心律变化,但当怀疑心肌缺血、心肌梗死以及严重心律失常时,需要做十二导联心电图。

4. 注意监护仪保养,监护仪须平放,注意周围通风,保持干燥,避免潮湿;检查监护仪及各输出电缆线是否有损害、破损、故障等问题;清洁仪器时,使用无腐蚀性洗涤剂、表面活性剂、氨基或乙醇基清洁剂。

5. 患者转出后,监护仪、导联线、血压袖带、经皮血氧饱和度监测传感器等需进行消毒,以免交叉感染。

(邬维娜)

第四章 呼吸功能监测

第一节 通气功能监测

通气功能是指肺与外界环境之间进行气体交换的能力。为评价肺的通气功能,临床上常采用肺功能仪对通气功能进行检查。

一、呼吸频率

呼吸频率(respiratory rate,RR)指每分钟呼吸次数。正常成人安静状态下呼吸频率为12~20 次/min。呼吸频率受年龄、环境温度、代谢强度、肌肉活动、生理状况、疾病等因素影响。呼吸频率加快见于缺氧、酸中毒、发热和中枢神经系统受损等;呼吸频率减慢则见于麻醉、药物中毒和脑干疾病等。

二、潮气量

潮气量(tidal volume,VT)指静息状态下每次吸入或呼出的气体量。正常人平静呼吸时,潮气量为 400~600ml,一般以 500ml 计算。潮气量增大多见于中枢神经系统疾病、酸中毒等;潮气量减少多见于间质性肺炎、肺纤维化、肺梗死、肺水肿等。

三、每分钟通气量

每分钟通气量(minute ventilation volume,VE)是指基础代谢状态或静息状态下每分钟所呼出的气量,是潮气量(VT)和呼吸频率(RR)的乘积。正常健康成人 VE 约 6L/min。VE>10L/min,表示通气过度,是气急早期表现;VE<4L/min 表示通气不足,可造成低氧血症和二氧化碳潴留;呼吸机治疗时由于动态死腔和静态死腔的存在,故每分通气量往往高于一般情况下 20%~50%;由于每分通气量受呼吸频率和潮气量大小的影响,因此,VE 正常,并不能代表通气效能良好。

四、无效腔

无效腔(dead space,VD),又称死腔。无效腔通常有生理无效腔、解剖无效腔与肺泡无效腔之分,生理无效腔为解剖无效腔和肺泡无效腔的总和。

每次吸入气体,一部分留在鼻或口与细末支气管之间的呼吸道内,不能进行气体交换,这部分呼吸道容积称为解剖无效腔。正常成人解剖无效腔的容积约为 150ml。正常人肺泡无效腔很小,接近于零,因此生理无效腔与解剖无效腔基本相等。在病理情况下,一部分肺

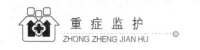
泡虽有通气但无血供或供血严重不足，不能进行气体交换，在功能上类似无效腔，称肺泡无效腔。

无效腔的存在降低了肺通气效率，通常用无效腔与潮气量比值（VD/VT）来反映每次肺通气效率的高低，比值越高，无效腔效应越大，肺通气效应也越低。正常人 VD 为 150ml，平静呼吸时 VT 为 500ml，VD/VT 约为 0.3。临床上生理无效腔显著增加或大于解剖无效腔反映肺组织病变或换气功能异常。

五、肺泡通气量

肺泡通气量（alveolar ventilation，VA）是每分钟吸入肺泡的新鲜空气量，即通气量中真正参与气体交换的通气部分，也称有效通气量。因此，每分肺泡通气量＝（潮气量－无效腔）×呼吸频率。

临床上很多疾病如呼吸窘迫综合征、肺间质纤维化等，每分钟通气量正常，但潮气量较小，呼吸频率较快，故肺泡通气量较低。肺泡通气量不足是导致低氧血症、高碳酸血症的主要原因；肺通气量过大，又可引起呼吸性碱中毒，故临床上在使用呼吸器的过程中，常通过调节肺泡通气量来维持一定的 PaO_2、$PaCO_2$。

六、功能残气量

功能残气量（functional residual capacity，FRC）指平静呼气末尚存留于肺内的气体量。功能残气量等于残气量与补呼气量之和，正常成人约为 2500ml。FRC 的大小主要取决于肺的弹性回缩力、气道阻力和呼气时间。FRC 增大表示肺充气过度，如支气管哮喘、肺气肿；FRC 降低表示肺容积减少，如肺水肿、肺损伤、肺纤维化、气胸、胸腔积液、胸廓畸形等。

七、肺活量

肺活量（vital capacity，VC）指深吸气后作缓慢而又完全呼出的最大气量，是潮气量、补吸气量和补呼气量之和。肺活量有较大个体差异，与身材大小、性别、年龄、体位、呼吸肌强弱等有关。正常成人男性平均约 3500ml，女性约 2500ml。

肺活量反映了肺一次通气的最大能力，在一定程度上可作为肺通气功能指标。但由于正常情况下影响因素多，故 VC 减少＞20％方可认为异常。肺组织损害、胸廓活动度降低、膈肌活动及肺扩张受限等均可引起肺活量降低，反映了限制性通气障碍。

八、用力肺活量

用力肺活量（forced vital capacity，FVC）是指深吸气至肺总量位后以最大力量、最快速度所能呼出的全部气量。正常成人男性约 3179 ± 117ml，女性约 2314 ± 48ml。第一秒用力呼气容积（$FEV_{1.0}$）是指最大吸气至肺总量位后，开始呼气第一秒钟内的呼出气量。正常人 3s 可将肺活量全部呼出，第 1、2、3s 所呼出气量各占 FVC 的百分率正常分别为 83％、96％、99％。

FVC 是测定呼吸道有无阻力的重要指标。阻塞性通气障碍病人，如慢性阻塞性肺病、支气管哮喘急性发作，由于气道阻塞、呼气延长，其 $FEV_{1.0}$ 和 $FEV_{1.0}$/FVC％均降低；限制性通气障碍时，如弥漫性肺间质疾病、胸廓畸形等病人，其 FVC 下降，$FEV_{1.0}$/FVC％正常或增加,$FEV_{2.0}/FVC\%$ 或 $FEV_{3.0}/FVC\%$ 可达 100%；应用支气管扩张药后,FVC 改善在 20% 以上,可判断气道阻塞有可逆性。

九、最大通气量

最大通气量(maximal voluntary ventilation,MVV)指单位时间内病人尽最大所能吸入或呼出的最大气量。通常以每分钟吸入或呼出的气体容量计算。正常成年男性约 $104\pm2.71L/min$,女性约 $82.5\pm2.71L/min$。作为通气功能障碍指标时常以实测值占预计值%进行判定,占预计值<80% 为异常。最大通气量降低常见于气道阻塞性疾病,其次为肺、胸病变及呼吸肌病变。

作为通气储备能力考核指标,常以通气储备百分比表示：

$$通气储量\% = \frac{(每分钟最大通气量-每分钟静息通气量)}{每分钟最大通气量}\times100\%$$

通气储备百分比被认为是胸部手术前判断肺功能状况、预计肺合并症发生风险的预测指标。正常值>95%,<86% 提示通气储备不足,气急阈为 60%～70%。

十、最大呼气中期流速

最大呼气中期流速(maximal mid-expiratory flow,MMEF)是根据用力肺活量曲线计算得出用力呼出 25%～75% 的平均流量,即取中间 50% 肺容量与其所用呼气时间相比所得值。正常男性约 $3452\pm1160ml/s$,女性约 $2836\pm946ml/s$。

MMEF 能较灵敏地准确反映气道阻力,尤其能较早发现小气道病变,比 $FEV_{1.0}/FVC\%$ 能更好地反映小气道阻塞情况。当 MMEF 实测值/预计值<70% 即为降低,表明小气道阻塞。

十一、呼气峰流速

呼气峰流速(peak expiratory flow,PEF)指用力肺活量测定过程中,呼气流速最快时的瞬间流速。主要反映呼吸肌的力量及有无气道阻塞。正常值为 400～600L/min。若 PEF 下降>40%,可引起 PaO_2 降低；哮喘发作时常先有 PEF 降低,再有症状,哮喘时 PEF<100ml 有一定危险性。PEF 昼夜变异率应<20%,≥20% 对支气管哮喘有诊断意义,若日变异率明显增大,提示病情加重,需行相应处理。

第二节　呼吸力学监测

呼吸力学是以物理学的观点和方法对呼吸运动进行研究的一门学科。呼吸力学的监测有助于了解疾病的病理生理过程,判断疾病的严重性、治疗反应。

常用的呼吸力学监测内容包括呼吸压力、呼吸阻力、顺应性以及机械通气时力学监测等。

一、呼吸压力

肺是一个"相对被动"运动的器官,呼吸系统内有一定的压力梯度存在(图 4-1)。胸膜腔

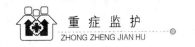

负压的存在,使气体进入肺;正压机械通气时,气道压力高于大气压,把气体送入肺部,故胸膜腔、肺泡和呼吸道内所产生的压力变化,成为呼吸运动时影响和促进通气的动力因素。

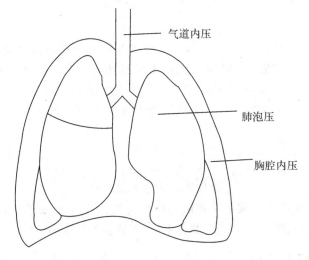

图 4-1　呼吸系统的压力

(一)胸膜腔内压

胸膜腔内压是指胸膜腔内的压力。直接受呼吸活动的影响,吸气时负压增加,呼气时减少。平静呼吸时,胸膜腔内压始终低于大气压,有利于周围静脉血回流。因重力作用,直立位时胸膜腔内压力由肺尖到肺底部逐渐降低。临床上常以食管内压力估计胸膜腔内压力,胸膜腔压力正常呼气时为 $-5\sim-3$ mmHg,吸气时为 $-10\sim-5$ mmHg。

(二)肺泡内压

肺泡内压指肺泡内压力。吸气时,胸膜腔内负压增加,超过肺弹性组织压力,使肺泡内压低于大气压,气体进入肺内,直至肺泡压与大气压平衡,气流停止;呼气时,胸膜腔内负压逐渐减少,当低于肺弹性阻力时,肺泡压转为正压,高于大气压,气体流向肺外。

(三)气道内压

气道内压指气道内的压力。当吸气或呼气末,气流停止时,从肺泡到鼻、口腔气道各处压力相等;吸气时,从口、鼻腔到肺泡的压力递减,呼气时则递增。

(四)跨肺压

跨肺压指肺泡压与胸膜腔内压之差,是使肺扩张和收缩的力量。跨肺压的大小,主要与肺的顺应性有关,肺顺应性减弱时跨肺压增大。

(五)跨胸压

跨胸压指肺泡与胸廓外大气压之差,是扩张或收缩胸壁和肺的总压力。机械通气时,跨胸压是呼吸机驱动呼吸的压力。

(六)跨胸壁压

跨胸壁压指胸膜腔内压与胸廓外大气压之差,是扩张和压缩胸壁的压力,其大小决定于胸壁的顺应性。

二、气道阻力

气道阻力来自气体流经呼吸道时气体分子间和气体分子与气道壁之间的摩擦,是非弹性阻力的主要部分,约占 $80\%\sim90\%$。气道阻力通常以每秒内 1L 通气量所产生的压力差来表示。

气道阻力＝大气压与肺内压之差(cmH_2O)/流速$(L \cdot s)$

健康人平静呼吸时,吸气阻力为 $1.7cmH_2O/(L \cdot s)$,呼气阻力为 $1.9cmH_2O/(L \cdot s)$。

气体流速越快,气道管径越细,阻力越大。支气管平滑肌痉挛、黏膜水肿、充血和分泌物的阻塞,导致管径变窄,使气道阻力增加;肺容量也对气道阻力有重要影响,肺容量减少时,气道内径偏小,阻力增大;肺容量增加时,由于肺扩张,支气管内径增加,阻力减少。

发生气道阻力增加的情况有:支气管哮喘、慢性支气管炎、肺气肿以及肿瘤、瘢痕组织引起的阻塞性通气障碍;另外,气管插管或气管切开管过长或过细,或管道内有痰液堵塞均可引起气道阻力增加。

三、顺应性

顺应性指单位压力改变时所引起的肺容积的变化,是表示胸廓和肺扩张程度的一个指标,是研究呼吸力学的重要问题。

顺应性由胸廓和肺组织弹性形成。胸廓顺应性与肋骨骨架、肋间肌和胸壁组织有关;肺顺应性部分与肺表面张力及肺组织(肺泡、呼吸道、血管、肺间质等)有关(图 4-2)。顺应性必须在静力条件下,即无气流条件下测定,以排除气道阻力的影响。正常时肺顺应性甚好,较小的压力就可以引起较大的肺体积改变。

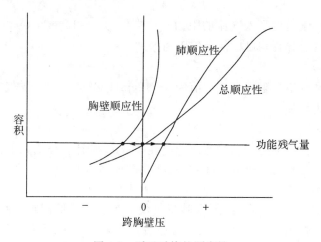

图 4-2 呼吸系统的顺应性

(一)顺应性影响因素

影响顺应性的因素有很多,除了年龄、性别、身高和体重等生理因素,胸廓或(和)肺部病变也可导致顺应性的改变。肺弹性阻力减弱时,顺应性增加,如肺气肿、支气管哮喘等;肺弹性阻力增加时,顺应性减小,如肺水肿、炎症、肺不张及肺间质纤维化等;除此之外,一些心脏疾病和肺外疾病也可造成肺和胸壁顺应性的降低,心脏疾病如二尖瓣狭窄、间隔缺损等,肺外疾病如脊髓灰质炎、胸廓形成术、胸膜疾病、肥胖、膈肌抬高和胸壁肌肉疾病等。

(二)顺应性改变对患者的影响

顺应性改变对人体产生一定的影响。肺顺应性下降,为了维持原有的潮气量和分钟通

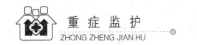

气量,必须增加跨肺压,使吸气力增加,呼吸浅快,呼吸功增加,严重时导致呼吸衰竭;而肺部疾病所致的顺应性下降,肺内各部分的变化不一致,可影响肺内气体分布,造成 V/Q 比例失调,引起低氧血症。肺顺应性增加,患者吸气时吸气所需的跨肺压小,可使小气道狭窄闭锁,气道阻力增加;同时,顺应性增加,功能残气量增加,也可严重影响肺功能,甚至导致呼吸衰竭。

四、机械通气时机械力学监测

在呼吸机吸气和呼气管道内分别安置流量传感器和压力传感器,并接受吸、呼气时间信息,经电子计算器自动计算并将肺机械力学各参数迅速显示于视屏。利用肺机械力学的各项指标,可以更好地判断机械通气的疗效,及时发现各种问题以避免严重并发症的发生。

(一)峰压

即气道峰压,是整个呼吸周期中气道的最高压力,在吸气末测得。正常值 $9\sim16cmH_2O$。机械通气过程中应努力保持峰压 $<40cmH_2O$,若高于此值,气压伤发生率显著升高。

(二)暂停压

又称吸气平台压,是吸气后屏气时的压力,如吸气时间占呼吸周期的 10% 或以上,平台压可以反映吸气时肺泡压。正常值 $5\sim13cmH_2O$。机械通气过程中应努力保持平台压 $<35cmH_2O$,若高于此值,气压伤发生率显著升高。

(三)吸气阻力

表示吸气末肺和气道对吸入气流的阻力。正常值为 $5\sim15cmH_2O/(L\cdot s)$。支气管阻塞、分泌物聚积、大气道异物均可以使吸气阻力增加。

(四)呼气阻力

表示呼气时肺和气道的阻力。正常值为 $3\sim12cmH_2O/(L\cdot s)$。支气管哮喘、喘息型支气管炎可致呼气阻力增加。

(五)顺应性

呼吸机自动显示的一般为胸肺静态总顺应性(Cst)。其计算公式如下:

Cst = 潮气量(ml)/压力改变(cmH$_2$O) = 呼气潮气量/(平台压—呼气末肺内压),正常值为 $50\sim100ml/cmH_2O$。

急性呼吸衰竭、ARDS、肺水肿、严重肺炎可使 Cst 显著降低;肺气肿则使 Cst 增高,当 Cst $<25ml/cmH_2O$ 时,欲撤机是困难的。若患者原来顺应性很低,以后逐步恢复到 $35\sim50ml/cmH_2O$,说明病情在逐渐好转。

(六)呼气末肺内压

指呼气即将结束时肺泡内的压力,等于大气压或呼气末正压(PEEP)。机械通气时,如果没有预置 PEEP,而呼气末肺内压显示正值,表明患者有肺泡内气体陷闭而产生内源性 PEEP(PEEPi)。

第三节　脉搏氧饱和度监测

脉搏氧饱和度(SpO$_2$)是利用光学法监测,与动脉血氧分压相关性很好,同时由于是无创监测,具有快速、连续测监的特点,已成为重症监护的必配设备。

(一)基本原理

根据光电比色的原理,不同物质吸收光线的波长不同。SpO_2 监测是假设手指或耳廓为盛满血红蛋白的透明器,使用波长 660nm 的红光和 940nm 的红外光线为射入光源(图 4-3),测定通过组织床的光传导强度来计算 SpO_2。血红蛋白在氧化和还原状态下的吸收光谱不同,还原型血红蛋白在红光区吸收大于氧化血红蛋白,而在红外线区则相反。SpO_2 正常值为 96%～100%。常用的脉搏血氧计包括手指脉搏血氧计、耳脉血氧计等类型。

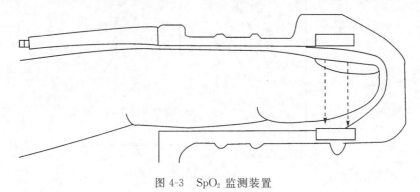

图 4-3　SpO_2 监测装置

(二)适应证

1.具有氧合功能障碍或潜在氧合功能障碍的患者。

2.手术麻醉或诊疗过程中(如支气管镜检查、吸痰等)需连续监测血氧变化的患者。

(三)操作步骤

1.打开心电监护仪。

2.报警设置:设置 SpO_2 和脉搏的报警上下限。

3.传感器固定:确定监测部位皮肤清洁后,将传感器固定在血管搏动部位,如指(趾)端、耳垂、鼻翼、足背、舌、颊等部位。最常使用指端,病情不允许时可监测趾端。使用过程中保持传感器与皮肤贴合严密,以确保 SpO_2 测定准确。

4.正常脉搏信号的识别:读取 SpO_2 数据前应先明确脉搏信号是否正常,正常脉搏信号是尖形波,其下降支有明显的切迹。将 SpO_2 显示的脉率和心电监测显示的心率进行比较,是保证读数准确的良好方法。如脉率与心率存在差别(房颤除外),常提示探头位置不正确或探头功能失常。

(四)注意事项

1.影响 SpO_2 监测准确性的因素(图 4-4)

(1)外部因素:传感器部分脱落、监测部位过度移动、房间亮度过高、传感器与皮肤黏合度差可以影响 SpO_2 监测的准确性。

(2)监测部位局部循环血流因素:休克、局部低温、低血压或使用缩血管药物导致局部血流灌注不良时,可影响 SpO_2 监测的准确性。

(3)监测局部皮肤因素:黑色素沉着可造成 SpO_2 假性增高,染甲或灰指甲可造成 SpO_2 假性降低,皮肤黄染对 SpO_2 测定影响不大。

(4)血液因素:异常血红蛋白血症(如碳氧血红蛋白)、血液中含有色物质(如甲基蓝)或

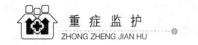

脂肪乳剂可影响准确性;贫血在红细胞压积>15％时,不影响其准确性。

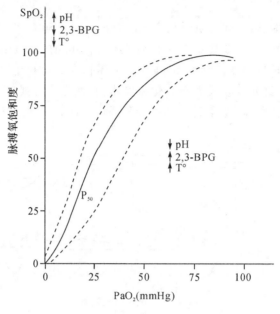

图 4-4　影响 SpO₂ 监测准确性的因素

2.传感器的使用和保护

可重复使用 SpO₂ 传感器,每次使用后应进行常规清洁、消毒,SpO₂ 传感器使用过程中应避免碰撞、坠落,核磁共振成像过程可严重损伤传感器。SpO₂ 传感器不应与血压监测或动脉穿刺在同一侧肢体,否则可影响监测结果。监测过程中应至少每间隔 4h 改变一次佩戴部位,防止组织循环障碍引起局部青紫、红肿。

(陈凌玉)

第五章 机械通气

第一节 概 述

机械通气(mechanical ventilation)是在病人自然通气和(或)氧合功能出现障碍时,运用器械(主要是呼吸机)使病人恢复有效通气,减轻呼吸做功,并改善氧合的方法。

机械通气从仅作为肺脏通气功能的支持治疗开始,经过多年来医学理论的发展及呼吸机技术的进步,已经成为涉及气体交换、呼吸做功、肺损伤、胸腔内器官压力及容积环境、循环功能等可产生多方面影响的重要干预措施,并主要通过提高氧输送、肺脏保护、改善内环境等途径成为治疗多器官功能不全综合征的重要治疗手段。

机械通气技术的发展促进了机械通气广泛的应用。当前,对机械通气的指征:经鼻、经口、气管切开等不同方法建立人工气道都有比较一致的看法。对在机械通气中的诸多环节,如气道的湿化、呼吸机的调节、脱机参数直至脱机过程国内外学者都有了共识。

对机械通气基础理论与实践的研究促进了临床应用水平的提高;有关肺复张即保护性肺通气策略的研究、人机协调、机械通气引起的肺损伤(ventilator induced lung injury, VILI)、机械通气与心肺的相互作用的研究、呼吸力学的研究等明显改善了机械通气的监护水平;促进临床对 ARDS、COPD 及困难脱机的理解和救治方法,缩短了带机时间,减少了呼吸机相关性肺炎(ventilator associated pneumonia, VAP)的发生,提高了机械通气抢救成功率。机械通气支持业已成为危重症患者及 MODS 不可分割的重要组成部分。因此,ICU 护士应充分了解呼吸机的作用原理,不同通气模式的特点,各个呼吸参数的设置要求,认识机械通气治疗的复杂性、临床效果及其局限性;掌握机械通气期间的观察要点、报警原因及处理,最大限度地减小机械通气的负面影响,提高抢救的成功率。

第二节 机械通气的基本原理

近 20 年来,随着呼吸病理生理学的发展,促进了呼吸机应用水平的提高。呼吸机一改过去简单的"打气筒"功能,而是在诸多方面有了长足的发展,使之更适合患者肺脏的病理生理学特点。呼吸机的微机化是当代最明显的特征。

一、呼吸机基本构造和工作原理

目前临床使用的呼吸机主要是电控气动式呼吸机,由主机、空氧混合器、湿化器和空气

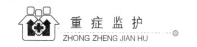
压缩机等组成。呼吸机用气源包括氧气、压缩空气、负压吸引气等,多采用中心供气方式供给。中心供气具有调节方便、安全可靠、维护简便、减轻医护人员劳动强度、改善医院工作条件等优点。

二、工作原理

电控气动式呼吸机的基本工作原理是相同的,即吸气时,打开吸气阀、关闭呼气阀,通过对患者气道口(口腔、鼻腔或气管插管及气管切开插管导管)施加正压将气体压入肺内,完成送气过程;然后关闭吸气阀、打开呼气阀,气道口恢复大气压,胸廓被动回缩,完成呼气过程。

(一)吸气向呼气转化的机制和方式

呼吸机产生正压将气体压入肺部完成吸气后,接着应完成向呼气的"切换"。目前常用的切换方式有四种,即压力切换、流速切换、容量切换和时间切换。

1.压力切换 以压力切换完成吸气向呼气转化的呼吸机称为定压呼吸机,在这种呼吸机内装有压力感知系统,当吸入气体压力达到预定值时,即停止吸气,转向呼气。

2.流速切换 是指在呼吸机内装有一个流速感应阀,当吸气流速小于一定值(1～4L/min)时,即停止吸气,完成吸—呼切换,转入呼气。

3.容量切换 容量切换是指呼吸机将预设的吸入气量送入肺后即转向呼气,不论肺和气道的情况如何,都压入预定的吸入气量,而气道压力和流速则不恒定。容量切换呼吸机称为定容呼吸机。

4.时间切换 达到预定的吸气时间,即停止吸气,转向呼气。这样吸气的气道压、气流速度和吸入气量均因肺部情况不同而变化。

(二)呼气向吸气的转换机制和方式

呼吸机从呼气末转入吸气,可通过3个方法,分别为自主切换、时间切换、人工切换。

1.自主切换 是指呼吸机对患者的吸气动作发生反应,继而给予控制吸气,这种方式也称为同步控制呼吸。自主切换难易程度主要受灵敏度和反应时间影响。

灵敏度反映了患者自主吸气触发呼吸机的做功大小。患者自主从呼吸机内吸入少量的气体,可引起呼吸机内气体压力、流速、容量的变化,这些变化被感知系统感知,触发呼吸机通气。绝大多数呼吸机的敏感度是可调的。

反应时间是指患者开始自主吸气到呼吸机控制通气到达患者呼吸道的时间。影响反应时间的因素包括呼吸管道的长度和体积及触发的敏感性。理想的呼吸机反应时间应小于吸气时间的10%。如果患者的吸气时间短,而反应时间较长,可出现同步不良现象,应予注意。

2.时间切换 当呼气期达到预定的时间后,呼吸机打开吸气阀,进入吸气期,这种方式称为时间切换。它不受患者吸气的影响,其过程和吸气向呼气转化过程相似,只是方向相反。

3.人工切换 现代较先进的呼吸机上都装有人工切换开关,供操作者随时触动以供给一个吸气。有的呼吸机的人工切换还可以人工控制吸气时间的长短和吸入潮气量的多少。

第三节 机械通气的临床应用

一、目 的

应用机械通气可达到以下临床目的:

(一)纠正急性呼吸性酸中毒

通过改善肺泡通气使 $PaCO_2$ 和 pH 得以改善。通常应使 $PaCO_2$ 和 pH 维持在正常水平。对于慢性呼吸衰竭急性加重者(如 COPD)应达到缓解期水平。

(二)纠正低氧血症

通过改善肺泡通气、提高吸入氧浓度、增加肺容积和减少呼吸功耗等手段以纠正低氧血症。机械通气改善氧合的基本目标是 $PaO_2 > 60mmHg$ 或 $SpO_2 > 90\%$。

(三)降低呼吸功耗,缓解呼吸肌疲劳

由于气道阻力增加、呼吸系统顺应性降低和内源性呼气末正压(PEEPi)的出现,呼吸功耗显著增加,严重者出现呼吸肌疲劳。对这类患者适时地使用机械通气可以减少呼吸肌做功,达到缓解呼吸肌疲劳的目的。

(四)防止肺不张

对于可能出现肺膨胀不全的患者(如术后胸腹活动受限、神经肌肉疾病等),机械通气可通过增加肺容积而预防和治疗肺不张。

(五)为安全使用镇静和肌松剂提供通气保障

对于需要抑制或完全消除自主呼吸的患者,如接受手术或某些特殊操作者,呼吸机可为使用镇静和肌松剂提供通气保障。

(六)稳定胸壁

在某些情况下(如肺叶切除、连枷胸等),由于胸壁完整性受到破坏,通气功能严重受损,此时机械通气可通过机械性的扩张使胸壁稳定,以保证充分的通气。

二、应用指征

严重呼吸功能障碍时,应使用机械通气。如果延迟实施机械通气,患者因严重低氧和 CO_2 潴留而出现多脏器功能受损,机械通气的疗效显著降低。因此,机械通气宜早实施。符合下述条件应实施机械通气:经积极治疗后病情仍继续恶化;意识障碍;呼吸形式严重异常,如呼吸频率>35~40 次/min 或<6~8 次/min,呼吸节律异常,自主呼吸微弱或消失;血气分析提示严重通气和(或)氧合障碍:$PaO_2 < 50mmHg$,尤其是充分氧疗后仍<50mmHg;$PaCO_2$ 进行性升高,pH 动态下降。

相对禁忌证:机械通气时可能使病情加重:如气胸及纵隔气肿未行引流;肺大疱和肺囊肿;低血容量性休克未补充血容量;严重肺出血;气管—食管瘘等。但在出现致命通气障碍时,积极处理原发病(如尽快行胸腔闭式引流,积极补充血容量等)同时不失时机地应用机械通气。

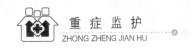
三、呼吸机与病人的连接方式

（1）面罩：适用于神志清楚、合作、短时间使用呼吸机者；不适用于昏迷、吞咽障碍、气道分泌物多且清除障碍或伴多器官功能损害等。优点是方便、无创。缺点是：容易漏气，耗氧量大；舌后坠时可造成通气量不足；压迫面部产生不适；不利于口腔护理和吸痰；可能存在罩内 CO_2 重复呼吸的问题；增加机械死腔；人机配合欠佳或通气量过大致使吞入过多气体，导致腹胀。

（2）气管插管：气管插管有经口和经鼻插管两种途径，两者的优缺点比较见表 5-1。

表 5-1　经鼻与经口气管插管的优缺点比较

	经鼻插管	经口插管
优点	易耐受，留置时间长 易于固定 便于口腔护理	插入容易，适合急救 相对管腔大，吸痰容易
缺点	管腔小，吸痰不方便 不易迅速插入，不适合急救 易产生鼻出血、鼻骨折 可有鼻窦炎、中耳炎等并发症	容易移位、脱出 不易长期耐受 口腔护理不便 可引起牙齿、口咽损伤 清醒状态不易实施

（3）气管切开：适用于需长期使用机械通气或头部外伤、上呼吸道狭窄或阻塞、解剖死腔占潮气量比例较大而需要使用机械通气者。缺点：创伤较大，可发生切口出血或感染；操作复杂，不适用于紧急抢救；对护理要求较高，且痊愈后颈部留有疤痕，可能造成气管狭窄等。一般不作为机械通气的首选途径。

第四节　机械通气的基本模式

通气模式是指呼吸机在每一个呼吸周期中气流发生的特点，主要体现在吸气触发方式、吸—呼切换方式、潮气量大小和流速波形。

一、分　类

(一)"定容"型通气和"定压"型通气

1.定容型通气　呼吸机以预设通气容量来管理通气，即呼吸机送气达预设容量后停止送气，依靠肺、胸廓的弹性回缩力被动呼气。

常见的定容通气模式有容量控制通气、容量辅助—控制通气、间歇指令通气(IMV)和同步间歇指令通气(SIMV)等，也可将它们统称为容量预设型通气(volume preset ventilation，VPV)。

VPV 能够保证潮气量的恒定，从而保障分钟通气量；VPV 的吸气流速波形为恒流波形，即方波，不能适应患者的吸气需要，尤其存在自主呼吸的患者，这种人—机的不协调增加镇静剂和肌松剂的需要，并消耗很高的吸气功，从而诱发呼吸肌疲劳和呼吸困难；当肺顺应性较差或气道阻力增加时,使气道压过高。

2.定压型通气 呼吸机以预设气道压力来管理通气,即呼吸机送气达预设压力且吸气相维持该压力水平,而潮气量是由气道压力与 PEEP 之差及吸气时间决定,并受呼吸系统顺应性和气道阻力的影响,两者比较见表5-2。

常见的定压型通气模式有压力控制通气(PCV)、压力辅助控制通气(P-ACV)、压力控制-同步间歇指令通气(PC-SIMV)、压力支持通气(PSV)等,统称为压力预设型通气(pressure preset ventilation,PPV)。

PPV 时潮气量随肺顺应性和气道阻力而改变;气道压力一般不会超过预置水平,利于限制过高的肺泡压和预防 VILI;流速多为减速波,肺泡在吸气早期即充盈,利于肺内气体交换。

表 5-2　VPV 和 PPV 比较

	VPV	PPV
常见模式	VCV、ACV、SIMV 等	PCV、PSV、APRV 等
设置参数（自变量）	潮气量/分钟通气量	吸气压力
监测参数（因变量）	气道压力	通气量
优点	潮气量恒定,保证肺泡通气 小潮气量通气对 ALI 和 ARDS 有益 易于监测呼吸系统机械特性	人机同步性佳,减少镇静剂和肌松剂的用量 易保留患者自主呼吸,患者更加舒适 气道压力保持在预设水平,利于限制过高的肺泡压和预防 VILI
缺点	当气道阻力或顺应性变化时,可产生过高气道压,易致 VILI 不能对患者的通气需求变化做出反应,易致人机拮抗从而增加呼吸功或镇静剂和肌松剂的用量 吸气波形多为方波或减速波,肺泡在吸气中后期才完全开放	使用 PSV 较 SIMV 更易停机 吸气流速波形多位减速波,肺泡在吸气早期即充盈,有利于肺内气体交换,改善 V/Q 比值 潮气量随气道阻力及胸肺顺应性变化而变化,可能导致低通气或过度通气

(二)控制通气和辅助通气

1.控制通气(controlled ventilation,CV) 呼吸机完全代替患者的自主呼吸:呼吸频率、潮气量、吸呼比、吸气流速,呼吸机提供全部的呼吸功。

CV 适用于严重呼吸抑制或伴呼吸暂停的患者,如麻醉、中枢神经系统功能障碍、神经肌肉疾病、药物过量等情况。在 CV 时可对患者呼吸力学进行监测,如静态肺顺应性、内源性 PEEP、阻力、肺机械参数监测。

CV 参数设置不当,可造成通气不足或过度通气;应用镇静剂或肌松剂将导致分泌物廓清除障碍等;长时间应用 CV 将导致呼吸肌萎缩或呼吸机依赖。对一般的急性或慢性呼吸衰竭,只要患者条件许可宜尽早采用"辅助通气支持"。

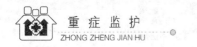

2.辅助通气(assisted ventilation,AV)　依靠患者的吸气努力触发呼吸机吸气活瓣实现通气,当存在自主呼吸时,根据气道内压力降低(压力触发)或气流(流速触发)的变化触发呼吸机送气,按预设的潮气量(定容)或吸气压力(定压)给患者送气,呼吸功由患者和呼吸机共同完成。

AV适用于呼吸中枢驱动正常的患者,通气时可减少或避免应用镇静剂,保留自主呼吸以减轻呼吸肌萎缩,改善机械通气对血流动力学的不利影响,利于撤机过程。

二、常用模式

(一)辅助控制通气

辅助控制通气(assist-control ventilation,ACV)是辅助通气(AV)和控制通气(CV)两种模式的结合,当患者自主呼吸频率低于预置频率或患者吸气努力不能触发呼吸机送气时,呼吸机即以预置的潮气量及通气频率进行正压通气,即CV;当患者的吸气能触发呼吸机时,以高于预置频率进行通气,即AV。ACV又分为压力辅助控制通气(P-ACV)和容量辅助控制通气(V-ACV)。

1.参数设置

(1)容量切换A/C:触发敏感度、潮气量、通气频率、吸气流速/流速波形。

(2)压力切换A/C:触发敏感度、压力水平、吸气时间、通气频率。

(3)特点:A/C为ICU患者机械通气的常用模式,通过设定的呼吸频率及潮气量(或压力)提供通气支持,使患者的呼吸肌得到休息,CV确保最低的分钟通气量。随病情好转,逐步降低设置条件,允许患者自主呼吸,呼吸功由呼吸机和患者共同完成,呼吸机可与自主呼吸同步。

(二)同步间歇指令通气

同步间歇指令通气(synchronized intermittent mandatory ventilation,SIMV)是自主呼吸与控制通气相结合的呼吸模式,在触发窗内患者可触发和自主呼吸同步的指令正压通气,在两次指令通气之间触发窗外允许患者自主呼吸,指令呼吸是以预设容量(容量控制SIMV)或预设压力(压力控制SIMV)的形式送气。

1.参数设置　设置潮气量、流速/吸气时间、控制频率和触发敏感度,当压力控制SIMV时需设置压力水平。

2.特点　通过设定IMV的频率和潮气量确保最低分钟量;SIMV能与患者的自主呼吸同步,减少患者与呼吸机的对抗,减低正压通气的血流动力学负面影响;通过调整预设的IMV的频率改变呼吸支持的水平,即从完全支持到部分支持,减轻呼吸肌萎缩;用于长期带机患者的撤机;但不适当的参数设置(如流速及VT设定不当)可增加呼吸功,导致呼吸肌疲劳或过度通气。

(三)压力支持通气

压力支持通气(pressure support ventilation,PSV)属自主通气支持模式,是由患者触发、压力目标、流量切换的一种机械通气模式,即患者触发通气、呼吸频率、潮气量及吸呼比,当气道压力达预设的压力支持水平时,吸气流速降低至某一阈值水平以下时,由吸气切换到呼气。

1.参数设置　压力、触发敏感度,有些呼吸机有压力上升速度。

2.临床应用 适用于完整的呼吸驱动能力的患者,当设定水平适当时,则少有人—机对抗,减轻呼吸功;PSV 是自主呼吸模式,支持适当可减轻呼吸肌的废用性萎缩;对血流动力学影响较小,包括心脏外科手术后患者;一些研究认为 5～8cmH$_2$O 的 PSV 可克服气管导管和呼吸机回路的阻力,故 PSV 可应用于呼吸机的撤离;当出现浅快呼吸患者,应调整 PS 水平以改善人—机不同步;当管路有大量气体泄露,可引起持续吸气压力辅助,呼吸机就不能切换到呼气相。对呼吸中枢驱动功能障碍的患者也可导致每分通气量的变化,甚至呼吸暂停而窒息,因此不宜使用该模式。

(四)持续气道正压

持续气道正压(continuous positive airway pressure,CPAP)是在自主呼吸条件下,整个呼吸周期以内(吸气及呼气期间)气道均保持正压,患者完成全部的呼吸功,是呼气末正压(PEEP)在自主呼吸条件下的特殊技术。

1.参数设置 仅需设定 CPAP 水平。

2.临床应用 适用于通气功能正常的低氧患者,CPAP 具有 PEEP 的各种优点和作用,如增加肺泡内压和功能残气量,增加氧合,防止气道和肺泡的萎陷,改善肺顺应性,降低呼吸功,对抗内源性 PEEP;设定 CPAP 应根据 PEEP 和血流动力学的变化,CPAP 过高增加气道压,减少回心血量,对心功能不全的患者血流动力学产生不利影响。但在 CPAP 时由于自主呼吸可使胸内压较相同 PEEP 时略低。

(五)双相气道正压通气

双相气道正压通气(biphasic positive airway pressure,BIPAP)是指给予两种不同水平的气道正压,为高压力水平(P-high)和低压力水平(P-low)之间定时切换,且其高压时间、低压时间、高压水平、低压水平各自可调,从 P-high 转换至 P-low 时,增加呼出气量,改善肺泡通气。该模式允许患者在两种水平上呼吸,可与 PSV 合用以减轻患者呼吸功。

1.参数设置 设置高压力水平、低压力水平即 PEEP、高压时间(Tinsp)、呼吸频率、触发敏感度。

2.临床应用 BIPAP 通气时气道压力周期性地在高压水平和低压水平之间转换,每个压力水平,压力时间均可独立调节;BIPAP 通气时患者的自主呼吸少受干扰,当高压时间持续较长时,增加平均气道压,可明显改善患者的氧合;BIPAP 通气时可由控制通气向自主呼吸过度,不用变更通气模式直至呼吸机撤离。该模式具有压力控制模式特点,但在高压水平又允许患者自主呼吸;与 PSV 合用时,患者容易从控制呼吸向自主呼吸过渡。因此,该模式既适用于氧合障碍型呼吸衰竭,亦适用于通气障碍型呼吸衰竭,常用通气模式图解见图 5-1。

第五节 呼吸机主要参数的设置

一、潮气量(tidal volume,VT)

在容量控制通气模式下,潮气量的选择应保证足够的气体交换及患者的舒适性,通常依据理想体重选择 5～12ml/kg,并结合呼吸系统的顺应性、阻力进行调整,避免气道平台压超过 30～35cmH$_2$O。在压力控制通气模式时,潮气量主要由预设的压力、吸气时间、呼吸系统

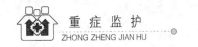

的阻力及顺应性决定;最终根据动脉血气分析进行调整。

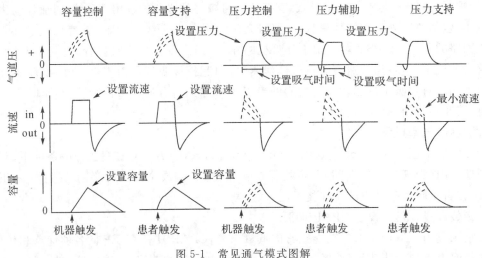

图 5-1　常见通气模式图解

二、呼吸频率(respiratory rate,RR)

呼吸频率的选择根据分钟通气量及目标 PCO_2 水平,根据选择的模式,成人通常设定为 12～20 次/min,急/慢性限制性肺疾病时也可根据分钟通气量和目标 PCO_2 水平超过 20 次/min。准确调整呼吸频率最终应依据动脉血气分析的变化综合调整 VT 与 f。

三、峰流速(peak inspiratory flow)

理想的峰流速应能满足患者吸气峰流速的需要,成人常用的峰流速可设置在 40～60L/min之间,根据分钟通气量和呼吸系统的阻力和肺的顺应性调整,峰流速波形在临床常用减速波或方波。压力控制通气时峰流速受选择的压力水平、气道阻力及患者吸气努力程度的影响。

四、吸气时间(inspitatory time,Ti)/吸呼比(I∶E)

吸呼比(I∶E)的选择是基于患者的自主呼吸水平、氧合状态及血流动力学,适当的设置能保持良好的人—机同步性,机械通气患者通常设置吸气时间为 0.8～1.2s 或 I∶E 为 1∶1.5～2;控制通气患者,为抬高平均气道压改善氧合可适当延长吸气时间及吸呼比,但应监测 PEEP,注意患者的舒适度、及对心血管系统的影响。

五、触发灵敏度(trigger sensitivity)

触发灵敏灵是指吸气开始到呼吸机开始送气之间的时间差。触发灵敏度的合适设置将明显使患者舒适,改善人机协调。一些研究表明流速触发较压力触发能明显减低患者呼吸功;若触发敏感度过高,会引起与患者用力无关的误触发,若设置触发敏感度过低,将显著增加患者的吸气负荷,消耗额外呼吸功。目前常用的触发类型有压力触发和流速触发,一般情况,压力触发常为 -0.5～$-1.5cmH_2O$,流速触发为 2～5L/min。

六、吸入氧浓度（FiO₂）

吸入氧浓度可调节范围为 $21\%\sim100\%$（见表 5-3）。机械通气初始阶段，可给高 FiO_2（100%）以迅速纠正严重缺氧，以后依据目标 PaO_2、PEEP 水平、MAP 水平和血流动力学状态，酌情降低 FiO_2 至 50% 以下，并设法维持 $SaO_2 > 90\%$，若不能达到上述目标，即可加用 PEEP、增加平均气道压，应用镇静剂或肌松剂；若适当 PEEP 和 MAP 可以使 $SaO_2 > 90\%$，应保持最低的 FiO_2。

表 5-3　美国 ARDS Network 推荐的 PEEP-FiO₂ 表

FiO₂	PEEP
0.30	5～14
0.40	5～16
0.50	8～18
0.60	10～20
0.70	12～20
0.80	14～22
0.90	16～22
1.0	18～24

七、呼气末正压（positive end-expiratory pressure，PEEP）

设置 PEEP 的原则是使肺顺应性和氧运输达到最大、FiO_2 达到最低、对循环无不良影响的最小 PEEP 值。作用是使萎陷的肺泡复张、增加平均气道压、改善氧合，同时影响回心血量和左室后负荷，克服 PEEP 引起呼吸功的增加。PEEP 常应用于以 ARDS 为代表的 I 型呼吸衰竭，PEEP 的设置在参照目标 PaO_2 和氧输送的基础上，与 FiO_2 与 VT 联合考虑，一般 $3\sim5cmH_2O$，若 $\geqslant15\sim20cmH_2O$，可使胸腔内压上升而致回心血量减少，心排出量下降。

八、报警参数设置

设置报警参数可以保证呼吸机使用的安全，常用的报警参数包括：

1. 窒息报警　当过了预设时间（通常为 $10\sim20s$）而呼吸机未感知到呼吸时，窒息报警即启动，可能的情况有呼吸机管路脱开、气道或管道阻塞、病人无呼吸努力等。

2. 高呼吸频率报警　一般设置 $30\sim35$ 次/min，当病人自主呼吸过快时，须及时处理，防止过度通气。可能的原因：呼吸机参数设置不合理导致人机对抗、呼吸机管道内积水过多等。

3. 低容量报警　包括潮气量和分钟通气量，低潮气量报警较设置潮气量低 $30\%\sim40\%$，低分钟通气量通常设置 $2\sim3L/min$。当呼出气体量少于预设水平时报警。常见原因有呼吸机管道漏气、气管插管气囊压力不足、呼吸频率过慢、呼吸机管道脱开等。

4. 压力限制报警　此参数即作为报警参数，又可确保预防两肺压力过高。病人的吸气

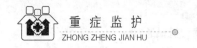

峰压一般为 $15\sim20cmH_2O$,有时可达到 $30cmH_2O$,吸气峰压过高容易造成肺的气压伤,并对循环产生不良影响,因此需设置压力上限报警,通常设置在高于病人的吸气峰压 $10\sim20cmH_2O$。气道高压报警多见于痰液堵塞、人工气道梗阻、人机对抗、气道痉挛等。

护理人员应密切观察呼吸机的运转情况及各项指标的设置是否合适(报警参数设置方法见表5-4)。如有报警,迅速查明原因,给予及时排除,否则会危及患者的生命。如报警原因无法确定时,首先要断开呼吸机,使用简易呼吸器进行人工呼吸维持通气和氧合,保证患者的安全,再寻求其他方法解除报警并对呼吸机进行检修。

表 5-4　成人机械通气报警参数设置方法

报 警 项 目	设 置 方 法
低压报警	吸气峰压低 $5\sim10cmH_2O$
低 PEEP/CPAP 报警	较设定 PEEP/CPAP 低 $3\sim5cmH_2O$
高压限制	较吸气峰压高 $10\sim20cmH_2O$,一般不超过 $40cmH_2O$
低潮气量	较设置潮气量低 $10\%\sim15\%$
低分钟通气量	较设置分钟通气量低 $10\%\sim15\%$
高分钟通气量	较设置分钟通气量高 $10\%\sim15\%$
FiO_2	较设置的氧浓度高或低 5%
温度	较设置温度高或低 $2℃$,高温不超过 $37℃$
窒息触发时间	呼吸暂停 $20s$
窒息参数	按照完全支持通气设置:潮气量,$10\sim12ml/kg$,呼吸频率,$10\sim12$ 次/min,FiO_2 100%

第六节　机械通气的并发症及防治

机械通气是重要的生命支持手段之一,但机械通气也会带来一些并发症,甚至是致命的。合理应用机械通气将有助于减少甚至避免并发症的产生。因此,了解机械通气的并发症,具有重要的临床意义。

一、气管插管相关的并发症

人工气道是经口/经鼻插入或经气管切开处插入气管所建立的气体通道。临床上常用的人工气道是气管插管和气管切开。

(一)导管易位

插管过深或固定不佳,均可使导管进入支气管。因右主支气管与气管所成角度较小,插管过深进入右主支气管,可造成左侧肺不张及同侧气胸。

(二)气道损伤

气囊充气过多、压力太高,压迫气管,气管黏膜缺血坏死,形成溃疡,可造成出血。应使用低压高容量气囊,避免充气压力过高,有条件监测气囊压力(通常维持在 $20\sim30cmH_2O$),最高不超过 $35cmH_2O$ 能减少这类并发症。

(三)人工气道梗阻

人工气道梗阻是人工气道最为严重的临床急症,常威胁患者生命。导致气道梗阻的常见原因包括:导管扭曲、气囊疝出嵌顿导管远端开口、痰栓或异物阻塞管道、管道坍陷、管道远端开口嵌顿于隆突、气管侧壁或支气管。

(四)气道出血

人工气道的患者出现气道出血,特别是大量鲜红色血液从气道涌出时。气道出血的常见原因包括:气道抽吸、气道腐蚀等。

(五)气管切开的常见并发症

气管切开是建立人工气道的常用手段之一。由于气管切开使气流不经过上呼吸道,因此,与气管插管相比,气管切开具有许多优点。但气管切开也可引起许多并发症,根据并发症出现的时间,可分为早期、后期并发症。

1.早期并发症 指气管切开一般24h内出现的并发症。主要包括:

(1)出血:是最常见的早期并发症。凝血机制障碍的患者,术后出血发生率更高。出血部位可能来自切口、气管壁。气管切开部位过低,如损伤无名动脉,则可引起致命性的大出血。

(2)气胸:是胸腔顶部胸膜受损的表现,胸膜腔顶部胸膜位置较高者易出现,多见于儿童、肺气肿等慢性阻塞性肺病患者等。

(3)皮下气肿和纵隔气肿:是气管切开后较常见的并发症。颈部皮下气肿与气体进入颈部筋膜下疏松结缔组织有关。

2.后期并发症 指气管切开24～48h后出现的并发症,发生率高达40%。主要包括:

(1)切口感染:很常见的并发症。由于感染切口的细菌可能是肺部感染的来源,加强局部护理很重要。

(2)气管切开后期出血:主要与感染组织腐蚀切口周围血管有关。当切口偏低或无名动脉位置较高时,感染组织腐蚀及管道摩擦易导致无名动脉破裂出血,为致死性的并发症。

(3)气道梗阻:是可能危及生命的严重并发症。气管切开管被黏稠分泌物附着或形成结痂、气囊偏心疝入管道远端。

(4)吞咽困难:也是较常见的并发症,与气囊压迫食道或管道对软组织牵拉影响吞咽反射有关。

(5)气管食道瘘:偶见,主要与气囊压迫及低血压引起局部低灌注有关。

(6)气管软化:偶见,见于气管壁长期压迫,气管软骨退行性变、软骨萎缩而失去弹性。

二、正压通气相关的并发症

(一)呼吸机相关肺损伤

呼吸机相关肺损伤指机械通气对正常肺组织的损伤或使已损伤的肺组织损伤进一步加重。呼吸机相关肺损伤包括气压伤、容积伤、萎陷伤和生物伤。以上不同类型的呼吸机相关肺损伤相互联系相互影响,不同原因呼吸衰竭患者可产生程度不同的损伤。

为了避免和减少呼吸机相关肺损伤的发生,机械通气应避免高潮气量和高平台压,吸气末平台压不超过 $30\sim35cmH_2O$,以避免气压伤、容积伤,同时设定合适呼气末正压,以预防肺萎陷伤。

(二)呼吸机相关肺炎

呼吸机相关肺炎是指机械通气48h后发生的院内获得性肺炎。文献报道大约28%的机

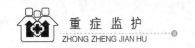

械通气患者发生呼吸机相关肺炎。气管内插管或气管切开导致声门的关闭功能丧失,机械通气患者胃肠内容物反流误吸是发生院内获得性肺炎的主要原因。

(三)氧中毒

氧中毒即长时间的吸入高浓度氧导致的肺损伤。FiO_2 越高,肺损伤越重。但目前尚无 $FiO_2 \leqslant 50\%$ 引起肺损伤的证据,即 $FiO_2 \leqslant 50\%$ 是安全的。当患者病情严重必须吸高浓度氧时,应避免长时间吸入,尽量使得 FiO_2 不超过 60%。

(四)呼吸机相关的膈肌功能不全

大约 $1\% \sim 5\%$ 的机械通气患者存在撤机困难。撤机困难的原因很多,其中呼吸肌的无力和疲劳是重要的原因之一。呼吸机相关的膈肌功能不全导致撤机困难,延长了机械通气和住院时间。机械通气患者尽可能保留自主呼吸,加强呼吸肌锻炼,以增加肌肉的强度和耐力,同时,加强营养支持可以增强或改善呼吸肌功能。

第七节 无创正压通气和呼吸机的撤离

一、无创正压通气

无创正压(NPPV):是指无需建立人工气道的正压通气,常通过鼻/面罩等方法连接患者。临床研究证明,在某些病例 NPPV 可以减少急性呼吸衰竭的气管插管或气管切开及相应的并发症,改善预后;减少慢性呼吸衰竭呼吸机的依赖,减少患者的痛苦和医疗费用,提高生活质量。

NPPV 可以避免人工气道的不良反应和并发症(气道损伤、呼吸机相关性肺炎等),同时也不具有人工气道的一些作用(如气道引流、良好的气道密封性等)。由于 NPPV 不可避免地存在或多或少的漏气,使得通气支持不能达到与 IMV 相同的水平,临床主要应用于患者意识状态较好的轻、中度呼吸衰竭,或自主呼吸功能有所恢复、从 IMV 撤离的呼吸衰竭患者;而有意识障碍、有并发症或多器官功能损害的严重呼吸衰竭患者宜选择 IMV。NPPV 与 IMV 各自具有不同的适应证和临床地位,两者相互补充,而不是相互替代。

(一)适应证和禁忌证

1. 适应证 患者出现较为严重的呼吸困难,动用辅助呼吸肌,常规氧疗方法(鼻导管和面罩)不能维持氧合或氧合障碍有恶化趋势时,应及时使用 NPPV。如 AECOPD、急性心源性肺水肿、支气管哮喘、阻塞性睡眠呼吸暂停综合征等。但患者必须具备使用 NPPV 的基本条件:较好的意识状态、咳痰能力、自主呼吸能力、良好的配合 NPPV 的能力,以及血流动力学稳定。

2. 禁忌证 意识障碍,呼吸微弱或停止,无力排痰,严重的脏器功能不全(上消化道大出血、血流动力学不稳定等),未经引流的气胸或纵隔气肿,严重腹胀,上气道或颌面部损伤/术后/畸形,不能配合 NPPV 或面罩不适等。

(二)无创通气模式与参数调节

持续气道正压和双水平正压通气是最常用的两种通气模式,后者最为常用。双水平正压通气有两种工作方式:自主呼吸通气模式(S 模式,相当于 PSV+PEEP)和后备控制通气模式(T 模式,相当于 PCV＋PEEP)。因此,BiPAP 的参数设置包括吸气压(IPAP)、呼气压(EPAP)及后备控制通气频率。当自主呼吸间隔时间低于设定值(由后备频率决定)时,即处于 S 模式;自主呼吸间隔时间超过设定值时,即由 S 模式转向 T 模式,即启动时间切换的背景通气 PCV。如果存在高碳酸血症或呼吸困难不缓解可考虑使用 BiPAP。

BiPAP 参数调节原则:IPAP/EPAP 均从较低水平开始,IPAP 通常设置 $10\sim25cmH_2O$,EPAP 设置 $3\sim5cmH_2O$,患者耐受后再逐渐上调,直达到满意的通气和氧合水平,或调至患者可耐受水平。

开始无创正压通气后,患者需在 ICU 进行严密监测,判断治疗是否达标。若治疗后患者症状减轻、呼吸做功降低、气体交换改善、人机同步良好、患者舒适,提示 NPPV 有效;如果缺乏这些表现,则需要调整,进一步检查面罩气密性,改善人机同步性,提高支持力度等。如果调整后数小时内仍未改善,需要考虑改作有创机械通气。

二、呼吸机撤离

呼吸机撤离,简称撤机,是指导致呼吸衰竭的基础病因改善或缓解后,呼吸机由控制通气转为自主呼吸的过程。它包括两个分开但又密切相关的过程,即撤机和拔除人工气道。此过程可突然或逐渐撤离通气支持。

(一)撤机

撤机应在导致需要机械通气的原发病好转或控制、血流动力学稳定、酸碱失衡和电解质紊乱得到纠正、容量负荷基本正常、患者精神状态稳定、呼吸肌功能恢复的前提下进行。撤机指征包括:①导致机械通气的病因好转或被去除;②氧合指数(PaO_2/FiO_2)≥200mmHg,PEEP＋PS≤9cmH_2O,FiO_2≤40%;③血流动力学稳定,无心肌缺血动态变化;④无出血等严重并发症;⑤患者呼吸中枢能维持自主呼吸节律。患者达到上述指征,可考虑撤机。

(二)拔管

由于气管导管具有提供机械通气的连接途径和清除气道分泌物两大功能,拔除气管导管前,我们还需要评估成功拔管的可能性。首先应评估拔管后是否会出现上呼吸道梗阻,可以通过气囊漏气试验评估:机械通气时,将气管插管的气囊放气以检查有无气体泄漏来评估上呼吸道的开放程度。漏气量超过 110ml,提示拔管成功率高。另外,还需评价患者的气道保护能力,包括患者的精神状态、气道保护性反射、咳嗽能力,以及分泌物的多少。上述两项评估都通过时,可拔除气管导管。

第八节 机械通气的护理

一、人工气道内分泌物的吸引

对于建立人工气道的患者来说,因会厌失去功能,咳嗽反射的完整性(刺激、吸气、屏气、咳出)在一定程度上遭到破坏,分泌物不易咳出。气道内分泌物的潴留会加重肺部感染,造成患者气道阻力增高,进一步引起呼吸功耗增大,甚至造成肺不张。因此,及时有效地引流气道内的分泌物对于疾病的转归有重要作用,且可留作分泌物培养及药物敏感试验,指导抗

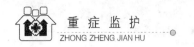

生素的应用。

吸痰法:是指经口、鼻腔、人工气道将呼吸道的分泌物吸出,以保持呼吸道通畅,预防吸入性肺炎、肺不张、窒息等并发症的一种方法。

(一)操作步骤

1.核对　携用物至患者床旁,核对患者姓名、住院号,以确认患者。

2.调节　接通电源,打开开关,或连接中心吸引装置,检查吸引器性能,调节负压,一般成人 150～250mmHg。

3.膨肺　吸痰前、中、后使用简易呼吸皮囊纯氧膨肺 10～15 次,或使用呼吸机纯氧吸入 2min,减轻患者缺氧。

4.试吸　连接吸痰管,试吸少量生理盐水,检查吸痰管是否通畅,同时润滑导管前端。

5.吸痰　轻柔插入吸痰管至气管隆突上方(气管插管约 30cm,气切插管约 20cm),然后左手大拇指按住负压调节口,打开负压,右手大拇指、食指、中指捏住吸痰管边旋转、边上提吸痰管;严格无菌操作,先吸气管内痰液,再吸口鼻部。插管时不可有负压,以免损伤呼吸道黏膜。

6.冲洗　吸痰管退出后,用生理盐水冲洗,以免分泌物堵塞吸痰管。

7.观察　气道是否通畅;患者的反应,如面色、呼吸、心率、血压、血氧饱和度等;吸出液的色、质、量。

8.安置患者　再次听诊患者呼吸音,安置患者舒适体位,整理床单位。

9.整理用物　按一次性用物处理。

10.记录　洗手后记录(痰液的性状、颜色、量,患者的咳嗽反射等)。

(二)注意事项

1.吸痰前,检查吸引器性能是否良好,连接是否正确。

2.严格执行无菌操作,每吸痰一次更换吸痰管。

3.吸痰动作轻柔,防止呼吸道黏膜损伤。

4.吸痰前、中、后,均用简易呼吸器高浓度氧膨肺或纯氧吸入 2min,避免缺氧。

5.痰液黏稠时,可配合叩击、震颤、雾化吸入,以松动痰液,提高吸痰效果。

6.吸引器储液瓶内吸出液应及时倾倒,不得超过 2/3。

7.每次吸痰时间<15s,以免造成缺氧。

8.选择合适的吸痰管,吸痰管的外径不超过气管插管内径的 1/2。

(三)并发症

1.气道黏膜损伤;2.肺不张;3.感染;4.加重缺氧;5.诱发气道痉挛;6.心律失常。

二、胸部物理治疗

胸部物理疗法(chest physical therapy,CPT)是用物理方法来预防或改善气道内分泌物的淤滞,从而防止或逆转其所导致的病理过程的一组治疗方法。CPT首先通过人工手法或器械引起胸廓或吸入气体振动从而起到松动痰液、降低其黏稠度、促进移动的作用;其次指导患者模仿或加强咳嗽过程,将已经移动至中心气道的分泌物咳出,以清理呼吸道,保持呼吸道通畅。

传统胸部物理治疗方法包括胸部叩击、震颤、体位引流、深呼吸、有效咳嗽、机械吸引。

(一)胸部叩击

操作者将手指并拢,手指弯曲呈杯状,利用腕部的力量,以快速频率叩拍胸部。叩拍时产生的压缩空气释放机械能,通过胸壁传导至肺部,促进黏附于气管壁的痰液松动,以利于分泌物向外移动。

胸部叩击时间宜选择在患者进食饮水前30min或是在进食后2h,饮水后30min进行。患者取坐位或侧卧位,叩击时操作者沿患者肋缘往上,避开心脏、乳房、骨突如肩胛部、脊柱、胸骨等处,避免叩击有创伤、纽扣、拉链处的皮肤。由下往上,由外而内,每个部位叩击1~3min。叩击过程中嘱患者做深呼吸、咳嗽。同时观察患者有无不良反应。

(二)震动/震颤

操作者将手掌放在患者胸部表面,在患者呼气时,操作者手掌轻压患者胸部,快速、小幅度沿肋骨方向震颤,震颤频率可达200次/min以上。此方法除可促进痰液松动和清除外,还可促使呼气相肺内气体呼出。除手工震颤外,目前有胸部震荡仪,其效果较手动震颤恒定,且可节约人力。

(三)体位引流

利用重力作用,促进气道分泌物流动,有利于分泌物排出,改善肺通气/血流分布,改善氧合,纠正低氧血症。

体位引流应根据肺部病变部位,决定应采取的体位。以病变部位处于高位为原则。如肺下叶病变时取仰卧、头低脚高位,肺上叶病变时取半坐位,右中叶或肺左下叶病变取健侧卧位。

体位引流时间宜在餐前30min或餐后2h,以晨起早餐前最佳,每次10~15min,每天2~3次。引流过程中注意观察患者反应,一旦患者有不适主诉,应立即中止引流。防止呕吐、误吸。体位引流的同时加强全身湿化,多饮水,并结合局部湿化,如加温雾化吸入;必要时使用支气管扩张剂,以稀释痰液,促进排痰。

体位引流是一种刺激因素,循环系统极不稳定的患者应尽可能避免采用。头低脚高位行体位引流时,头部静脉回流阻力增加,使颅内压增高,因此,颅脑术后患者及有颅内高压的患者不宜选用。肺脓肿、咯血患者,行体位引流时应特别注意:病肺位于低位,以免污染健侧肺。体位引流增加缝合切口的张力,作植皮和脊柱手术的患者应特别注意。

(四)深呼吸、有效咳嗽

患者取坐位,双肩放松,头及上体稍前倾前屈,双臂可支撑在膝上或抱一软枕。嘱患者经鼻腔吸气,经口腔慢慢呼气,尽量使用腹式呼吸。深呼吸3~5次后,在吸气末屏气2~3s后用力咳嗽,注意调动腹肌力量。

(1)CPT顺序:叩击→震颤→有效咳嗽。

(2)时间:宜饭前半小时或饭后两小时执行。

(3)若痰液黏稠可结合雾化吸入稀释,无法自行咳出者可予吸痰。

(4)注意患者呼吸次数和脉搏变化,观察痰液量、颜色、黏度、味道;患者呼吸费力时需评估是否配合氧气使用。

(5)注意患者任何不正常的表现和行为(如咳血、头晕、疲乏、血压、呼吸、脉搏不稳等),如有则应立刻停止。

近年来发展的CPT新技术:间歇吸气正压通气、人工咳痰机、气道内拍击(flutter)、呼气

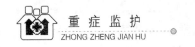

正压技术、高频胸壁振动(HFCWO)等。

三、气管插管患者的口腔护理

气管插管增加了细菌繁殖和感染的机会,在 ICU,大多数的危重病人需要使用呼吸器进行呼吸功能支持,此时口腔护理特别重要。气管插管等侵袭性操作主要破坏上呼吸道屏障,削弱纤毛清除运动和咳嗽反射,降低了上呼吸道防御功能,使鼻咽、口腔细菌随着导管气囊周围潴留的分泌物瘀积和下移,易造成呼吸道感染。因此,做好气管插管患者的口腔护理,不仅能保持患者口腔清洁,增加患者舒适度,还能预防呼吸道感染,降低呼吸机相关性肺炎(VAP)的发生率。

气管插管患者的口腔护理可分为常规口腔护理法和冲洗法,两者结合运用,每 4～6h 行口腔护理一次,可有效保持患者口腔清洁,降低口腔内细菌感染。

(一)擦洗法

1.用物准备:治疗碗内备棉球、倒入适量生理盐水(或根据口腔黏膜情况备漱口液)、血管钳一把、压舌板一块、手电筒一只、胶布、吸痰设备及吸痰管。此项操作由两名护士共同完成。

2.记录气管插管距门齿的刻度,向患者解释口腔护理的目的,取得患者的配合。

3.吸净痰液及口腔内分泌物,检查气囊压力是否合适,必要时根据测压结果调整充气量,避免误吸。

4.一名护士固定好气管插管和牙垫,去除固定气管插管的胶布,嘱患者慢慢张口,将气管插管和牙垫轻轻移至口腔一侧;另一名护士在该侧做口腔护理(方法同昏迷患者口腔护理)。同法将气管插管和牙垫移至另一侧,再做另一侧口腔护理。

5.口腔护理完毕后,擦净脸颊的胶布痕迹,用胶布交叉法或绕颈"一"字法妥善固定气管插管。

6.注意事项:

(1)气管插管前一定要将气囊内气体充满,以防口腔内分泌物顺着气管插管反流入下呼吸道引起肺部感染。

(2)至少两名护士共同完成口腔护理,一名护士固定气管插管,另一名护士做口腔护理。患者出现恶心等不适时,嘱患者轻咬牙垫做深呼吸以缓解不适。

(3)固定插管前,检查气管插管距门齿距离是否准确。如患者不能很好地配合,则不宜用此法做口腔护理,以防气管插管意外滑脱而发生危险。

(二)冲洗法

用生理盐水棉球按照口腔护理常规进行口腔护理后,注意检查口腔黏膜的情况,然后检查气管插管的气囊是否充盈,确认不漏气后,将患者口、鼻腔内的分泌物抽吸干净,从口腔注入无菌生理盐水,用吸痰管从患者的鼻腔或口腔抽出液体,反复冲洗,直到干净。口腔冲洗法可以在不松开气管插管胶布固定的前提下进行,防止患者躁动不配合导致气管插管意外滑脱的发生。与常规口腔护理结合运用,可有效清洁患者口腔。

(黄昉芳)

第六章　消化功能监测

第一节　腹内压监测

一、概述

腹内压(intra-abdominal pressure,IAP)是指腹腔内压力。正常情况下与大气压力相等或略高于大气压,任何引起腹腔内容物体积增加的情况都可以增加腹内压。腹内压增高常发生于创伤后或腹部手术后,如腹腔感染、术后腹腔内出血、急性胰腺炎等。腹内压升高达到一定程度后对人体器官功能产生不良影响,此时称之为腹腔高压症(intra-abdominal hypertension,IAH)。IAH 持续一段时间可导致 MODS,称之为腹腔室隔综合征(abdominal compartment syndrome,ACS),在临床上表现为严重腹胀、通气障碍、难治性高碳酸血症、肾功能障碍等。

二、原理与方法

(一)原理

腹腔是一个密闭的体腔,前壁由肌肉和软组织组成,后壁由脊柱及腰大肌组成,上部是膈肌,下方是骨盆及盆底肌肉组织,两侧为腹斜肌等肌肉组织。因此,除前方腹壁有扩展空间外,腹腔容量的扩展有限。当腹腔内有逐渐增多的积液、积血或肠内积气、积液时,腹腔随之向外扩张,形成腹部膨出;当腹腔内压力急剧增高时,腹壁不能随之迅速扩张,致使腹腔腔内压力增加,腹腔内与腹膜后的脏器、血管受压,同时膈肌上抬,压缩了胸腔和纵隔的容积,心、肺与大血管受到影响,进而产生一系列病理生理学改变和出现症状。因此,腹腔压力的测定是发现 ACS 的关键。

(二)方法

1.直接测压　置管于腹腔内,然后连接压力传感器或是腹腔镜手术中通过自动气腹肌对压力进行连续测量。

2.间接测压　通过测量下腔静脉压力、胃内压力及膀胱压力间接反映腹腔内压力。其中通过膀胱测压方法简单准确,因为当膀胱容量＜100ml 时,膀胱仅为一个被动储蓄库,它可以传递腹腔内压力,其测量数值比实际腹内压仅低 5mmHg。连续监测膀胱压力是早期发现 ACS 的金标准。

3.膀胱压力具体测定方法　患者仰卧位,放置 Foley 导尿管,排空膀胱,测压管与导尿管相连,通过三通装置向膀胱内注入 50～100ml 等渗盐水,然后连接水压计,以耻骨联合为

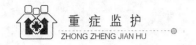
零平面,测得水柱高度(cmH$_2$O)/1.36＋5mmHg,即为腹腔内压力(mmHg)(图 6-1),当然也可以通过传感器连接电子测压计测量。

三、适应证

适用于导致腹腔内压力急剧增高的各种腹部与非腹部疾病患者。

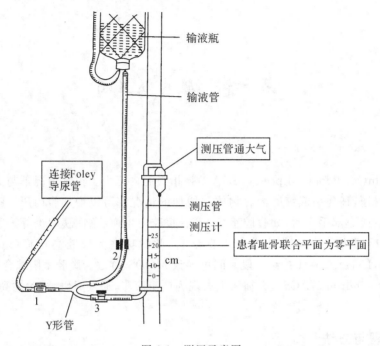

图 6-1　测压示意图

四、临床意义

(一)腹内压分级

腹内压可分为四级。Ⅰ级:10～14mmHg,此级不需特殊治疗;Ⅱ级:15～24mmHg,根据患者情况治疗;Ⅲ级:25～35mmHg,当腹内压达到 25mmHg 时是一个警戒线,应考虑剖腹减压;当腹内压＞35mmHg,即达到Ⅳ级标准,临床症状将明显加重,则一定要减压。

(二)腹内压升高导致的病理生理变化

腹内压升高导致机体的病理生理学改变极为广泛和严重,可使机体出现一系列临床症状。

1.腹壁病理生理变化　腹内压升高可以引起腹壁血流下降,导致腹壁组织缺氧,进而造成切口愈合不良,甚至裂开、切口感染。

2.循环功能病理生理变化　腹内压升高明显降低心排血量。心动过速是腹内压升高最常见的心血管反应,试图代偿每搏排血量降低而维持心排血量,当心动过速不足以代偿降低的每搏排血量,则心排血量急剧下降,循环衰竭即随之发生。

3.呼吸功能病理生理变化　腹腔压力增高而引起肺功能减弱的机制是纯机械性的。腹腔高压使双侧膈肌抬高及运动幅度减少,胸腔容量和顺应性下降,胸腔压力升高,结果导致气道峰压值增加,肺通气量减少,功能残气量减少;同时使肺血管阻力增加,引起通气/血流比值异常,出现低血氧、高碳酸血症和酸中毒。需要注意的是,ACS患者如果腹内高压不及时解除,在增加气道压的情况下,足够的机械通气尚可维持,但是PEEP将使上述症状进一步恶化。

4.肾功能病理生理变化　腹内高压导致肾血流、肾小球率过滤下降,从而导致少尿或无尿。

5.神经系统病理生理变化　腹内压升高可引起颅内压明显升高,脑血灌注压下降。其变化一方面与腹内压增高导致中心静脉压升高,影响脑静脉回流,增加脑血管床的面积,从而升高颅内压有关;另一个方面是心排血量下降和颅内压升高,有效的脑灌注压减少,进一步加重神经损伤。

6.其他病理生理变化　腹内压升高时,肠黏膜屏障功能发生障碍,容易发生肠细菌易位,继而产生SIRS、脓毒症;腹内压增高时,下腔静脉受压、下肢静脉回流受阻,可出现下肢肿胀,甚至髂股静脉栓塞,这是腹内压增高后出现的严重病理生理改变,是一种病情危重的表现。

五、并发症

1.腹内压增至25mmHg以上时,极有可能危及生命。
2.腹内压测定的操作可增加危重患者的感染率。

六、护　理

1.病情观察　腹腔压力的测定是发现ACS的关键,要求护士要准确掌握测量方法。但应该强调预防重于治疗的理念,及时发现、及时处理腹胀,可能阻断ACS的发生、发展。当患者有主诉或出现腹胀体征时,应及时寻找病因,遵医嘱对腹胀给予积极治疗,控制其发展。早期的肠内胀气可给予胃肠减压,如无禁忌证,可给予促进肠蠕动的药物或灌肠,并对腹内压进行动态观察。设专人动态监测,每日至少2次精确测量,认真做好记录,准确描记变化趋势,及时通知医生协助诊断和治疗。

2.腹腔压力监测中各脏器功能的监护

(1)心血管系统监护:由于患者的中心静脉压、肺毛细血管楔压和右心房压等与腹内压成比例升高,易误以为充盈压正常或偏高,因此,要动态、综合评价患者。在严密观察、提供及时准确记录的同时,要配合医生做好液体复苏的护理,合理精确用药,及时调整剂量用法,严格输液管理,详细计算出入平衡。

(2)肺功能的监护:应从患者心肺系统的临床表现和动脉血气监测两方面反复评估,特别是患者潮气量、呼吸频率、呼吸功和指端血氧饱和度。如患者出现呼吸急促、频率加快,可能是急性ACS的第一临床表现,应予以高度重视。氧疗作为临床上常用的治疗手段对ACS患者是非常重要的,应向患者讲明氧疗的重要性,尽早有效实施,必要时使用呼吸机支持,并准确留取动脉血液气体分析标本。

(3)肾功能监护:监测患者每小时尿量及尿比重,以便及时发现病情变化。

(4)神经系统监护:ACS患者随着病情发展,可能出现躁动不安及精神障碍,确保患者的安全非常重要。尽可能为患者提供舒适卧位,以减轻患者痛苦,必要时给予约束,防止意外。

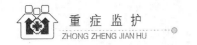

（5）凝血功能监护：除了留取血标本监测凝血功能外，在做有创操作时，要注意观察患者有无出血倾向，也可留置动、静脉插管，以减少穿刺操作次数，减轻患者痛苦。

（6）做好围术期的护理：剖腹敞开腹腔是治疗急性 ACS 简单、迅速、有效的措施，并要求术后认真细致的护理。补充血容量，维持有效心排血量，预防在减压过程中出现血流动力学的失代偿；腹腔减压后，要防止再灌注损伤的发生；要保护敞开脏器免受损伤，如肠、肝、大网膜等，避免发生肠瘘、出血等；要注意保温，因为敞开腹腔有散热作用，会使体温下降，影响机体的代谢；注意保护创面和水电解质平衡，做好输入量、尿量等记录；注意营养支持，腹腔敞开后液体丢失严重，也会相应失去大量蛋白质，需要及时加以补充，应做好肠内、肠外营养支持的护理。

（7）其他：当有腹内压增高趋势时，即应注意有无下肢静脉受阻现象，可抬高肢体、给予气囊按摩，以帮助静脉的回流。

3.严格无菌操作　测腹压的操作需反复多次将测压装置与尿管连接，增加感染机会。要求护士必须加强无菌观念，认真做好消毒工作，防止交叉感染。

第二节　胃黏膜 pHi 监测

一、概　述

胃黏膜由于其自身功能和结构特点，血液灌注较为丰富，同时对缺血较为敏感。在循环遭受打击时，最早做出反应、最先受累的是胃肠道黏膜，而当机体缺氧状态改善时，最晚恢复血液灌注的仍是胃肠道黏膜。因此，胃黏膜内 pHi 早期测定不仅可以反映胃黏膜局部的血流灌注和氧合情况，而且也是全身组织灌注和氧合发生改变的敏感指标，并较血液 pH、乳酸、SVO_2、DO_2-VO_2 等全身或系统监测项目更早、更敏感地反映复苏和循环治疗是否彻底安全；可作为危重患者预后的早期预测指标和指导治疗指标；可借以判断病情的严重程度及预后，预测并发症的发生。胃黏膜 pH 低提示患者更易发生 MODS。

二、原理和方法

（一）原理

胃肠道是体内最大的组织器官，是内脏器官中血液灌流减少发生最早、最明显的器官之一。机体氧供一旦下降，胃肠道黏膜屏障受损，可引起细菌移位，导致 MODS。因此，胃肠道其正常 pH 为 7.38±0.03，若 pHi<7.32 则表示胃黏膜有酸血症。

测量 pHi 是通过间接测量胃腔内的二氧化碳分压和动脉血中的碳酸氢根浓度来完成的，根据 Henderson-Hassbalch 公式计算出 pHi。其测量原理依据两个假设，其一为胃黏膜表层组织的二氧化碳分压与胃肠道内的二氧化碳分压成平衡状态；其二为动脉血中的碳酸氢根浓度与组织中碳酸氢根浓度相同，且组织与血浆中有相同的弥散浓度。

（二）方法

测定前患者禁食 12h 以上，并且在测定期间绝对禁食。应用专门的胃黏膜 pHi 测压管（图 6-2），此管既可用于 pHi 测定，又可用于胃肠减压，其重要结构为距离导管顶端 11.4cm

处有一特殊材料制成的水囊,囊壁允许二氧化碳自由通过。

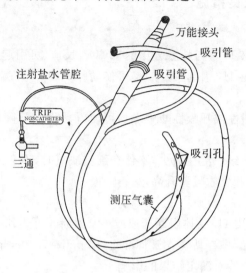

图 6-2 胃黏膜 pHi 测压管

测量时,首先用生理盐水将测压管水囊内的气体完全排出,再将生理盐水抽空,以三通开关锁闭水囊;然后采用常规经鼻插胃管法插入测压管至胃腔,并经 X 线确认测压管水囊在胃腔内,用胶布妥善固定测压管。经三通开关向囊内注入 4ml 生理盐水,关闭三通,准确记录注入时间。60min 后(平衡时间应不少于 30min)抽出囊内生理盐水,前 1.5ml 被认为是死腔内的液体,应弃去,保留 2.5ml 立即做血气检测,同时抽取动脉血气。各检测结果代入 Henderson-Hassbalch 公式 $pHi = 6.1 + lg(HCO_3^- / PCO_2 \times K \times 0.03)$ 进行计算,公式中 HCO_3^- 为动脉血中碳酸氢根浓度,PCO_2 为胃黏膜二氧化碳分压,K 为校正系数。不同的校正时间要求不同的校正系数,导管在 37℃ 时平衡时间为 30min、45min、60min 和 90min 的校正系数分别为 1.24、1.17、1.13 和 1.12。应每 12h 重复测量一次。

三、适应证

适用于创伤、休克、呼吸衰竭、急性重症胰腺炎、大面积烧伤复苏早期、重大手术围术期及 MODS 等危重症患者。

四、临床意义

所谓缺氧,实际上指组织细胞的缺氧,但是由于直接测量组织细胞本身的氧代谢是一个复杂的过程,在临床工作中,胃黏膜 pHi 与氧输送(DO_2)的相关性的监测用于对危重患者治疗的指导具有重要意义。由于 $pHi < 7.35$ 者病死率明显高于 $pHi > 7.35$ 者,因此,维持胃黏膜 pHi 在正常范围是提高 DO_2 的目标。当在 DO_2 提高的过程中胃黏膜 pHi 相应升高,则说明提高 DO_2 可以纠正缺氧,治疗应当继续进行。DO_2 升高的程度应以维持胃黏膜在 7.35 以上为原则。如果 DO_2 升高过程中胃黏膜 pH 出现无规律变化或者持续低于 7.35 时,说明提高 DO_2 不能有效纠正组织缺氧,应及时更改方案。

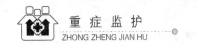
五、影响因素及改良措施

(一)影响因素

1.反渗　胃黏膜分泌 H^+，与胰腺分泌的 HCO_3^- 反应，可引起胃内 PCO_2 增高，导致胃黏膜 pHi 降低；相反，分泌 H^+ 引起"碱潮"又可使动脉 HCO_3^- 升高，以上两种情况均不直接反映氧代谢情况。

2.全身酸中毒　代谢性或呼吸性酸中毒均可使胃黏膜 pHi 降低，干扰正确反映组织氧代谢状态。

3.CO_2 排除减少　当组织灌注减少，不伴有细胞缺氧时，不会造成组织 CO_2 蓄积，只有当出现无氧代谢时，CO_2 产生才显著升高。

(二)改良措施

1.针对反渗因素，使用 H_2 受体阻断药或质子泵阻断药可达到抑制胃酸分泌的作用。

2.针对全身性酸中毒，将胃黏膜 pHi 标准化，即 $pHi=7.40-lg(PCO_2/PaCO_2)$，可避免肺通气障碍或肾功能不全等对测定结果的影响。

六、注意事项

1.操作过程中需注意避免与空气接触，排气、排液过程应充分利用三通开关，无需将注射器取下。在抽吸囊内气体和液体时，负压形成后要立即关闭开口，完成一次检测后，必须保证囊内无气体进入，以便进行后续检测。

2.对于长期保留胃管的禁食患者，持续测定 pHi 还存在很大困难。另外，对未禁食、禁水的患者，在测定胃 pHi 时，要求禁食、禁水 1h 以上。若患者胃内有积血，则不适宜测定胃 pHi。

3.执行操作的人员必须经过严格培训，并选用同一型号的血气分析仪，以保证所测定的结果误差无显著差异。使用磷酸缓冲液，可以提高数据的可靠性。

4.生理盐水与动脉血气必须同时送检。

5.对外伤手术患者，由于发病急、术后插管较多，如何及时准确地测定胃黏膜 pHi 尚待进一步研究。

6.利用胃黏膜 pHi 判断患者病情时，一定要结合当时患者具体病情。

（陈凌玉）

第七章 中枢神经系统监测

第一节 概 述

随着对中枢神经系统各方面认识的不断深入,以及生物医学工程技术的快速进展,临床上监测大脑的技术和设备发展很快,可以从多个方面反映患者脑功能情况。总体来讲,脑功能监测应达到四个目的:①及时发现威胁生命的和不可逆的继发脑损伤事件;②辅助脑损伤的诊断;③指导和评价治疗措施;④辅助预后的诊断。近十年来,神经重症监测领域出现了新的概念,即脑功能的多元化监测。各种脑功能监测手段都具有各自的优点和局限性,目前尚缺乏任何单一准确有效的监测手段。在这种背景下,近年来越来越多的研究推荐,脑功能的监测应该采取多种手段、综合评价,逐渐形成了多元化的监测理念。实际上,脑功能多元化监测包括两个概念:监测指标的有效组合和实时数据采集分析。

广义的脑功能监测应包括神经系统体检和影像学检查。最基本的脑功能监测是床旁体格检查,定时严密观察患者的意识、运动、语言和瞳孔。影像学检查可显示脑内病变的性质和部位。在绝大多数情况下,神经影像学检查无法在床旁实施,因此往往作为一种诊断手段,而非真正意义上的监测手段。

根据监测指标的性质,可将脑功能监测分为三类:脑血流灌注监测、脑代谢监测和神经电生理监测。表 7-1 中列出了现有的可以在床旁实施的监测手段。在这些监测技术中,颅内压(ICP)和颈静脉球部氧饱和度($SjvO_2$)监测的应用最为广泛,微透析和脑组织氧分压($PbtO_2$)监测则代表了脑功能监测的最新进展。

表 7-1 床旁脑功能监测技术

脑血流灌注监测	脑组织氧分压监测($PbtO_2$)
颅内压(ICP)和脑灌注压(CPP)	脑微透析监测
经颅多普勒(TCD)	**神经电生理监测**
激光多普勒血流监测(LDF)	持续脑电监测(cEEG)
热弥散血流监测(TDF)	量化脑电监测(qEEG)
脑代谢监测	体感诱发电位监测(SSEP)
颈静脉球部氧饱和度监测($SjvO_2$)	听觉诱发电位监测(AEP)
近红外光谱脑氧饱和度监测(NIRS)	

第二节　颅内压监测

　　颅内压（intracranial pressure，ICP）即颅腔内脑脊液的压力，是计算脑灌注压（cerebral perfusion pressure，CPP）不可缺少的参数，可分为有创监测和无创监测。动态监测颅内压对于判断颅脑创伤、颅内出血患者的病情和指导治疗显得尤为重要。1960 年，Lundberg 发明了颅骨钻孔侧脑室内置管监测颅内压的方法。1973 年应用蛛网膜下腔空心注水螺栓法监测颅内压，此后，创造了一系列新的方法。颅内压监测位置可选择脑室、脑实质、蛛网膜下腔、硬膜外等部位（图 7-1）。此外，无创性颅内压监测新技术的出现为临床监测颅内压开辟了广泛的应用前景。

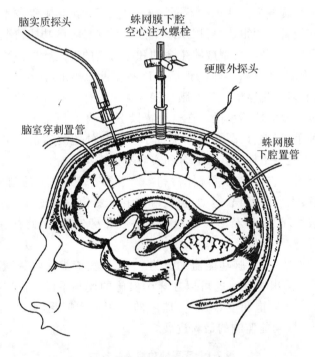

图 7-1　颅内压监测部位

一、颅内压监测的意义

　　正常成人仰卧位时的颅内压为 0.7～2.0kPa，2.0～2.67kPa 为轻度增高，2.67～5.33kPa 为中度增高，＞5.33kPa 为重度增高。

　　1.诊断　有助于早期发现颅脑创伤导致的迟发性颅内血肿。

　　2.指导治疗　指导手术决策和术后观察；指导脱水剂的合理使用并判断效果。

　　3.预后判断　加强颅内压监测并及时进行处理能显著改善预后。

二、有创颅内压监测

(一)侧脑室内置管测压

是目前临床上最常用的方法,被认为是颅内压监测的金标准。监测方法是行颅骨钻孔并脑室穿刺,放置导管,连接压力传感器进行监测。测压装置有水柱压力传感器或尖端整合压力传感器两种。此方法简便、可靠;便于检测零点漂移,测压准确;可以间断释放脑脊液以降低颅内压;可以经导管抽取脑脊液样品或给药,具有诊断和治疗价值。缺点是属有创监测,脑室穿刺和置管比较困难,有颅内出血和感染的危险;置管时间一般不超过1周,过长有导管堵塞的可能。

(二)硬脑膜下测压

硬脑膜下放置特制的中空螺栓,可测定脑表面液压。监测结果不太可靠;且硬脑膜开放,增加了感染的机会,现已少用。

(三)硬脑膜外测压

是将压力传感器直接置于硬膜与颅骨之间,在硬脑膜外连接测定颅内压;但由于没有穿透硬脑膜,监测结果可能不可靠。

(四)脑实质置管测压

作为脑室置管困难时的一种较好的替代方法。但当脑肿胀时,脑脊液流动受限甚至停止,颅内压分布不均衡。这时所测压力可能是区域压力而不是真正的颅内压。长期测压,基线易漂移。

(五)腰部脑脊液压测定

方法简单,校正及采集脑脊液容易,但有增加感染的可能,对已有脑疝的患者风险更大,也有损伤脊髓的报道。

三、无创监测法

(一)囟门面积传感器

对一岁以内的婴儿可通过囟门这一特定条件来进行无创伤性颅内压评估。优点是简便,可以准确反映呼吸和循环的变化,但绝对值不可靠,囟门的大小也使这一技术受到限制。

(二)闪光视觉诱发电位

闪光视觉诱发电位(flash visual evoked potential,f-VEP)与颅内压的关系近年受到重视。研究显示,f-VEP的N2潜伏期与颅内压呈正相关,根据f-VEP参数计算显示颅内压,为无创伤监测颅内压提供了重要手段。

(三)经颅多普勒超声技术

是应用最广泛的一种无创监测技术,经颅多普勒超声技术(transcranial Doppler,TCD)并不能定量地反映颅内压数值,但是连续监测可以动态地反映颅内压的变化,间接估计颅内压增高的程度。

(四)经颅超声波技术

将声波探头置于大脑双侧颞叶,向大脑发射超声波。提高的颅内压和脑组织弹性的改变将改变声波的速度,但还需进一步研究。

表7-2列出了常用监测方法的优缺点。

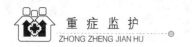

表 7-2　不同 ICP 监测方法的优缺点

监测手段	优　点	缺　点
脑室内置管	ICP 监测的"金标准"	创伤性操作
	可作为脑脊液引流和采样的途径	感染发生率较其他方法高
	可作为局部给药的途径	并非所有病人均可穿刺到脑室
	可校正零点	导管可能被血块等堵塞
		头部位置变化时,需重新校正零点。
蛛网膜下腔	感染发生率较低	准确性有限
	操作简单	管路堵塞等导致监测失败率较高
	不损伤脑实质	需反复冲洗管路
硬膜外或硬膜下导管	创伤性小	准确性有限
	导管容易放置	
光纤/电—张力探头	可放置到脑室、脑实质、硬膜外、硬模下、蛛网膜下腔等部位	探头置入后无法校正零点
	易于固定和患者转运	监测参数随时间漂移
	刺激性小,感染发生率较低	价格昂贵
	ICP 波形显示良好	
	无需校正零点,便于患者改变体位	
腰穿置管	非颅腔操作	不一定真实反映 ICP
		颅高压时存在脑疝危险
间接监测方法	无创监测	准确性有待进一步验证

四、颅内压监测的注意事项

1.正确连接和使用颅内压监测装置,监测过程中避免导线扭曲、受压,定时校正"0"点。颅内压的参照零点一般在外耳道水平位置。

2.遇引流管阻塞时,先关闭头端引流管,再用 0.9%生理盐水冲洗。

3.颅内压升高时,应及时查找原因,并报告医师。各种治疗、护理操作动作轻柔,减少刺激。

4.保持引流持续状态,定时记录引流量,一般每日不超过 500ml,颅内压过低时,应注意是否为引流过多。

5.监测过程中密切观察意识状态、瞳孔及生命体征,随时把握病情变化。

6.引流管放置时间一般为 3～5d,如患者的颅内压恢复到正常范围,且病情稳定,应尽早拔管。

7.预防并发症。①感染:对于有创的颅内压监测,应严格无菌操作,同时结合体温监测,必要时取脑脊液做细菌培养;②出血:密切观察引流液颜色、性质、量的变化,及时处理。

第三节 脑血流监测

临床上监测脑血流（cerebral blood flow，CBF）目的大致可分为两类，一是预防脑缺血（氧）的发生，这类监测并不能定量测定 CBF，但由于脑缺血是阈值性的，一旦 CBF 减少引起脑氧合、氧代谢、脑功能发生改变，就可以通过一些间接的非定量的 CBF 监测手段反映出来，如 EEG、局部脑氧饱和度（SrO_2）、颈静脉球血氧饱和度（SjO_2）等；另一类是直接测量 CBF 和局部脑血流量（rCBF）的技术。rCBF 定量监测为研究 CBF 的调节、脑功能和脑代谢的关系提供了重要手段，但许多方法如核素标记微球法，只能用于动物实验，并不能用于临床。本节仅介绍目前适用于临床监测的定量或半定量 CBF 测定方法。

一、脑血流的测定方法

自从测量 CBF 的临床应用技术诞生以来，特别是 Kety 和 Schmidt 在 1945 年利用惰性气体（N_2O）的方法成功测量人 CBF 后，CBF 测定技术和方法已有了很大发展。

（一）N_2O 法

根据 Fick 原理，每单位时间内组织吸收指示剂的量等于动脉带到组织的量减去静脉血从组织带走的量。N_2O 是一种惰性气体，吸入后在体内不分解代谢，通过测定动脉和颈静脉血 N_2O 浓度可根据公式求出 CBF。

（二）动静脉氧差法

同样，根据 Fick 原理，脑氧摄取量等于 CBF 乘上动静脉氧饱和度之差。假设脑氧摄取稳定不变，则 CBF 为动静脉氧饱和度之差的倒数。此方法需测定周围动脉和颈内静脉血氧饱和度，而且不适用于脑代谢发生变化的情况。

（三）核素清除法

颈动脉内或静脉内注射或吸入核素[133]Xe，通过头部闪烁探测器测定放射性示踪剂从组织中的清除率，得出时间—放射性强度变化曲线，即清除曲线。[133]Xe 的清除直接取决于 CBF，可根据曲线计算求出 CBF。该方法既能测量全脑，又能测量局部脑血流。

由于探测系统的固定所限，上述方法只能得到平面的局部脑血流量的分布图形。采用先进的单光子发射计算机断层扫描（SPECT，简称 ECT），利用电子计算机辅助的旋转型探测系统，可以测得许多断层图像上的局部脑血流量。

（四）近红外光光谱法

近红外光光谱法测定 CBF 是近年的新技术。将红外光示踪剂以弹丸形式经中心静脉导管注入右心房，示踪剂通过脑测出循环的光信号变化曲线，从而计算出示踪剂的脑通过时间；脑通过时间是用血流的速度来反映血流量。虽然脑通过时间只是 CBF 的半定量间接指标，但大脑不同部位同时测定的通过时间的比率与这些部位的 CBF 的比率很接近。

（五）经颅多普勒超声技术

经颅多普勒超声技术是将脉冲多普勒技术与低发射频率相结合，从而使超声波能够穿透颅骨较薄的部位进入颅内，直接获得脑底血管多普勒信号，进行脑底动脉血流速度的测定。TCD 这一新技术的特点是可以无创伤、连续、动态地监测脑血流动力学。TCD 测定的

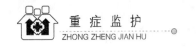

是脑动脉的血流速度,不能定量地监测 CBF,但可以判断 CBF 急性变化的程度。

第四节　脑代谢监测

一、颈静脉血氧饱和度监测

颈静脉血氧饱和度(O₂ saturation of jugular venous blood,SjvO₂)监测技术是 20 世纪 80 年代中期以后兴起的,通过颈内静脉逆行置管,测量颈静脉球部以上一侧大脑半球混合静脉血氧饱和度;能反映脑氧供及氧需求之间的关系,间接提示脑代谢状况。导管放置深度是影响监测结果的关键问题。颈内静脉出颅后还汇集面静脉血流,因此应将导管尖端置入颈静脉球部,以避免面静脉血掺杂。

颈静脉血氧饱和度监测的方法有两种,一种是间断抽血行血气分析得到氧饱和度,另一种是将光纤探头插入颈内静脉直接测定。颈静脉血氧饱和度的正常值是 55%～71%,其变化与脑的氧摄取呈负相关。脑氧摄取增加,颈静脉血氧饱和度下降,当颈静脉血氧饱和度 <50% 时提示脑缺血缺氧。在脑严重充血和脑死亡等患者中,颈静脉血氧饱和度可升高,原因可能与脑氧代谢下降及动静脉分流有关。

当进行持续监测时,随着颈静脉血氧饱和度低于 50% 次数的增加,脑损伤患者的转归恶化。单独应用颈静脉血氧饱和度进行脑功能监测的价值是有限的,当与其他监测手段同时应用时,可提供患者脑氧代谢变化的相关资料,辅助调整治疗策略。

表 7-3 列出了 SjvO₂ 的影响因素。

表 7-3　SjvO₂ 的影响因素

SjvO₂ 下降		SjvO₂ 升高	
氧输送降低	氧耗增加	氧输送增加	氧耗降低
CPP 降低	代谢增加	高动力循环状态	低温
低氧血症	疼痛	高碳酸血症	镇静
血管痉挛	发热	血管扩张	脑梗死
深度过度通气	抽搐	动静脉畸形	深度昏迷
贫血	动脉血氧分压升高	脑死亡	

二、近红外光谱仪

近红外光谱技术是 20 世纪 80 年代应用于临床的无创脑功能监测技术。近红外光谱仪(near-infrared spectroscopy,NIRS)650～1100nm 的近红外光对人体组织有良好的穿透性,它能够穿透头皮、颅骨到达颅内数厘米的深度。在穿透过程中近红外光只被几种特定分子吸收,其中包括氧合血红蛋白、还原血红蛋白及细胞色素。因此,通过测定入射光和反射光强度之差,用 Beer-Lamber 定律计算近红外光在此过程中的衰减程度,可以得到反映脑氧供需平衡的指标——脑血氧饱和度(rScO₂)。rScO₂ 是局部脑组织混合血氧饱和度,它的 70%～80% 成分来自于静脉血,所以它主要反映大脑静脉血氧饱和度。目前认为,rScO₂ 的正常值为 64±3.4%。<55% 提示异常,<35% 时出现严重脑组织缺氧性损害。

影响 $rScO_2$ 的因素主要有缺氧、颅内压(ICP)升高、灌注压(CPP)下降。$rScO_2$ 对于脑缺氧非常敏感,当大脑缺氧或脑血流发生轻度改变时,$rScO_2$ 就可以发生变化。$rScO_2$ 监测对患者没有创伤,其原理类似脉搏血氧饱和度仪,但无需动脉搏动,直接测量大脑局部氧饱和度,主要代表静脉成分,用于临床治疗和脑氧供需平衡的监测,在低血压、脉搏搏动减弱、低温、甚至心跳骤停等情况下使用不受限制。对颅脑损伤患者进行监测表明,$rScO_2$ 对病情判断有明显的提示作用。

三、脑组织氧分压

脑组织氧分压(partial pressure of brain tissue oxygen,$PbtO_2$)是近年来开展的脑组织局部氧监测手段,包括极谱分析和光纤电极两种技术,通过放置在脑局部的探头直接测量脑组织的氧分压,是直接反映脑组织氧合状态的指标。脑组织氧分压与吸入氧浓度、脑灌注压、脑血流量和血红蛋白呈正相关,与脑氧摄取率呈负相关,是反映脑氧代谢的综合指标。一般认为脑组织氧分压的正常范围是 $16\sim40mmHg$。在 $10\sim15mmHg$ 范围内提示轻度脑缺氧,$<10mmHg$ 则为重度缺氧。

第五节 脑电生理监测

脑电生理监测的内容包括脑电图(electroencephalogram,EEG)、感觉诱发电位、运动诱发电位、肌电图等。

一、脑电图

脑电图是反映大脑自发电活动的一个生理指标,是脑皮质神经细胞电活动的总体反应,受丘脑的节律性释放所影响;主要用于癫痫等发作性疾病的诊断。近 20 多年来,随着现代医学和科学技术的发展,产生了量化脑电图(quantitative electroencephalogram,qEEG)。量化脑电图保留原始脑电图的全部信息,使脑电活动量化,脑电图变化有了客观标准,显示方式变得简明、直观。量化脑电图用于麻醉和手术中麻醉深度的判断、术后镇痛深度的判断以及低温、控制性降压期间的中枢功能的监测。

二、诱发电位

诱发电位(evoked potential,EP)系指于神经系统(包括感受器)某一特定部位给予适宜刺激,在中枢神经系统(包括周围神经系统)相应部位检出的与刺激有锁定关系的电位变化,即中枢神经系统在感受外在或内在刺激过程中产生的生物电活动。临床按给予刺激模式不同,可分为躯体感觉诱发电位、脑干听觉诱发电位、视觉诱发电位和运动诱发电位。

(章水娟)

第八章 肾功能监测

在临床上,对重症患者肾脏功能的动态监测和评估具有重要意义。由于肾脏有强大储备能力,早期和轻度的肾实质损害常常不容易被查出,同时重症患者在很多情况下其肾功能的损伤是可逆和可预防的,动态的监测能及早发现问题,指导临床治疗和护理。

第一节 尿液检查

一、尿 量

正常成人尿量为 1000～2000ml/24h。

(一)少尿或无尿

24h 尿量少于 400ml 或每小时少于 17ml 称为少尿;24h 尿量少于 100ml 者称为无尿或尿闭。对于具有急性肾功能衰竭高危因素的患者,应常规监测每小时尿量。对于发生少尿或无尿者,在排除肾后性因素(尿路梗阻)的情况下,应当及时鉴别肾前性少尿(各种原因引起的肾脏灌注减少)和肾性少尿(急性肾功能衰竭和各种肾脏疾病)。

(二)多尿

24h 尿量大于 2500ml 为多尿,多见于急性肾功能衰竭的多尿期,为肾小管重吸收功能受损、肾浓缩功能障碍所致,应注意与暂时性多尿或内分泌障碍性多尿相鉴别。

二、一般性状

(一)外观

正常为透明淡黄色,其颜色改变受食物、药物及尿量影响较大。尿液浓缩时颜色变深呈黄色或深黄色。尿液颜色变深呈棕、褐色提示胆色素、肌红蛋白或血红蛋白含量增加,应及时鉴别是否存在溶血、肌细胞破坏或溶解等导致肾功能损害的因素存在。红色尿提示尿中混有红细胞、肌红蛋白或血红蛋白,应进一步进行显微镜和生化检查以明确其性质和原因。

(二)pH 值

pH 值一般在 4.5～8 之间,常呈弱酸性(pH5.5～6.5),除肾小管酸中毒情况下,尿液 pH 常常反映血清酸碱状况。

(三)尿比重

尿比重可波动于 1.015～1.025 之间,常与尿渗透压呈相关关系,为机体水合状态提供重要信息,也可初步反映肾小管的浓缩稀释功能。尿比重增加见于各种原因导致的有效循环血容量不足、急性肾小球肾炎。尿比重下降常提示肾功能受损、机体水负荷增加。急性肾损伤通常为等渗尿,其比重与肾小球滤液的比重相同,恒定于 1.010 左右。

三、化学检查

(一)蛋白尿

持久性蛋白尿是肾脏疾病的重要标志。肾小球滤过的蛋白质大部分被近曲小管重吸收,正常尿液仅含少量的白蛋白、血清球蛋白及肾单位分泌的蛋白。当 24h 尿蛋白含量大于 150mg,蛋白质定性试验阳性,称为蛋白尿。

1. 肾小球性蛋白尿　各种原因导致肾小球滤膜受损伤时,滤膜的静电屏蔽作用下降,导致血浆蛋白(白蛋白为主)大量滤出,超过近端肾小管重吸收能力而形成蛋白尿。尿蛋白以白蛋白为主,β_2 微球蛋白正常或轻度增加;随着病变的进展大分子蛋白(如 IgG)显著增加。常反映肾小球器质性病变,蛋白尿程度与病变部位及性质有关,但不能反映病变程度与预后。

2. 肾小管性蛋白尿　各种原因导致肾小管受损,近曲小管重吸收蛋白减少而形成蛋白尿。以小分子蛋白为主,β_2 微球蛋白增加,白蛋白正常或轻度增加,见于肾小管病变(急性肾盂肾炎)和肾间质损害(药物所致肾损害)。

3. 溢出性蛋白尿　血液中蛋白质浓度过高超过肾小管的重吸收能力,从而产生蛋白尿,如血红蛋白尿、肌红蛋白尿,对于肾功能衰竭的病因诊断和治疗具有指导意义。

(二)尿酶

葡萄糖苷酶,属溶酶体酶,存在于肾小管上皮细胞中,有"肾实质酶"之称,当肾小管损伤时,尿中浓度升高,是肾小管损伤的敏感指标。

四、显微镜检查

(一)细胞

1. 红细胞　正常 0～偶见/HP,当＞3 个/HP 称之为镜下血尿,每升尿内含血量超过 1ml 即可出现淡红色,称之为肉眼血尿。肾小球源性血尿常常伴有蛋白尿、红细胞管型,异形红细胞常常见于各种肾小球炎症。非肾小球源性血尿通常也伴有蛋白尿,但没有异形红细胞和红细胞管型,常见于各种肾间质、肾血管及代谢性疾病。尿路源性血尿不伴有蛋白尿、红细胞管型及异形红细胞,见于急性肾盂肾炎及各部位尿路损伤。

2. 白细胞和脓细胞　正常＜5 个/HP,＞5 个/HP 为镜下脓尿,提示急性肾盂肾炎、泌尿系感染。

3. 上皮细胞　正常尿液可有少量的移行上皮,出现鳞状上皮常提示尿液污染,肾小管上皮的出现提示肾小管损伤。

(二)管型

肾小管分泌的 Tamm-Horsfall 粘蛋白与各种细胞及非细胞成分在远曲肾小管、集合管中凝固而成的圆柱形蛋白聚体称为管型。细胞成分决定了管型的类型,其形状可反映其形成的部位,有助于协助判断肾脏病变的位置。

1. 透明管型　主要由 Tamm-Horsfall 糖蛋白构成,无色透明。正常人偶见,激烈运动、重体力劳动、发热时增多。肾病时常见增多。

2. 上皮管型　其细胞成分主要为肾小管上皮细胞,提示急性肾小管坏死,也可见于急性

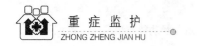
肾小球肾炎、间质性肾炎、肾病综合征等肾疾病。

3.红细胞管型　其细胞成分主要为红细胞,常见于急性肾小球肾炎、溶血反应、肾移植术后急性排斥反应。

4.白细胞管型　其细胞成分主要为白细胞,见于肾盂肾炎、肾小球肾炎、间质性肾炎及肾实质的感染。

5.颗粒管型　由肾实质性病变的变性细胞分解产物或其他物质崩解的大小不等颗粒聚集于 Tamm-Horsfall 糖蛋白管型基质中形成,管型内的颗粒量常超过 1/3。其中粗颗粒管型,见于慢性肾炎或某些原因引起的肾小管损伤;细颗粒管型见于慢性肾炎或急性肾小球肾炎后期。

6.蜡样管型　可能由细颗粒管型继续衍化而来,是细胞崩解的最后产物,也可由发生淀粉样变性的上皮细胞溶解后逐渐形成。呈淡灰或蜡黄色,外形宽大。提示肾小管病变严重,预后较差。见于急性肾功能衰竭、慢性肾小球肾炎晚期及肾淀粉样变性。

7.肾衰管型　损坏的肾小管上皮细胞破碎后,在明显扩大的集合管内凝集而成。管型基质带有大量颗粒,外形宽大而长,不甚规则。见于急性肾功能衰竭多尿早期及慢性肾功能衰竭,出现提示预后不良。

第二节　肾小球功能监测

肾小球滤过率(glomerular filtration rate,GFR)是指单位时间内(分钟)经肾小球滤出的血浆液流量,是反映肾小球滤过功能的最客观指标(正常 120～160ml/min)。由于 GFR 难以直接测得,临床上常通过测定各种物质的血浆清除率来计算肾小球滤过率或通过测定血清中某些物质的浓度间接反映肾小球的滤过功能。

血浆清除率(clearance,C)指肾脏在单位时间(分钟)内能将多少毫升血浆中的某种物质完全清除出去的能力,这个被完全清除了某种物质的血浆毫升数就称为该物质的血浆清除率(ml/min),C=U×V/P(U:尿浓度;V:尿流速;P:血浆浓度),假如某种物质完全被肾小球自由滤过清除而无肾小管的分泌和重吸收,则 GFR=U×V/P,该物质的血浆浓度与 GFR 成反比,可间接反映 GFR 水平。

一、应用外源性标志物测定 GFR

(一)菊粉清除率
菊粉不在体内合成和分解,也不与蛋白结合,不参与任何化学反应,肾脏是人体清除菊粉的唯一器官,且不被肾小管重吸收。因此,菊粉清除率(inulin clearance,Cin)可准确反映肾小球滤过功能,是测定 GFR 的金标准,其他任何一种 GFR 检测方法的结果都要与它相比较以确定其准确性。但 Cin 测定操作复杂,需时长,需静脉滴注和多次采血,临床应用少,主要用于科学研究。成人按 1.73m² 标准体表面积计算,其男性、女性参考值分别为 125±10ml/min、118±10ml/min。

(二)碘海醇清除率
碘海醇静脉注射后与蛋白质结合率很低,在体内不参与任何代谢,经肾小球滤过,不被肾小管重吸收和排泌,24h内几乎100%从尿中排出,非常适合于作为一种GFR测定的标志物。碘海醇清除率(iohexol clearance,Cioh)与菊粉清除率相似。缺点是碘海醇价格比较昂贵,且需要特殊的仪器设备,临床常规应用受到限制。

通过外源性物质可以比较准确的测定GFR以评定肾小球滤过功能,但用于急性肾功能衰竭患者GFR测定均有不同程度的缺陷,临床上多采用检测内源性标志物的方法以间接监测肾小球功能变化。

二、应用内源性标志物测定GFR

(一)血肌酐和尿素氮

血肌酐(SCr)和尿素氮(BUN)主要由肾脏清除,其浓度测定是临床常用的肾小球功能监测指标。成人空腹SCr和BUN正常参考值分别为$70.7 \sim 132.6 \mu mol/L$和$3.2 \sim 7.1 mmol/L$。研究证明,只有当GFR降低到正常的1/3时,血肌酐才升高;当GFR下降至正常的1/2时,血尿素氮才明显升高。因此,血肌酐和血尿素氮并不是反映GFR减少的早期敏感指标。

肌酐包括内生性肌酐和外源性肌酐,内生性肌酐是肌肉组织中肌酸和磷酸肌酸的代谢产物,外源性肌酐主要来自饮食中的肉类,肌酐在血循环中不与蛋白质结合;主要从肾小球滤过,不被肾小管重吸收,仅由近端小管少量分泌排泄;很少受肾外因素的影响,作为肾功能指标优于BUN。SCr水平动态变化在急性肾衰诊断中更有意义,SCr在短时间内急剧增高往往提示有急性肾功能障碍的发生。

BUN是蛋白质代谢产生的氨在肝脏经鸟氨酸循环生成的终产物,经肾小球滤过,大部分随尿排出,小部分被肾小管重吸收入血。正常情况下,肾小管重吸收尿素氮约$30\% \sim 40\%$,并排泌少量的尿素氮;只有在尿素清除率已降至正常的50%时,血BUN才逐渐升高。当脱水、血容量不足、心力衰竭时,肾血流量减少,肾小管重吸收功能增强,尿素氮重吸收增加,BUN浓度升高,为肾前性氮质血症;高蛋白摄入、消化道出血、高分解代谢使体内尿素氮生成增加,BUN升高。

SCr和BUN一定程度反映肾小球滤过功能损害的程度,可用来评估GFR和指导治疗,由于其受影响因素较多,用于评价GFR时应结合临床情况。

(二)内生肌酐清除率

内生肌酐生成量恒定,肾小球滤过是其主要清除途径,在血肌酐浓度无异常增高时极少经肾小管排泌,故可用肌酐清除率(creatinine clearance rate,Ccr)代替Cin反映GFR。Ccr测定的优点是简便、便宜,是最常用的GFR检查方法,缺点是受影响因素多,常高于GFR。

Ccr可较早地反映肾小球功能受损,是判断肾小球损害的敏感指标,平均正常值为90ml/min。根据Ccr可初步评估肾小球功能受损程度:Ccr 51~80ml/min为轻度肾功能损害;Ccr 50~20ml/min为中度肾功能损害;Ccr 19~10ml/min提示重度肾功能损害;Ccr低于10ml/min为终末期肾病。测定Ccr对治疗方案选择有指导意义,还可用于指导肾功能衰竭时用药选择及剂量和用药时间的调整。

(三)半胱氨酸蛋白酶抑制剂测定

半胱氨酸蛋白酶抑制剂(cystain C, Cyst C)是一种非糖基化的小分子碱性蛋白,在血浆中带正电荷,在大多数组织中能稳定表达,无组织特异性,且其生成速度恒定,不受炎症、饮

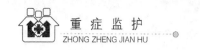
食、年龄和性别以及肌肉比重等非肾因素的影响。肾脏是唯一清除循环中 Cys C 的器官，Cys C 可经肾小球自由滤过，在近端肾小管上皮细胞被完全分解代谢，不再重返血流，也不被肾小管上皮细胞分泌，故认为 Cys C 是评估 GFR 较为理想的内源性标志物。Cys C 稳定性很好，便于保存和临床检测。

正常人血清 Cys C 的参考范围为 0.6～1.22mg/L（颗粒增强散射比浊法，PENIA），无性别差异。血清 Cys C 浓度在 GFR<80ml/min 时即可升高，而当 GFR<50ml/min 时 SCr 才升高，BUN 也在 GFR<30ml/min 时才见升高，故 Cys C 对早期肾功能损害具有较高的诊断价值。

(四)血 β_2-微球蛋白(β_2-MG)

β_2-MG 是体内有核细胞产生的一种小分子蛋白，可自由通过肾小球滤过膜，在近端肾小管几乎全部被重吸收，且体内产生速度恒定，不受年龄、性别、肌肉组织多少、饮食蛋白质量等因素的影响，故能很好地反映肾小球滤过功能的变化。与血肌酐和血尿素氮一样，血 β_2-MG 升高提示 GFR 降低，肾小球滤过功能受损。炎症、肿瘤时血 β_2-MG 增高，应注意鉴别。

第三节　肾小管功能监测

一、肾小管重吸收功能监测

(一)尿 β_2 微球蛋白

β_2-MG 是一种小分子量蛋白质，易通过肾小球滤膜，在肾近曲小管重吸收，主要反映肾小管重吸收功能。血浆中 β_2-MG 为 0.8～2.4mg/L，尿液为 $100\mu g$/L。肾小管病变时尿 β_2-MG 明显增高，有助于肾小球和肾小管病变的鉴别。

(二)肾小管最大重吸收量

常用肾小管葡萄糖最大重吸收量(TmG)来表示。正常人血中葡萄糖从肾小球滤过后，在近端小管通过细胞膜上载体蛋白主动地全部重吸收，所以正常人尿糖为阴性。因为载体蛋白数量有限，故对葡萄糖的转运也有一定的限制，当血中葡萄糖的量超过主动转运的上限时，尿中就会出现葡萄糖。正常人的 TmG 为 340±18.2mg/min。若近端小管重吸收糖的功能减退，则 TmG 将低于正常值，此时即使血糖、糖耐量试验正常，尿糖也为阳性，称作肾性糖尿。因为此种方法较为繁琐，临床上不易实行，故多用于实验研究。

二、肾小管排泄功能监测

(一)肾小管最大排泄量测定

用肾小管对氨马尿酸最大排泄量(TmPAH)表示。血液中的对氨马尿酸可经过肾小球滤过，同时由肾小管排泄。提高血中对氨马尿酸的浓度到一定程度，使肾小管对氨马尿酸的主动排泄达到顶峰，用此时肾脏对对氨马尿酸的排泄量减去肾小球滤过率即为最大对氨马尿酸排泄量。正常值为 60～90mg/min。此方法同样因为操作繁琐，较少用于临床。

(二)酚红排泄试验

体内约80％的酚红由肾脏通过近端肾小管主动排泌,尿液中酚红排出量可作为判断近端肾小管排泌功能的指标。酚红排泄率正常参考值为:15min 酚红排出量超过 25％,2h 排出量超过 55％。酚红排出量受肾血流量影响很大,且当肾功能损害＞50％以上时,其排泌量才减少;酚红排泄率降低除见于各种肾脏疾病外,还见于心力衰竭、有效循环容量降低等引起的肾脏血流量减少和尿路梗阻。因此,其排泄率的敏感性和特异性较差。

三、肾小管浓缩稀释功能监测

(一)尿比重和尿渗透压

尿渗透压测定反映尿中溶质分子和离子的颗粒总数,单位为 $mmol/kgH_2O$。尿渗透压随尿量的多少而有相应的变化,但都应该高于血液的渗透压。尿渗透压的波动范围为600～1000$mmol/kgH_2O$,平均为 800$mmol/kgH_2O$。尿与血浆渗透压之比被称为浓缩指数,浓缩指数的参考范围为 3～4.5:1。

尿比重只反映尿液中溶质的质量与密度,而尿渗透压是反映尿液中溶质浓度的精确指标,不易受尿液中蛋白质、葡萄糖等大分子物质的影响,能够比较客观地反映肾脏的浓缩和稀释功能。测定渗透压有助于判断急性少尿是急性肾前性氮质血症还是急性肾小管坏死。急性肾前性氮质血症,尿比重＞1.020,尿渗透压 600$mmol/kgH_2O$。急性肾小管坏死其尿比重多＜1.010,尿渗透压＜300$mmol/kgH_2O$。若同时监测浓缩指数,更有助于判断急性肾衰的原因,若比值＞1.7提示功能性改变,＜1.15提示肾脏器质性损害。

(二)无离子水清除率

无离子水清除率(free water clearance,CH_2O),也称自由水清除率。CH_2O指单位时间内从血浆中清除到尿液中的不含溶质的水量,正常人排出的均为含有溶质且浓缩的尿液,故CH_2O为负值,正常值为$-110～-30ml/h$;目前认为 CH_2O 能更精确地反映肾脏远端小管的浓缩功能。

正常人禁水 8h 后 CH_2O 为$-25～-120ml/h$。急性肾功能衰竭时,肾脏浓缩功能几近完全丧失,CH_2O 接近或等于0,当肾小管功能恢复,CH_2O 可逐渐回到正常。CH_2O 值的变化可在临床表现和一般检验出现改变之前出现,因此可作为早期诊断急性肾衰以及观察病情变化的敏感指标。

(三)尿钠及滤过钠排泄分数

尿钠排泄量的多少取决于细胞外液量和肾小管重吸收的变化,肾前性氮质血症时尿钠排出显著减小,常＜20$mmol/L$。急性肾小管坏死时,肾小管重吸钠障碍、尿钠排出增多,尿钠常＞40$mmol/L$。

滤过钠排泄分数(fractional excretion of sodium,FENa)是测定肾小球滤过钠和尿排泄钠的百分率,即肾小球滤过而未被肾小管重吸收的钠百分率,正常值为1。

肾前性少尿时,肾小管无损伤,滤过钠减少,肾小管重吸收增加,FENa＜1;而急性肾小管坏死时,肾小管重吸收钠障碍,尿钠排泄增加,FENa＞2。因此,FENa 是鉴别肾前性氮质血症和急性肾小管坏死的敏感指标之一。

(四)肾衰指数

肾衰指数(renal failure index,RFI)同 FENa 一样,也是鉴别肾前性少尿与肾小管坏死

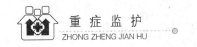
的一项指标,但不如 FENa 敏感,在肾性和肾后性肾衰竭时＞2,肾前性少尿时＜1。

(五)尿液浓缩与稀释试验

肾脏的浓缩与稀释尿液的功能主要在远端小管和集合管中进行。肾髓质渗透梯度和高渗状态、远端小管上皮细胞的功能以及抗利尿激素的分泌等对尿的浓缩与稀释均有决定性意义,尿浓缩试验常用的方法有莫氏试验。稀释试验反映远端小管的稀释功能,但需要在短时间内大量饮水,对于有肾脏以及心血管疾患的患者可引起不良反应,甚至引发水中毒,而且影响试验的因素也较多,故近年来临床上少采用。

总之,肾小管功能和肾小球功能构成肾脏功能的两个重要方面,在急性肾功能衰竭初期可能只有肾小球或肾小管的损害,但病情发展后,可以同时出现肾小球和肾小管的损害。应熟悉肾功能的各种临床检测手段(表8-1),在检测到肾功能损害的蛛丝马迹后,应尽早明确诊断,为其治疗争取时间。

表 8-1　肾功能定位检查简表

部位	"标准"检查法	常用检查法
肾血流量	对氨马尿酸盐清除率,碘锐特清除率	[131]I 邻碘马尿酸钠
肾小球滤过功能	菊粉清除率	血尿素氮、血肌酐、内生肌酐清除率、血β_2-微球蛋白、核素法
近段小管	肾小管对氨马尿酸最大排泌量(TmPAH) 肾小管葡萄糖最大重吸收量(TmG)	尿糖、尿氨基酸、尿β_2-微球蛋白、尿溶菌酶、锂清除率
远端小管		尿比重,浓缩稀释试验,尿渗透压,无离子水清除率

（饶　艳）

第九章　血液净化技术

血液净化(blood purification)是指通过对流、扩散、吸附、渗透、超滤的原理去除血液中的致病因子,清除体内蓄积过多的水分,补充机体需要物质的现代治疗方法。现代血液净化学已发展成为包括血液透析、腹膜透析、血液滤过、血液透析滤过、血液灌流、血浆置换和免疫吸附等一系列全新的技术方法,是临床治疗肾脏疾病、水和电解质代谢紊乱、全身炎症反应综合征、药物中毒和某些免疫、代谢和神经系统疾病的有效手段。

第一节　血管通路的建立

血管通路是血液透析患者的生命线,它是将血液从体内引出来进入体外循环后再回到体内的出入途径。血管通路的建立方法一般分为两大类:即临时性血管通路和永久性血管通路,可应用于除腹膜透析以外的各种血液净化治疗,持续血液净化血管通路的特点见表 9-1。

表 9-1　持续血液净化血管通路的特点

	置入方法	部位	禁忌证	并发症
动脉通路	经皮穿刺	股动脉	动脉搭桥的移植物	出血
		股动脉	严重狭窄	血肿(10%)
		股动脉	进展性动脉粥样硬化	腹膜后血肿(1%)
	外科手术	股动脉	Allen 试验阳性	感染
		股动脉	远端动脉搏动不良	动静脉功能障碍
				血栓栓塞(>1%~2%)
				动脉血流受损
				胆固醇样血栓
静脉通路	经皮穿刺	锁骨下静脉	静脉狭窄	出血
		股静脉		轻度(8%)
		颈内静脉		重度(2%)
				感染(3%~6%)
	外科手术	锁骨下静脉	先期做过手术	狭窄(5%~10%)
		颈内静脉	动脉桥移植物	气胸(1%~2%)
			作为其他通路	血气胸(<0.5%)

一、临时性血管通路

临时性血管通路是指能够在短时间内建立起来,并立即使用的血管通路。其血管通路

77

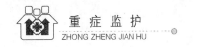

的建立方法,通常有下列 4 种:即经皮颈内静脉或锁骨下静脉插管、经皮股静脉插管和直接动脉、静脉穿刺,可根据患者的血管条件选择应用。

二、永久性血管通路

永久性血管通路主要有动—静脉内瘘和移植血管内瘘。

永久性血管通路的建立须在手术室内进行。血管使用原则先上肢后下肢,先左侧后右侧,先肢体远端,后肢体近端。动、静脉选择常用的上肢血管有:桡动脉—头静脉、桡动脉—肘前静脉、肱动脉—头静脉、肱动脉—肘前静脉、尺动脉—肘前静脉、尺动脉—贵要静脉等。其中首选桡动脉—头静脉,下肢血管较少应用。手术方法主要有丝线缝合、钛轮钉吻合及移植血管内瘘等 3 种方法。

第二节　血液透析

一、基本原理

血液透析(hemodialysis,HD)疗法是利用半透膜原理,将患者血液与透析液同时引进透析器,在透析膜两侧呈反方向流动,借助膜两侧的溶质梯度、渗透梯度和水压梯度,通过扩散、对流、吸附清除毒素,通过渗透和超滤清除体内潴留水分,同时补充机体需要物质,从而达到治疗的目的。

(一)溶质清除原理

1.扩散　利用半透膜两侧的溶质梯度使溶质从浓度高的一侧向浓度低的一侧作跨膜移动,逐渐达到膜两侧溶浓度平衡。患者血中小分子毒素($M_r < 500D$,如尿素氮、肌酐、钾、磷等)以及中毒患者血中药物跨过半透膜向透析液中扩散,而透析液中碱基(如 HCO_3^-)、钙离子等跨过半透膜向血中扩散,从而达到清除毒素、纠正电解质紊乱及酸中毒的目的。

2.对流　通过透析膜两侧压力梯度使血中毒素随着水的跨膜移动而移动。溶质对流的跨膜移动速度较扩散为快,中、大分子毒物是通过对流清除的。

3.吸附　通过分子间正负电荷、范德华力及亲水性相互作用,血液中蛋白质(如 β_2 微球蛋白、补体、IgG 抗体、内毒素等)吸附于膜表面,从而达到去除对机体有致病作用的因子,不同原理对不同分子量物质的清除能力见图 9-1。

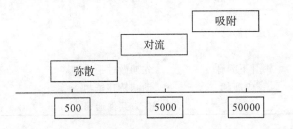

图 9-1　不同原理对不同分子量物质的清除能力

(二)水的清除原理

1.渗透　膜两侧渗透梯度使水由渗透压低的一侧向渗透压高的一侧作跨膜移动。透析液的渗透压与血液的渗透压相近[300mmol(毫渗量)/L],血浆蛋白在透析膜上产生的胶体渗透压为2.6~4.0kPa(20~30mmHg),因此,在4~5h的血液透析治疗中,脱水主要是通过压力梯度实现的,而腹膜透析则通过渗透梯度、长时间交换来脱去水分的。

2.超滤　水在压力差的作用下作跨膜移动称为超滤。血液透析机在膜外透析液侧有负压泵,使膜外成为负压,膜内外压力差即为跨膜压(TMP)。透析患者血液中的水分就是通过TMP来清除的。

二、装　置

由透析器、透析用水、透析液及血液透析机组成(图9-2)。

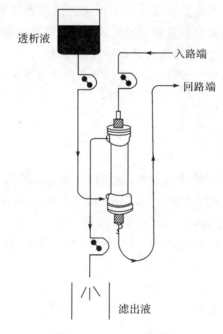

图9-2　CVVHD模拟图

三、方　法

(一)方法

连续性动—静脉血液透析(continuous arterio-venous hemodialysis,CAVHD)和连续性静脉—静脉血液透析(continuous veno-venous hemodialysis,CVVHD):CAVHD是利用人体动静脉之间的压力差驱动血液循环,溶质转运主要依赖于弥散及少量对流,当透析液流量为5ml/min可使透析液中全部小分子溶质呈饱和状态,从而使血浆中的溶质经过弥散机制清除。当透析液流量增至50ml/min左右时,则溶质的清除可进一步提高,超过此值清除率不再增加。

(二)建立血管通路

血管通路用于连接血液透析机。常用穿刺方法有阶梯式和钮扣式穿刺法,留置静脉插

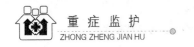

管应定期用肝素盐水封管。

(三)抗凝

根据治疗需要可采用下列措施：

1.常规持续性肝素输注法　即首剂肝素为 62.5～125U/kg,追加肝素 625～1250U/h,于透析结束前 1h 停用肝素。可根据病情调整肝素用量。

2.肝素吸附法　用肝素盐水 12500U/50ml 灌洗铜仿膜、血仿膜或醋酸纤维素膜透析器后,以生理盐水冲去肝素再行血液透析。透析中不追加肝素,用生理盐水冲洗透析器。

3.体外肝素法　用鱼精蛋白在透析器后中和肝素,保持体外抗凝。

4.小分子肝素输注法　首剂给予小分子肝素 5000U,直至透析结束。

(四)透析治疗方案

1.透析剂量　成人维持性血液透析每周应 10～12h,即每周透析 2～3 次,每次 4～5h。

2.保持干体重　干体重系指达到以下 3 个指标时的患者体重：①患者无浮肿和腔隙积液；②血压基本正常；③X 线胸片心胸比<50％。每次血液透析脱水量等于患者透析间期的增重减去干体重,并加上透析中液体输入量和经口进水量。

保持患者的干体重是透析充分最重要的因素,干体重应根据患者营养状况、季节和病情变化而不断调整。

四、适应证与禁忌证

(一)适应证

1.具有下述指标者　急性肾功能不全：血肌酐≥442μmol/L(5mg/dl)或慢性肾功能不全：血肌酐>707.2μmol/L、血尿素氮>28.56mmol/L(80mg/dl)；严重的浮肿、水钠潴留；高血钾,K^+>6.5mmol/L；酸中毒,血 HCO_3<15mmol/L。

2.其他适应证　顽固性心功能衰竭；药物中毒；大量腹水回输；肝昏迷；高尿酸血症；严重酸中毒等。

(二)禁忌证

严重出血倾向；低血压；心律失常；精神失常不合作者。

五、并发症及处理

(一)血液透析中技术事故造成的并发症

1.因机械故障可导致透析患者发生低钠或高钠血症、低钾血症及高渗溶血等并发症。应及时发现故障并进行对症处理。

2.空气栓塞是血液透析最严重的操作事故,发生肺动脉栓塞时,患者主要临床表现为呼吸短促、发绀,严重者可造成死亡。紧急处理包括：置患者于头低左侧卧位、给予吸纯氧、行机械通气治疗等。

对于上述并发症应加强预防杜绝。

(二)血液透析中的急性并发症

1.首次使用综合征　是使用新透析器产生的过敏和非特异反应。根据病情可给予停止透析,使用激素,换用透析器及对症处理。

2.低血压　其处理包括补充高渗葡萄糖(糖尿病患者补充 3％高渗盐水),减少超滤率及高钠低温透析。

3. 失衡综合征　初次透析患者出现轻度脑水肿症状,如头痛、恶心、呕吐,应予逐渐诱导透析的方法预防。

4. 致热原反应　透析后出现寒战、发热。主要原因为致热原污染透析器、透析液和透析管路。处理包括应用地塞米松静脉注射或异丙嗪(非那根)肌注和终止透析。应加强水处理系统、血液透析机和复用管路的消毒与灭菌处理。

(三)长期血液透析的并发症

长期血液透析患者容易发生营养不良、透析骨病、铝中毒和感染等并发症。为此,对于长期血液透析患者,可应用促红细胞生成素、铁剂、活性维生素 D_3、钙剂等药物,以加强营养,提高机体抵抗能力。

第三节　血液滤过

一、基本原理

血液滤过(hemofiltration,HF)是模拟正常肾小球的滤过作用原理,将血液通过高通透膜制成的滤器在压力 $-13.33\sim-53.32kPa(-100\sim-400mmHg)$ 作用下滤出大量水分和溶质,再通过输液装置补充与细胞外液成分相似的电解质溶液(置换液),以达到血液净化的目的。

HF 主要是通过对流的方式来清除水分和溶质的,这与血液透析(HD)主要通过扩散和超滤作用来清除水分和溶质的方式不同,因此血液滤过对中分子溶质清除率较好,而血液透析则对小分子溶质清除率较好。把血液滤过与血液透析结合在一起可综合两者的优点,即为血液透析滤过(HDF)。

二、方　法

血液滤过置换液的补充方式分为前稀释和后稀释,两者各有优点。前稀释法即置换液在血滤器前输入,它的补液量大(最多可达 70L),滤过率高,保证对流清除方式的充分性,单纯血液滤过时推荐用前稀释法;后稀释法即置换液在血滤器后补充,它的补液量小,并且由于它不稀释血液,因而保证了血液透析扩散清除方式的充分性,血液透析滤过必须用后稀释法。

三、适应证

血液滤过和血液透析滤过的适应证与血液透析相仿,但更适合于伴有下列情况的患者:高血容量性心功能衰竭;顽固性高血压;尿毒症性心包炎;透析性低血压;透析患者皮肤病;透析患者外周神经病变。

四、并发症

主要并发症为致热原反应和败血症。

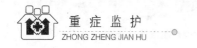

五、技术方法

包括连续性动—静脉血液滤过（continuous arterio-venous hemofiltration，CAVH）、连续性静脉—静脉血液滤过（continuous veno-venous hemofiltration，CVVH）、高容量血液滤过（high volume hemofiltration，HVHF）、缓慢连续性超滤（slow continuous ultrafiltration，SCUF）、连续性动—静脉连续性血液透析滤过（continuous arterio-venous hemodiafiltration，CAVHDF）以及血液透析滤过（continuous veno-venous hemodiafiltration，CVVHDF）。

（一）连续性动—脉静脉血液滤过（CAVH）

CAVH利用人体动—静脉之间的压力差作为体外循环的驱动压，以超滤作用清除过多的水分，以对流原理清除大、中、小分子溶质，具有自限性、持续性、稳定性和简便性。其主要优点是大大简化了治疗设备，在不具备HD条件的单位也能进行，患者耐受性好；但是，其不足之处是对溶质的清除能力有限，最大超滤量仅在12～18L/d，换算成尿素清除量也不超过18L/d。

（二）连续性静脉—静脉血液滤过（CVVH）

CVVH（图9-3）清除溶质的原理与CAVH相同，不同之处是采用中心静脉留置单针双腔导管建立血管通路，应用血泵驱动，已逐渐取代CAVH，成为标准的治疗模式。CVVH血流量可达100～200ml/min，后稀释法输入置换液，尿素清除量可达36L/d；用前稀释法时，置换液可增加到48～100L/d，且肝素用量明显减少。

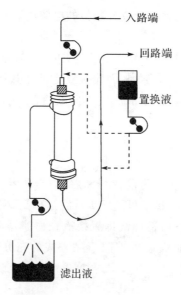

入路端

回路端

置换液

滤出液

图9-3　CVVH模拟图

（三）高容量血液滤过（HVHF）

高容量血液滤过有助于更好地维持败血症患者血流动力学的稳定性，清除分子量较小的毒素，降低血浆细胞因子和细胞抑制因子水平。

（四）缓慢连续性超滤（SCUF）

SCUF的主要原理是以对流的形式清除溶质，但不补充置换液，也不用透析液，对溶质清除不理想。

(五)连续性动—静脉(静脉—静脉)血液透析滤过(CAVHDF 与 CVVHDF)

CAVHDF 是在 CAVH 的基础上发展起来的,加做透析以弥补 CAVH 对氮质清除不足的缺点。其溶质转运机制已非单纯对流,而是对流加弥散,不仅增加了小分子物质的清除率,还能有效清除中大分子物质,溶质清除率增加 40%。CVVHDF(图 9-4)是在 CVVH 的基础上发展起来的,与 CAVHDF 的不同点是采用静脉—静脉建立血管通路,应用血泵驱动血液循环。

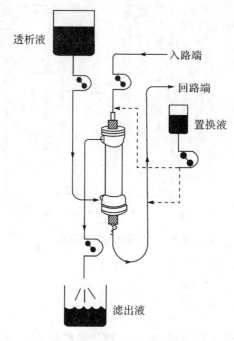

图 9-4　CVVHDF 模拟图

第四节　血液灌流

一、基本原理

(一)吸附作用

血液灌流(hemoperfusion,HP)是用吸附剂除去血中有毒物质的血液净化技术。为避免吸附剂对血液中有形成分的破坏,可将血细胞与血浆分离,然后用吸附剂除去血浆中毒性物质,此方法称为血浆灌流(plasma perfusion,PA)(图 9-5)。

(二)吸附剂与应用

1. 活性炭　吸附罐内装有大量的活性炭颗粒,颗粒上有许多大小不等的孔隙,这些孔隙使活性炭具有极大的内表面积,每克活性炭表面积可达数平方米。活性炭吸附的物质相对分子质量(M_r)范围是 $500\sim20000$,而绝大多数药物和毒物的相对分子质量都在这个范围内。

2. 树脂　系列树脂吸附毒物的机制是通过树脂亲合力来实现的。对于脂溶性物质,树

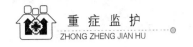
脂的清除率优于活性炭。

对于清除巴比妥盐等镇静药、清热镇痛药、三环类抗抑郁药、洋地黄、地高辛、有机氯和百枯草等毒物，血液灌流比普通血液透析效果好。

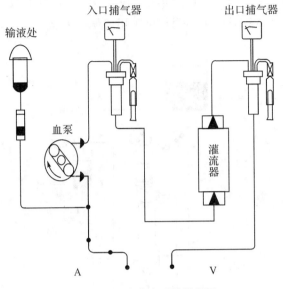

图 9-5　血液灌流吸附模拟图

二、方　法

(一)建立血管通路

血液灌流多采用临时性血管通路，如中心静脉双腔插管，桡动脉、足背动脉配合外周静脉穿刺等。

(二)抗凝

肝素使用剂量较血液透析要高，一般首剂为 $87.5\sim125U/kg$ 体重，以后(一般为 $30\sim60min$)根据凝血时间调整每小时肝素用量。

三、疗效的影响因素

(一)毒物与蛋白结合力

毒物与血浆结合后，血液透析和血液滤过就很难清除，必须用血液灌流。已知与血浆蛋白具有高度亲和力的毒物有：砷、钙通道阻滞剂、苯妥英钠及三环类抗抑郁药等。

(二)药物的分布体积

药物的分布体积越小，血液灌流对毒物的清除率就越高。相对分布体积小的药物有：乙醇、阿替洛尔(氨酸心安)、茶碱等。相对分布体积大的药物有抗心律失常药物和受体阻滞药，这类药物的清除需要增加吸附剂的数量。

(三)药物在体内再分配

一些药物可以从红细胞、组织再分配到血浆中，因此对这类药物(如卡马西平和茶碱)的清除，常常需要多次血液灌流治疗。

四、临床应用指征

(一)用于有下列情况之一的中毒患者的抢救

1. 经过所有其他治疗后病情继续恶化,临床表现为持续低血压、重要生命器官的低灌流、心律失常等。

2. 患者自身清除毒物功能受损,见于遗传性代谢障碍、先天性肝肾疾病及毒物对器官的直接损害。

3. 服用大量有可能产生严重并发症或直接导致死亡而其他治疗无效的药物,这类药物有甲醇、水杨酸盐、茶碱等。

4. 由于某些疾病或因年龄而对毒物敏感性增强者,这些患者不能像健康成人一样耐受较长时间昏迷及缺血。

(二)其他疾病的治疗

1. 肝昏迷。

2. 肾功能不全有以下情况之一者:①重症多器官功能衰竭,去除内毒素;②尿毒症、心包炎和外周神经炎;③缩短透析时间。

五、并发症

血液灌流疗法常见的并发症有:低血压、失血、血肿、空气或炭粒栓子栓塞以及低钙血症、血小板减少、白细胞减少。每做 4～8h 血液灌流可使血小板降低 30％～50％,其原因可能是血小板经过滤器时受损及脾脏清除能力增加,需给予血小板输注。

第五节　血浆置换

一、基本原理

血浆置换(plasma exchange,PE)是通过血浆分离方法将血细胞与血浆分离,丢弃含有致病因子(抗体、补体、细胞因子及免疫复合物等)的血浆,再用含白蛋白的置换液与血细胞混匀后输回体内以达到血液净化的治疗目的。

血浆分离的方法有 2 种:即离心式血浆分离和膜式血浆分离。离心式血浆分离是利用血细胞和血浆比重不同将两者分离,同样利用各种血液有形成分的比重差异,可将红细胞、白细胞和血小板分离,称之为血细胞分离;膜式血浆分离是利用血细胞与血浆体积差异将两者分离,同样利用不同孔径的膜,可将血浆分为高分子和低分子两部分,回输主要含白蛋白的低分子血浆成分,因而免除了输注外源性血浆的缺点,称之为二次血浆滤过。

二、方法

(一)建立血管通路

血浆置换可采用双腔中心静脉插管或直接用外周静脉穿刺作为血管通路。血流量在 50～80ml/min。

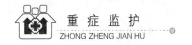

(二)抗凝

肝素用法可参照血液灌流法施行。

(三)置换液选择

置换液包括新鲜血浆、冻干血浆、4%～5%人血白蛋白,以及等渗胶体置换液如右旋糖酐和四羟乙基淀粉等,可根据病情需要选择。

(四)置换量和频度

常规血浆置换量为 2500ml,回输血浆 2000ml,二次血浆滤过量为 18000ml,丢弃血浆 100～150ml。根据血浆蛋白动力学研究计算,一个疗程血浆置换为每日一次,连续 3 次或隔日一次,连续 3 次,1～2 周后可重复 1～2 个疗程。

三、适应证

1988 年第 2 届世界血浆置换协会(渥太华)确定了血浆置换的适应证,目前可以用血浆置换治疗的疾病包括:重症肌无力、肺出血肾炎综合征、格林巴利综合征、巨球蛋白血症、高球蛋白血症、白血病、瘙痒症(胆汁淤积)、慢性感染性多发性脱鞘病、风湿性血管炎、红斑狼疮、高脂血症、天疱疮、高凝状态、交感性眼炎、多神经炎性遗传性运动失调、药物积蓄和中毒、多发性硬化、急进型肾炎、肉芽肿、自体干细胞分离等。

四、副作用

血浆置换副作用主要有:低血容量、低血压、高血容量、心力衰竭、低钙血症、过敏反应及溶血等。

第六节　腹膜透析

一、基本原理

腹膜是具有透析功能的半透膜,成人的腹膜面积达 $2.0～2.2m^2$,将透析液灌入腹腔后,血浆中浓度高于透析液的中小分子物质,就会经腹膜扩散入透析液,而透析液中浓度高的物质,则可从透析液进入组织液和血浆内;透析液的渗透压高于血液渗透压,使血液中水分渗透至腹腔透析液中。因此,通过反复交换腹透液可以达到清除患者体内毒素,纠正水和电解质紊乱的目的。应用上述原理进行治疗的方法,称之为腹膜透析(peritoneal dialysis,PD)。

二、透析设备

腹透连接系统(腹膜透析导管,钛接头,腹膜液输入管);导管植入术;无菌腹透液。

三、适应证及相对禁忌证

腹膜透析的适应证有:急性肾功能衰竭、慢性肾功能衰竭、急性药物中毒以及顽固性水肿(腹水)肾功能不全的患者。

腹膜透析的相对禁忌证有：广泛肠粘连或腹部大手术 3d 内、有腹疝者、严重肺功能不全者。

四、并发症及监护

(一)腹透管引流不畅

腹透管引流不畅可因下列原因所致，应加强监护，及时调整导管位置并去除引起导管堵塞的原因。

1.腹透管移位　表现为腹透液进入无障碍而流出不畅，每于改变体位时方可引出，腹部 X 线可见腹透管位置不当或漂浮移位。

2.腹透管被大网膜包裹。

3.腹透管内纤维蛋白凝块堵塞。

(二)腹膜炎

腹膜炎是腹膜透析的最主要并发症。对于腹膜炎的症状与体征应加强监护，以便尽早发现，及时处理。其治疗包括：快速冲洗腹腔 3 次，并改用加抗生素和肝素(500U/L)的 5% 葡萄糖透析液透析，常用抗生素为庆大霉素和头孢类，必要时可由静脉给予合适的抗生素。经上述治疗 7～10d 无效者，应拔除腹透管，改做血液透析。

真菌性腹膜炎治疗困难，多需终止腹膜透析。

(三)腹膜失超滤

当腹膜炎反复发作时，可使有效腹膜透析面积减少，溶质清除功效下降，水超滤功能减退。

(四)丢失综合征

腹膜透析患者每日可由腹造液丢失蛋白质 10g，其中以白蛋白丢失为主，此外，维生素 D 及微量元素亦常有丢失，从而可导致营养不良、神经性病变、免疫力低下及频发感染。护理中应给予患者优质高蛋白饮食，蛋白质摄入量为 1.2～1.5g/(kg·d)，还需补充维生素及微量元素并准确记录出入量。

(五)腹透液外漏

应仔细查找原因，及时纠正，严防切口局部被污染。

第七节　重症患者的血液净化治疗

一、急性肾功能衰竭

急性肾功能衰竭(acute renal failure，ARF)是指任何原因引起的肾泌尿功能急剧减退，以致机体内环境严重紊乱的临床综合征。SIRS 和休克导致的肾脏低灌注，以及药物和毒物的肾毒性是重症患者并发 ARF 的常见原因。临床上主要表现为氮质血症、高钾血症和代谢性酸中毒，常伴有少尿或无尿。血液净化治疗 ARF 主要两个目的：①对症治疗，包括维持水、电解质和酸碱平衡，纠正氮质血症等；②对因治疗，通过清除过多炎症介质减轻炎症反应程度，对抗休克，改善肾脏灌注，或通过清除体内过量药物或毒物，减轻肾毒性。合并 ARF

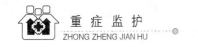
重症患者应早期接受血液净化治疗。根据肾脏功能 RIFLE 分级标准,在 risk-injury 阶段即开始治疗能促进肾功能恢复和改善预后。不同血液净化模式对重症 ARF 患者预后影响无显著差别。然而重症患者常发生血流动力学不稳定,第三间隙液体潴留,而 CVVH 对患者血流动力学影响较小,有利于液体量的控制和中分子炎症介质清除,因此临床上多采用 CVVH 模式,治疗剂量不应低于 35ml/(kg·h)。

二、全身炎症反应综合征

重症急性胰腺炎、严重创伤、烧伤等是全身炎症反应综合征(systemic inflammatory response syndrome,SIRS)的常见病因。SIRS 过程中,促炎细胞因子大量产生和释放可引起休克、DIC,严重时可致 MODS。血液净化技术可以从循环中清除大量炎症介质,包括促炎细胞因子、补体激活产物及花生四烯酸代谢产物等,从而减轻全身炎症反应。目前血液净化技术所应用的滤过膜截留相对分子质量一般为 30~50,大多数炎症因子单体的相对分子质量在 30 以下,因此这些炎症因子可以从循环中滤出。为提高中分子溶质清除效率,治疗 SIRS 时一般选择高治疗剂量血液滤过(HVHF)或 HDF 等,以对流机制清除溶质。研究表明,滤过膜对中分子炎症介质的吸附作用在清除炎症介质中也有重要作用,由于滤过膜的吸附作用极易饱和,为了保持溶质清除效果应注意更换滤器。

三、液体过负荷

液体过负荷,药物治疗无效时,可以选择血液净化技术。充血性心力衰竭、心肺转流手术、急性呼吸窘迫综合征(ARDS)及重症急性胰腺炎(SAP)等是液体过负荷常见疾病或原因。当充血性心力衰竭时或心肺转流手术中及术后,显著的心脏前负荷加重,可导致心肺功能障碍,肾灌注下降,从而使交感神经兴奋和肾素—血管紧张素—醛固酮系统激活,进一步加重心脏的前后负荷,形成恶性循环。血液净化技术能安全可靠地清除体内过多的水,迅速降低心脏前负荷,改善肝肾等重要脏器的灌注,同时使肾素—血管紧张素—醛固酮系统得到抑制,改善心脏后负荷,有利于心功能恢复。在 ARDS、SAP 及 SIRS 等疾病状态下,可因肾素—血管紧张素—醛固酮系统的激活和毛细血管渗漏等病理生理改变,细胞外液量增加,体液分布异常,严重影响组织氧输送和氧摄取。此时,血液净化一方面可清除炎症介质,减轻全身炎症反应,改善毛细血管通透性;另一方面还能清除过多的水,配合胶体液治疗,可减轻组织水肿,改善组织细胞氧合。为治疗药物难以奏效的液体过负荷,可选择持续静脉—静脉血液滤过(CVVH)、低效延时每日透析(SLEDD)或缓慢连续性超滤(SCUF)等持续模式。

四、严重的电解质及酸碱紊乱

血液净化可迅速纠正重度高钠血症、低钠血症、高钾血症或严重代谢性酸中毒,但治疗时应注意,慢性低钠或高钠血症时纠正速度不宜过快。文献提供的治疗指证分别为:血钠 <115mmol/L 或 >160mmol/L、血钾 >6.5mmol/L、pH<7.1。

五、重症急性胰腺炎

重症急性胰腺炎(severe acute pancreatitis,SAP)初期的病理生理学改变主要是 SIRS,可较早出现毛细血管渗漏、休克、水电解质和酸碱紊乱、腹腔内高压,甚至腹腔间隔室综合征

（abdominal compartment syndrome,ACS）。针对 SIRS,血液净化治疗有利于减轻胰腺及远隔组织器官的炎症损伤,稳定内环境,治疗 ACS。上海瑞金医院率先推出早期短时血液滤过治疗重症急性胰腺炎,并取得了良好疗效。资料显示,无手术指证的 SAP,在发病 72h 内接受 HF(不低于 35ml/kg·h)可改善临床症状,提高非手术治疗成功率,降低死亡率。此外,SAP 合并严重水、电解质和酸碱紊乱,合并 ARF、MODS 时,都有血液净化治疗的指证。

六、挤压综合征和横纹肌溶解

挤压综合征和横纹肌溶解时,大量释放入血的毒素和肌红蛋白可以引起全身炎症反应综合征和急性肾功能衰竭,上述物质均可被血液净化清除。治疗应尽早开始,应采用高通透性滤器进行 HVHF 或 HVHDF 治疗,或可采用血浆吸附。

七、药物过量和中毒

血液透析联合血液灌流在药物和毒物中毒救治中的疗效已得到广泛认可。循环中的有机磷农药和各种毒鼠药,以及抗癫痫药、镇静催眠药、抗生素类、洋地黄类及抗肿瘤化疗等都可被血液透析联合血液灌流技术予以清除。鉴于这一治疗机制,治疗分布容积高的药物或毒物中毒时,更应强调尽早行血液净化,并适当延长治疗时间。倘若治疗停止过早,组织中的药物或毒物转移回血液循环内而发生反跳现象。

八、肝功能不全

各种原因引起的重型肝炎、肝功能不全或肝衰竭常伴有内环境紊乱和体内毒性物质蓄积,抑制肝细胞再生。目前非生物型人工肝中,临床应用最为广泛、研究最多的是分子吸附再循环系统(molecular adsorbent recycling system,MARS)(图 9-6)。此方法是基于只有既清除率水溶性毒物又清除了脂溶性毒物,才能对肝衰竭进行合理的临床治疗的理念,以白蛋白透析技术为基础,使用分子吸附再循环系统治疗肝功能衰竭,使患者完全恢复或度过危险期以及准备和过渡到肝移植。

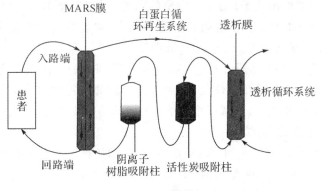

图 9-6　MARS 模拟图

（姚惠萍）

第十章 内环境紊乱的管理

第一节 水与电解质紊乱

体液平衡失调可以有三种表现：容量失调、浓度失调和成分失调。容量失调是指等渗性体液的减少或增加，只引起细胞外液量的变化，而细胞内液容量无明显改变。浓度失调是指细胞外液中的水分有增加或减少，以致渗透微粒的浓度发生改变，也即是渗透压发生改变。由于钠离子构成细胞外液渗透微粒的 90%，此时发生的浓度失调就表现为低钠血症或高钠血症。细胞外液中其他离子的浓度改变虽能产生各自的病理生理影响，但因渗透微粒的数量小，不会造成对细胞外液渗透压的明显影响，仅造成成分失调，如低钾血症或高钾血症，低钙血症或高钙血症，以及酸中毒或碱中毒等。

一、正常人的体液分布

正常体液容量、渗透压及电解质含量是机体正常代谢和各器官功能正常进行的基本保证。水和电解质是体液的主要成分。体液可分为细胞内液和细胞外液两部分，细胞内液绝大部分存在于骨骼肌中，男性约占体重的 40%，女性的细胞内液约占体重的 35%；细胞外液则男、女性均占体重的 20%。细胞外液又可分为血浆和组织间液两部分。血浆量约占体重的 5%，组织间液量约占体重的 15%。

细胞外液中最主要的阳离子是 Na^+，主要的阴离子是 Cl^-、HCO_3^- 和蛋白质；细胞内液中的主要阳离子是 K^+ 和 Mg^{2+}，主要阴离子是 HPO_4^{2-} 和蛋白质。细胞外液和细胞内液的渗透压相等，正常血浆渗透压为 $290\sim310mmol/L$。

体液平衡和渗透压的稳定是由神经—内分泌系统调节的。体液正常渗透压通过下丘脑—垂体后叶—抗利尿激素系统来恢复和维持，血容量的恢复和维持则是通过肾素—醛固酮系统。此两系统共同作用于肾，调节水及钠等电解质的吸收及排泄，从而达到维持体液平衡，使体内环境保持稳定之目的。

血液中的缓冲系统以 HCO_3^-/H_2CO_3 最为重要。HCO_3^- 的正常值平均为 $24mmol/L$，H_2CO_3 平均为 $1.2mmol/L$，两者比值 $HCO_3^-/H_2CO_3=24/1.2=20:1$。只要 HCO_3^-/H_2CO_3 比值保持 $20:1$，无论 HCO_3^- 及 H_2CO_3 绝对值有高低，血浆的 pH 仍能保持为 7.40。从酸碱平衡的调节角度，肺的呼吸对酸碱平衡的调节作用主要是通过 CO_2 经肺排出，可使血中 $PaCO_2$ 下降，也即调节了血中的 H_2CO_3。肾在酸碱平衡调节系统中起最重要的作用，肾通过改变排出固定酸及保留碱性物质的量，来维持正常的血浆 HCO_3^- 浓度，使血浆 pH 不变。如果肾功能有异常，则不仅可影响其对酸碱平衡的正常调节，而且本身也会引起酸碱平衡紊乱。肾调节酸碱平衡的机制可归纳为:①通过 $Na^+ - H^+$ 交换而排 H^+;②通过 HCO_3^- 重吸收而增加碱储备;③通过产生 NH_3^+ 并与 H^+ 结合成 NH_4^+ 后排出而排 H^+;④通过尿的酸化过程而排 H^+。

二、水和钠的代谢紊乱

在细胞外液中,水和钠的关系非常密切,故一旦发生代谢紊乱,缺水和失钠常同时存在。不同原因引起的水和钠的代谢紊乱,其引起的病理生理改变和临床表现也不同(表 10-1)。

表 10-1　不同类型的缺水

缺水类型	丢失成分	典型病症	临床表现	实验室检查
等渗性	等比 Na、H_2O	肠瘘	舌干、不渴	血浓缩,血 Na 正常
低渗性	$Na > H_2O$	慢性肠梗阻	神志差、不渴	血 Na ↓
高渗性	$H_2O > Na$	食管癌梗阻	有口渴	血 Na ↑

(一)等渗性缺水

等渗性缺水(isotonic dehydration)又称急性缺水或混合性缺水。此时水和钠成比例地丧失,因此血清钠仍在正常范围,细胞外液的渗透压也可保持正常。但等渗性缺水可造成细胞外液量(包括循环血量)迅速减少。由于丧失的液体为等渗,细胞外液的渗透压基本不变,细胞内液并不会代偿性向细胞外间隙转移。因此细胞内液的量一般不发生变化。但如果这种体液丧失持续时间较久,细胞内液也将逐渐外移,随同细胞外液一起丧失,以致引起细胞缺水。

1.病因　常见病因有:①消化液的急性丧失,如肠外屡、大量呕吐等;②体液丧失在感染区或软组织内,如腹腔内或腹膜后感染、肠梗阻、烧伤等。其丧失的体液成分与细胞外液基本相同。

2.临床表现　病人有恶心、厌食、乏力、少尿等,但不口渴。舌干燥,眼窝凹陷,皮肤干燥、松弛。若在短期内体液丧失量达到体重的 5%,即丧失细胞外液的 25%,病人则会出现脉搏细速、肢端湿冷、血压不稳定或下降等血容量不足之症状。当体液继续丧失至体重的 6%～7%时(相当于丧失细胞外液的 30%～50%),则有更严重的休克表现。

3.治疗　原发病的治疗十分重要,若能消除病因,则缺水将很容易纠正。对等渗性缺水的治疗,是针对性地纠正其细胞外液的减少。可静脉滴注平衡盐溶液或等渗盐水,使血容量尽快得到补充。对已有脉搏细速和血压下降等症状者,表示细胞外液的丧失量已至体重的 5%,需从静脉快速滴注上述溶液约 3000ml(按体重 60kg 计算),以恢复其血容量。注意所输注的液体应该是含钠的等渗液。另外,静脉快速输注上述液体时必须监测心脏功能,包括心率、中心静脉压或肺动脉楔压等。平衡盐溶液的电解质含量和血浆电解质含量相仿,用来治疗等渗性缺水比较理想,目前常用的平衡盐溶液有乳酸钠和复方氯化钠溶液。

在纠正缺水后,排钾量会有所增加,血清 K^+ 浓度也因细胞外液量的增加而被稀释降低,故应注意预防低钾血症的发生。一般在补充血容量使尿量达 40ml/h 后,补钾即应开始。

(二)低渗性缺水

低渗性缺水又称慢性缺水或继发性缺水。此时水和钠同时缺失,但失钠多于缺水,故血清钠低于正常范围,细胞外液呈低渗状态。

1. 病因　主要病因有：①胃肠道消化液持续性丢失，例如反复呕吐、长期胃肠减压引流或慢性肠梗阻，以致大量钠随消化液而排出；②大创面的慢性渗液；③应用排钠利尿剂如依他尼酸(利尿酸)等时，未注意补给适量的钠盐，以致体内缺钠程度多于缺水；④等渗性缺水治疗时补充水分过多。

2. 临床表现　低渗性缺水的临床表现随缺钠程度而不同。一般均无口渴感，常见症状有恶心、呕吐、头晕、视觉模糊、软弱无力、起立时容易晕倒等。当循环血量明显下降时，肾的滤过量相应减少，以致体内代谢产物潴留，可出现神志淡漠、肌痉挛性疼痛、腱反射减弱和昏迷等。

根据缺钠程度，低渗性缺水可分为三度：轻度缺钠者血钠浓度在 135mmol/L 以下，病人感疲乏、头晕、手足麻木，尿中 Na^+ 减少。中度缺钠者血钠浓度在 130mmol/L 以下，病人除有上述症状外，尚有恶心、呕吐、脉搏细速、血压不稳定或下降、脉压变小、浅静脉萎陷、视力模糊、站立性晕倒。尿量少，尿中几乎不含钠和氯。重度缺钠者血钠浓度在 120mmol/L 以下，病人神志不清、肌痉挛性抽痛、腱反射减弱或消失，出现木僵，甚至昏迷。常发生休克。

3. 治疗　应积极处理致病原因。针对低渗性缺水时细胞外液缺钠多于缺水的血容量不足的情况，应静脉输注含盐溶液或高渗盐水，以纠正细胞外液的低渗状态和补充血容量。静脉输液原则：输注速度应先快后慢，总输入量应分次完成。每 8～12h 根据临床表现及检测资料，随时调整输液计划。

重度缺钠出现休克者，应先补足血容量，以改善微循环和组织器官的灌注。晶体液(复方乳酸氯化钠溶液、等渗盐水)和胶体溶液(羟乙基淀粉、右旋糖酐和血浆)都可应用，但晶体液的用量一般要比胶体液用量大 2～3 倍。然后可静脉滴注高渗盐水(一般为 5％氯化钠溶液)200～300ml，尽快纠正血钠过低，以进一步恢复细胞外液量和渗透压，使水从水肿的细胞中外移。但输注高渗盐水时应严格控制滴速，每小时不应超过 100～150ml。以后根据患者病情及血钠浓度再调整治疗方案。

在补充血容量和钠盐后，由于机体的代偿调节功能，合并存在的酸中毒常可同时得到纠正，所以无需在一开始就用碱性药物治疗。如经动脉血血气分析测定，酸中毒仍未完全纠正，则可静脉滴注 5％碳酸氢钠溶液 100～200ml 或平衡盐溶液 200ml。以后视患者病情纠正程度再决定治疗方案。在尿量达到 40ml/h 后，同样要注意钾盐的补充。

(三)高渗性缺水

又称原发性缺水。虽水和钠的同时丢失，但因缺水更多，故血清钠高于正常范围，细胞外液的渗透压升高。严重的缺水，可使细胞内液移向细胞外间隙，结果导致细胞内、外液量都减少。最后，由于脑细胞缺水而导致脑功能障碍。

1. 病因　主要病因为：①摄入水分不够，如食管癌致吞咽困难、危重病人的给水不足、经鼻胃管或空肠造口管给予高浓度肠内营养溶液等；②水分丧失过多，如高热大量出汗(汗中含氯化钠 0.25％)、大面积烧伤暴露疗法、糖尿病未控制致大量尿液排出等。

2. 临床表现　缺水程度不同，症状亦不同。高渗性缺水分为三度：轻度缺水者除口渴外，无其他症状，缺水量为体重的 2％～4％；中度缺水者有极度口渴、乏力、尿少和尿比重增高，唇舌干燥、皮肤失去弹性、眼窝下陷，常有烦躁不安，缺水量为体重的 4％～6％；重度缺水者除上述症状外，出现躁狂、幻觉、谵妄、甚至昏迷，缺水量超过体重的 6％。

3. 治疗　解除病因同样具有治疗的重要性。无法口服的病人，可静脉滴注 5％葡萄糖溶液或低渗的 0.45% 氯化钠溶液,补充已丧失的液体。所需补充液体量可先根据临床表现,估计丧失水量占体重的百分比。然后按每丧失体重的 1% 补液 400～500ml 计算。为避免输入过量而致血容量的过分扩张及水中毒,计算所得的补水量,一般可分在两天内补给。治疗一天后应监测全身情况及血钠浓度,必要时可酌情调整次日的补给量。此外,补液量中还应包括每天正常需要量 2000ml。

应该注意,高渗性缺水者实际上也有缺钠,只是因为缺水更多,才使血钠浓度升高。所以,如果在纠正时只补给水分,不补适当的钠,则不能纠正缺钠,可能反过来出现低钠血症。如需纠正同时存在的缺钾,可在尿量超过 40ml/h 后补钾。经上述补液治疗后若仍存在酸中毒,可酌情补给碳酸氢钠溶液。

(四)水中毒

又称稀释性低血钠。水中毒较少发生,系指机体的摄入水总量超过了排出水量,以致水分在体内潴留,引起血浆渗透压下降和循环血量增多。

1.病因 ①各种原因所致的抗利尿激素分泌过多;②肾功能不全,排尿能力下降;③机体摄入水分过多或接受过多的静脉输液。此时,细胞外液量明显增加,血清钠浓度降低,渗透压亦下降。

2.临床表现 急性水中毒的发病急骤。水过多所致的脑细胞肿胀可造成颅内压增高,引起一系列神经、精神症状,如头痛、嗜睡、躁动、精神紊乱、定向能力失常、谵妄,甚至昏迷。若发生脑疝则出现相应的神经定位体征。慢性水中毒的症状往往被原发疾病的症状所掩盖,可有软弱无力、恶心、呕吐、嗜睡等。体重明显增加,皮肤苍白而湿润。

3.治疗 水中毒一经诊断,应立即停止水分摄入。程度较轻者,在机体排出多余的水分后,水中毒即可解除。程度严重者,除禁水外,还需用利尿剂以促进水分的排出。一般可用渗透性利尿剂,如 20% 甘露醇或 25% 山梨醇 200ml 静脉内快速滴注(20min 内滴完),可减轻脑细胞水肿和增加水分排出;也可静脉注射祥利尿剂,如呋塞米(速尿)和依他尼酸。

三、体内钾的异常

钾是机体重要的矿物质之一。体内钾总含量的 98% 存在于细胞内,是细胞内最主要的电解质。细胞外液的含钾量仅为总量的 2%,但它具有重要性。正常血钾浓度为 3.5～5.5mmol/L。钾有许多重要的生理功能:参与、维持细胞的正常代谢,维持细胞内液的渗透压和酸碱平衡,维持神经肌肉组织的兴奋性,以及维持心肌正常功能等。钾的代谢异常有低钾血症(hypokalemia)和高钾血症(hyperkalemia),以前者为常见。

(一)低钾血症

血钾浓度低于 3.5mmol/L 表示有低钾血症。缺钾或低钾血症的常见原因有:①长期进食不足;②应用呋塞米、依他尼酸等利尿剂,肾小管性酸中毒,急性肾衰竭的多尿期,以及盐皮质激素(醛固酮)过多等,使钾从肾排出过多;③补液病人长期接受不含钾盐的液体,或静脉营养液中钾盐补充不足;④呕吐、持续胃肠减压、肠瘘等,钾从肾外途径丧失;⑤钾向组织内转移,见于大量输注葡萄糖和胰岛素,或代谢性、呼吸性碱中毒时。

1.临床表现 最早的临床表现是肌无力,先是四肢软弱无力,以后可延及躯干和呼吸肌,一旦呼吸肌受累,可致呼吸困难或窒息;还可有软瘫、腱反射减退或消失。病人有厌食、恶心、呕吐和腹胀、肠蠕动消失等肠麻痹表现。心脏受累主要表现为传导阻滞和节律异常。

典型的心电图改变为早期出现 T 波降低、变平或倒置,随后出现 ST 段降低、QT 间期延长和 U 波,但并非每个病人都有心电图改变,故不应单凭心电图异常来诊断低钾血症。应该注意,低钾血症的临床表现有时可以很不明显,特别是当病人伴有严重的细胞外液减少时,这时的临床表现主要是缺水、缺钠所致的症状。但当缺水被纠正之后,由于钾浓度被进一步稀释,此时即会出现低钾血症症状。此外,低钾血症可致代谢性碱中毒,这是由于一方面 K^+ 由细胞内移出,与 Na^+、H^+ 的交换增加(每移出 3 个 K^+,即有 2 个 Na^+ 和 1 个 H^+ 移入细胞内),使细胞外液的 H^+ 浓度降低;另一方面,远曲肾小管 Na^+、K^+ 交换减少,Na^+、H^+ 交换增加,使排 H^+ 增多。这两方面的作用使病人发生低钾性碱中毒,此时,尿却呈酸性(反常性酸性尿)。

2.治疗　对造成低钾血症的病因作积极处理,可使低钾血症易于纠正。补钾量可参考血钾浓度的降低程度,每天补钾 40~80mmol 不等。

(二)高钾血症

血钾浓度超过 5.5mmol/L,即为高钾血症。常见的原因为:①进入体内(或血液内)的钾量太多,如口服或静脉输入氯化钾,使用含钾药物,以及大量输入保存期较久的库血等;②肾排钾功能减退,如急性及慢性肾衰竭;应用保钾利尿剂如螺内酯(安体舒通)、氨苯喋啶等,以及盐皮质激素不足等;③细胞内钾的移出,如溶血、组织损伤(如挤压综合征),以及酸中毒等。

1.临床表现　高钾血症的临床表现无特异性,可有神志模糊、感觉异常和肢体软弱无力等。严重高钾血症者有微循环障碍之临床表现,如皮肤苍白、发冷、青紫、低血压等。常有心动过缓或心律不齐。最危险的是高血钾可致心搏骤停。高钾血症,特别是血钾浓度超过 7mmol/L,都会有心电图的异常变化,早期改变为 T 波高而尖,P 波波幅下降,随后出现 QRS 增宽。

2.治疗　高钾血症有导致病人心搏骤停的危险,因此一经诊断,应予积极治疗。首先应立即停用一切含钾的药物或溶液。为降低血钾浓度,可采取下列几项措施:

(1)促使 K^+ 转入细胞内:①输注碳酸氢钠溶液:先静脉注射 5% 碳酸氢钠溶液 60~100ml,再继续静脉滴注碳酸氢钠溶液 100~200ml。这种高渗性碱性溶液输入后可使血容量增加,不仅可使血清 K^+ 得到稀释,降低血钾浓度,又能使 K^+ 移入细胞内或由尿排出;同时,还有助于酸中毒的治疗。注入的 Na^+ 可使肾远曲小管的 Na^+、K^+ 交换增加,使 K^+ 从尿中排出。②输注葡萄糖溶液及胰岛素:用 25% 葡萄糖溶液 100~200ml,每 5g 糖加入正规胰岛素 1U 静脉滴注,可使 K^+ 转入细胞内,从而暂时降低血钾浓度;必要时,可以每 3~4h 重复用药。③对于肾功能不全,不能输液过多者,可用 10% 葡萄糖酸钙 100ml、11.2% 乳酸钠溶液 50ml、25% 葡萄糖溶液 400ml 加入胰岛素 20U,24h 缓慢静脉滴入。

(2)阳离子交换树脂:可口服,每次 15g,每日 4 次。可从消化道带走钾离子排出。为防止便秘、粪块堵塞,可同时口服山梨醇或甘露醇以导泻。

(3)透析疗法:有腹膜透析和血液透析两种。用于上述治疗仍无法降低血钾浓度时。

钙与钾有对抗作用,静脉注射 10% 葡萄糖酸钙溶液 20ml 能缓解 K^+ 对心肌的毒性作用,以对抗心律失常。此法可重复使用。

第二节　酸碱平衡的失调

体液的适宜酸碱度是机体组织、细胞进行正常生命活动的重要保证。在物质代谢过程中,机体虽不断摄入及产生酸性和碱性物质,但能依赖体内的缓冲系统和肺及肾的调节,使体液的酸碱度始终维持在正常范围之内,以 pH 表示,正常范围为 7.35~7.45。但如果酸碱物质超量负荷,或是调节功能发生障碍,则平衡状态将被破坏,形成不同形式的酸碱失调。原发性的酸碱平衡失调可分为代谢性酸中毒、代谢性碱中毒、呼吸性酸中毒和呼吸性碱中毒四种。有时可同时存在两种以上的原发性酸碱失调,此即为混合型酸碱平衡失调。

当任何一种酸碱失调发生之后,机体都会通过代偿机制以减轻酸碱紊乱,尽量使体液的 pH 恢复至正常范围。机体的这种代偿,可根据其纠正程度分为部分代偿、代偿及过度代偿。实际上机体很难做到完全的代偿。

根据酸碱平衡公式(Hnderson-Hasselbach 方程式)可见,pH,HCO_3^- 及 $PaCO_2$ 是反映机体酸碱平衡的三大基本要素。其中,HCO_3^- 反映代谢性因素,HCO_3^- 的原发性减少或增加,可引起代谢性酸中毒或代谢性碱中毒;$PaCO_2$ 反映呼吸性因素,$PaCO_2$ 的原发性增加或减少,则引起呼吸性酸中毒或呼吸性碱中毒。

一、代谢性酸中毒

临床最常见的酸碱失调是代谢性酸中毒(metabolic acidosis)。由于酸性物质的积聚或产生过多,或 HCO_3^- 丢失过多,即可引起代谢性酸中毒。

(一)代谢性酸中毒的主要病因

1.碱性物质丢失过多　见于腹泻、肠瘘、胆瘘和胰瘘等,经粪便、消化液大量丢失 HCO_3^-。应用碳酸酐酶抑制剂(如乙酰唑胺)可使肾小管排 H^+ 及重吸收 HCO_3^- 减少,导致酸中毒。

2.酸性物质过多　失血性及感染性休克致急性循环衰竭、组织缺血缺氧,可使丙酮酸及乳酸大量产生,发生乳酸性酸中毒。糖尿病或长期不能进食,体内脂肪分解过多,可形成大量酮体,引起酮体酸中毒。抽搐、心搏骤停等也能同样引起体内有机酸的过多形成。为某些治疗的需要,应用氯化钠或盐酸精氨酸过多,以致血中 Cl^- 增多,也可引起酸中毒。

3.肾功能不全　由于肾小管功能障碍,内生性 H^+ 不能排出体外,或 HCO_3^- 吸收减少,均可致酸中毒。其中,远曲小管性酸中毒系泌 H^+ 功能障碍所致,近曲小管性酸中毒则是 HCO_3^- 再吸收功能障碍所致。

代谢性酸中毒的代偿:上述任何原因所致的酸中毒均直接或间接地使 HCO_3^- 减少,血浆中 H_2CO_3 相对过多。机体则很快会出现呼吸代偿反应。H^+ 浓度的增高刺激呼吸中枢,使呼吸加深加快,加速 CO_2 的呼出,使 $PaCO_2$ 降低,HCO_3^-/H_2CO_3 的比值重新接近 20∶1 而保持血 pH 在正常范围。此即为代偿性代谢性酸中毒。与此同时,肾小管上皮细胞中的碳酸酐酶和谷氨酰胺酶活性开始增高,增加 H^+ 和 NH_3 的生成。H^+ 与 NH_3 形成 NH_4 后排出,使 H^+ 的排出增加,但是,这些代偿还是相当有限的。

(二)临床表现

轻度代谢性酸中毒可无明显症状。重症病人可有疲乏、眩晕、嗜睡,可有感觉迟钝或烦

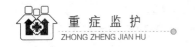

躁。最明显的表现是呼吸变得又深又快,呼吸肌收缩明显。

(三)治疗

病因治疗应放在首位。由于机体可加快肺部通气以排出更多 CO_2,又能通过肾排出 H^+、保留 Na^+ 及 HCO_3^-,即具有一定的调节酸碱平衡的能力。因此只要能消除病因,再辅以补充液体,则较轻的代谢性酸中毒(血浆 HCO_3^- 为 16～18mmol/L)常可自行纠正,不必应用碱性药物。低血容量性休克伴有的代谢性酸中毒,经补充血容量纠正休克之后,也随之被纠正。对这类病人不宜过早使用碱剂,否则反而可能造成代谢性碱中毒。

对血浆 HCO_3^- 低于 15mmol/L 的酸中毒病人,应在输液的同时用酌量碱剂作治疗。常用的碱性药物是碳酸氢钠溶液。该溶液进入体液后即离解为 Na^+ 和 HCO_3^-。HCO_3^- 与体液中的 H^+ 化合成 H_2CO_3,再离解为 H_2O 及 CO_2,CO_2 则自肺部排出,从而减少体内 H^+,使酸中毒得以改善。Na^+ 留于体内则可提高细胞外液渗透压和增加血容量。

二、代谢性碱中毒

体内 H^+ 丢失或 HCO_3^- 增多可引起代谢性碱中毒(metabolic alkalosis)。代谢性碱中毒的主要病因有:

1.胃液丧失过多 酸性胃液大量丢失,例如严重呕吐、长期胃肠减压等,可丧失大量的 H^+ 及 Cl^-。肠液中的 HCO_3^- 未能被胃液的 H^+ 所中和,HCO_3^- 被重吸收入血,使血浆 HCO_3^- 增高。另外,胃液中 Cl^- 的丢失使肾近曲小管的 Cl^- 减少。为维持离子平衡,代偿性地重吸收 HCO_3^- 增加,导致碱中毒。大量胃液的丧失也丢失了 Na^+,在代偿过程中,K^+ 和 Na^+ 的交换、H^+ 和 Na^+ 的交换增加,即保留了 Na^+,但排出了 K^+ 及 H^+,造成低钾血症和碱中毒。

2.碱性物质摄入过多 长期服用碱性药物,可中和胃内的盐酸,使肠液中的 HCO_3^- 没有足够的 H^+ 来中和,HCO_3^- 被重吸收入血而致碱中毒。大量输注库存血,抗凝剂入血后可转化成 HCO_3^-,致碱中毒。

3.缺钾 低钾血症时,K^+ 从细胞内移至细胞外,每 3 个 K^+ 从细胞内释出,就有 2 个 Na^+ 和 1 个 H^+ 进入细胞内,引起细胞内的酸中毒和细胞外的碱中毒。同时,在血容量不足的情况下,机体为了保存 Na^+,经远曲小管排出的 H^+ 及 K^+ 则增加,HCO_3^- 的回吸收也增加。更加重了细胞外液的碱中毒及低钾血症。此时可出现反常性的酸性尿。

4.利尿剂的作用 呋塞米、依他尼酸等能抑制近曲小管对 Na^+ 和 Cl^- 的再吸收,而并不影响远曲小管内 Na^+ 与 H^+ 的交换。因此,随尿排出的 Cl^- 比 Na^+ 多,回入血液的 Na^+ 和 HCO_3^- 增多,发生低氯性碱中毒。

代谢性碱中毒时,氧合血红蛋白解离曲线左移,使氧不易释出。此时尽管病人的血氧含量和氧饱和度均正常,但组织仍然存在缺氧。由此应该认识到积极纠正碱中毒的重要性。

(一)临床表现

一般无明显症状,有时可有呼吸变浅变慢,或精神神经方面的异常,如嗜睡、精神错乱或谵妄等。可以有低钾血症和缺水的临床表现。严重时可因脑和其他器官的代谢障碍而发生昏迷。血气分析可确定诊断及其严重程度。失代偿时,血液 pH 和 HCO_3^- 明显增高,$PaCO_2$ 正常。代偿期血液 pH 可基本正常,但 HCO_3^- 和 BE(碱剩余)均有一定程度的增高。可伴有低氯血症和低钾血症。

(二)治疗

原发疾病应予积极治疗。对丧失胃液所致的代谢性碱中毒,可输注等渗盐水或葡萄糖盐水,既恢复了细胞外液量,又补充 Cl^-。这种治疗即可纠正轻度低氯性碱中毒。必要时可补充盐酸精氨酸,既可补充 Cl^-,又可中和过多的 HCO_3^-。另外,碱中毒时几乎都同时存在低钾血症,故须同时补给氯化钾。补 K^+ 之后可纠正细胞内、外离子的异常交换,终止从尿中继续排 H^+,将利于加速碱中毒的纠正,但应在病人尿量超过 $40ml/h$ 时才可开始补 K^+。

三、呼吸性酸中毒

呼吸性酸中毒系指肺泡通气及换气功能减弱,不能充分排出体内生成的 CO_2,以致血液 $PaCO_2$ 增高,引起高碳酸血症。常见原因有:全身麻醉过深、镇静剂过量、中枢神经系统损伤、气胸、急性肺水肿和呼吸机使用不当等。上述原因均可明显影响呼吸,通气不足,引起急性高碳酸血症。另外,肺组织广泛纤维化、重度肺气肿等慢性阻塞性肺部疾患,有换气功能障碍或肺泡通气—灌流比例失调,都可引起 CO_2 在体内潴留,导致高碳酸血症。

机体对呼吸性酸中毒的代偿可通过血液的缓冲系统,血液中的 H_2CO_3 与 Na_2HPO_4 结合,形成 $NaHCO_3$ 和 NaH_2PO_4,后者从尿中排出,使 H_2CO_3 减少,HCO_3^- 增多,但这种代偿性作用较弱。还可以通过肾代偿,肾小管上皮细胞中的碳酸酐酶和谷氨酰胺酶活性增高,使 H^+ 和 NH_3 的生成增加。H^+ 与 Na^+ 交换,H^+ 与 NH_3 形成 NH_4,使 H^+ 排出增加,$NaHCO_3$ 的再吸收增加,但这种代偿过程很慢。总之,机体对呼吸性酸中毒的代偿能力有限。

(一)临床表现

病人可有胸闷、呼吸困难、躁动不安等,因换气不足致缺氧,可有头痛、发绀。随着酸中毒加重,可有血压下降、谵妄、昏迷等。脑缺氧可致脑水肿、脑疝,甚至呼吸骤停。

病人有呼吸功能受影响的病史,又出现上述症状,即应怀疑有呼吸性酸中毒。动脉血血气分析显示 pH 明显下降,$PaCO_2$ 增高,血浆 HCO_3^- 可正常。慢性呼吸性酸中毒时,血 pH 下降不明显,$PaCO_2$ 增高,血 HCO_3^- 亦有增高。

(二)治疗

机体对呼吸性酸中毒的代偿能力较差,而且常合并存在缺氧,对机体的危害性极大,因此除需尽快治疗原发病因之外,还须采取积极措施改善病人的通气功能。作气管插管或气管切开术并使用呼吸机,能有效地改善机体的通气及换气功能。应注意调整呼吸机的潮气量及呼吸频率,保证足够的有效通气量。既可将潴留体内的 CO_2 迅速排出,又可纠正缺氧状态。一般将吸入氧气浓度调节在 $0.6\sim0.7$ 之间,可供给足够 O_2,且较长时间吸入也不会发生氧中毒。

四、呼吸性碱中毒

呼吸性碱中毒是由于肺泡通气过度,体内生成的 CO_2 排出过多,以致血 $PaCO_2$ 降低,最终引起低碳酸血症,血 pH 上升。引起通气过度的原因很多,例如忧虑、疼痛、发热、创伤、中枢神经系统疾病、低氧血症、肝衰竭,以及呼吸机辅助通气过度等。

$PaCO_2$ 的降低,起初虽可抑制呼吸中枢,使呼吸变浅变慢,CO_2 排出减少,血中 H_2CO_3 代偿性增高,但这种代偿很难维持下去,因这样可导致机体缺氧。肾的代偿作用表现为肾小管上皮细胞分泌 H^+ 减少,以及 HCO_3^- 的再吸收减少,排出增多,使血中 HCO_3^- 降低,

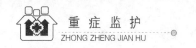
HCO_3^-/H_2CO_3 比值接近于正常,尽量维持 pH 在正常范围之内。

(一)临床表现

多数病人有呼吸急促之表现。引起呼吸性碱中毒之后,病人可有眩晕,手、足和口周麻木和针刺感,肌震颤及手足抽搐。病人常有心率加快。危重病人发生急性呼吸性碱中毒常提示预后不良,或将发生急性呼吸窘迫综合征。此时血 pH 增高,$PaCO_2$ 和 HCO_3^- 下降。

(二)治疗

原发疾病应予积极治疗。用纸袋罩住口鼻,增加呼吸道死腔,可减少 CO_2 的呼出,以提高血 $PaCO_2$。如系呼吸机使用不当所造成的通气过度,应调整呼吸频率及潮气量。危重病人或中枢神经系统病变所致的呼吸急促,可用药物阻断其自主呼吸,由呼吸机进行适当的辅助呼吸。

第三节　血液气体监测

危重病人救治的一个基本原则就是要确保机体呼吸循环功能的完善与稳定,包括组织的氧供与氧耗。实践证明,单凭临床观察、通气功能测定和血流动力学监测尚不能完全了解机体的呼吸循环功能,还应结合血液气体的监测。血液气体监测包括动脉血气分析和混合静脉血气分析,这在危重病人的救治中是必不可少的,本节主要讲解动脉血气分析。

一、操作方法

1.材料准备　常规消毒用品,抗凝用肝素液,采血用器具,橡皮塞。

2.穿刺部位的选择　选择没有输液的动脉及容易穿刺的动脉。一般选择左手的桡动脉,因为此处动脉固定,易暴露,不受体位和操作地点的限制;其次选择股动脉和肱动脉,患者容易接受,且成功率高,不易误入静脉或误刺深层神经。

3.患者准备　患者要取自然状态,活动后休息约 5～15min;同时针对患者对动脉采血了解极少,易产生紧张、恐惧心理,有针对性地做好解释疏导工作,消除紧张情绪,避免各种因素致呼吸过度或屏气而引起的血气误差。

4.采血　患者采血部位及采血操作者手指常规无菌消毒,用专用动脉采血针或经肝素化后合适大小注射器进行,找到搏动最明显处,右手持注射器,针头与皮肤呈一定角度,深部动脉应垂直进针,浅部动脉以 30°～45°为宜,抽满预设血量后,拔针同时立即排空气泡,将针头迅速刺入橡皮塞内,立即将标本在掌心搓动混匀至少5s,再颠倒混匀,以防凝血,贴好标签,立即送检。同时用无菌干棉球压迫穿刺点止血,时间要大于 5min,有凝血机制障碍者要适当延长按压时间,防止血肿形成。

二、血气监测参数及临床意义

1.酸碱度(pH)　参考值 7.35～7.45。pH<7.35 为酸血症,pH>7.45 为碱血症。但 pH 正常并不能完全排除无酸碱失衡。

2.二氧化碳分压(PCO_2)　参考值为 35～45mmHg,乘 0.03 即为 H_2CO_3 含量。超出或低于参考值称为高、低碳酸血症。>50mmHg 有抑制呼吸中枢危险。PCO_2 是判断各型酸碱中毒的主要指标。

3.二氧化碳总量（TCO_2） 参考值 24～32mmHg,代表血中 CO_2 和 HCO_3^- 之和,在体内受呼吸和代谢两方面影响。代谢性酸中毒时明显下降,碱中毒时明显上升。

4.氧分压（PO_2） 参考值 80～100mmHg。低于 60mmHg 即有呼吸衰竭,<30mmHg 可有生命危险。

5.氧饱和度（$SatO_2$） 参考值 95％～100％。

6.实际碳酸氢根（AB） 参考值 21.4～27.3mmol/L,标准碳酸氢根（SB）参考值为 21.3～24.8mmol/L。AB 是体内代谢性酸碱失衡的重要指标,在特定条件下计算出 SB 也反映代谢因素。两者皆低为代谢性酸中毒（未代偿）,两者皆高为代谢性碱中毒（未代偿）。

7.剩余碱（BE） 参考值—3～＋3mmol/L,正值指示增加,负值为降低。

8.阴离子隙（AG） 参考值 8～16mmol/L,是早期发现混合性酸碱中毒的重要指标。

判断酸碱失衡应先了解临床情况,一般根据 pH、$PaCO_2$、BE（或 AB）判断酸碱失衡,根据 PaO_2 及 $PaCO_2$ 判断缺氧及通气情况。pH 超出正常范围提示存在失衡,但 pH 正常仍可能有酸碱失衡;$PaCO_2$ 超出正常提示呼吸性酸碱失衡;BE 超出正常提示有代谢酸失衡。但血气和酸碱分析有时还要结合其他检查,结合临床动态观察,才能得到正确判断。

三、影响因素

1.采血位置 一般采集桡动脉、股动脉等的动脉血。如误采为静脉血,因为静脉血不能准确地反映动脉血气状况,它的 pH 值在正常情况下与动脉血接近,但当机体患病时,各种代谢均有不同程度的障碍,此时动脉与静脉血的 pH 就有明显的差异。

2.采血量及肝素浓度 肝素浓度是保证血气分析结果准确的核心,肝素用量过多可造成稀释性误差,使 pH、PaO_2 值偏低、$PaCO_2$ 值偏高,出现假性低碳酸血症;但是肝素量过少,便起不到抗凝的作用。国际生化联合会（IFCC）推荐血气标本中肝素的最终浓度为 50U/ml。

3.气泡 因为气泡会影响血气的 pH、$PaCO_2$、PaO_2 的检测结果,特别是 PaO_2 值。理想的血气标本,其空气气泡应低于 5％。

4.标本混匀程度 与其他抗凝标本一样,不充分的混匀会增加凝血的发生,从而影响血色素和血细胞压积结果的准确性。

5.标本的储存 对于检测乳酸的标本,检测前必须在冰水中保存;其他检测项目可在室温或冰水中保存 1h。

6.标本的送检时间 $PaCO_2$、PaO_2 和乳酸的检测必须在 15min 内完成,其余项目如 pH、电解质、BUN、血色素、血糖和红细胞比容的检测,要求在 1h 内完成。

（姚惠萍）

第十一章　心肺脑复苏

心肺复苏(cardiopulmonary resuscitation, CPR)是指针对心跳呼吸骤停采取的抢救措施。现代 CPR 的基本框架形成于 20 世纪 50—60 年代,其标志是确立了 CPR 的三大基本技术,即口对口人工呼吸、胸外心脏按压、体外电除颤。1956 年,Zoll 首次报道应用体外电击除颤成功救治一例心室颤动患者;1958 年,Peter Safar 等发明了口对口人工呼吸法;1960 年,Willian Kouwenhoven 发表了题为"闭式心脏按压"的报告,从而建立了现代心肺复苏术。

多年来,世界各国复苏专家一直在努力探索和总结心肺复苏的规范程序,美国心脏协会(American Heart Association, AHA)于 1974 年开始制定心肺复苏指南,分别于 1980 年、1986 年、1992 年多次修订;1985 年,在第四届全美复苏会议上对过去的 CPR 标准进行了评价和修改,特别提出了脑复苏的概念,从而诞生了心肺脑复苏(cardiopulmonary cerebral resuscitation, CPCR),并系统地提出了现代心肺复苏的基本程序:基础生命支持(basic life support, BLS)、高级生命支持(advanced life support, ALS)、长程生命支持(prolonged life support, PLS)。

AHA 于 2000 年颁布了第一部国际性复苏指南,即《2000 美国心脏协会心肺复苏和心血管急救指南》。经过每隔 5 年的科学循证和专家评价,于 2005 年和 2010 年分别对指南进行了修订。本章节的内容以 2010 年颁布的《2010 美国心脏协会心肺复苏和心血管急救指南》为标准(以下简称"2010 年版指南")阐述。

第一节　心跳骤停

心跳骤停(cardiac arrest)是指由于心律失常和(或)心脏有效搏动消失,直接导致全身血流突然停止,出现被证实的循环征象消失。是发达国家首要的死亡原因。

一、病因及高危因素

(一)病因

大多数院外心跳骤停与心肌缺血有关,主要表现为突发的心律失常;且绝大部分患者至少有一个或多个心脏病的危险因素,大部分患者具有潜在的冠状动脉疾病;院内心跳骤停患者多因非心源性疾病引起。按照年龄分析,则婴幼儿以呼吸道感染为多见,青年人以心肌病变为多见,老年人以冠心病和脑卒中多见。临床可按"6H4T"的提示分析心跳骤停的原因(表 11-1)。

表 11-1 心跳骤停病因

心 脏 病 变	非 心 脏 病 变
冠心病、心肌梗死	阻塞性肺疾病、肺栓塞、窒息
心肌炎、心肌病	颅内出血、感染
风湿性心脏病及各种心脏瓣膜病	消化道大出血
先天性心脏病	严重电解质及酸碱平衡紊乱
严重心律失常	药物、毒物中毒
细菌性心内膜炎	物理损伤:溺水、电击
心脏肿瘤如左心房球形血栓及黏液瘤、	创伤、休克
大动脉瘤破裂	麻醉手术意外

(二)高危因素

常见的危险因素有:室上性心律失常,冠心病的易患因素如高脂、高血压、高血糖,过度劳累,情绪激动,饱餐,饮酒等。

二、心跳骤停的判断

(一)判断要点

1.意识突然丧失。

2.摸不到大动脉(颈动脉和肱动脉)搏动。

(二)其他表现

1.叹息样呼吸或呼吸逐渐停止。

2.皮肤苍白或发绀。

3.瞳孔散大固定。常于停博后 45s 才出现散大,1～2min 后出现瞳孔固定,不能作为早期诊断依据。

4.心电图表现。

三、心跳骤停的心电图类型

心跳骤停时可出现四种可能的心电图类型:心室颤动(VF)、无脉性室性心动过速(VT)、无脉性电活动(PEA)和心室停博。每种心律失常都需要特殊的治疗和处理。简单地说,室颤和室性心动过速最佳的治疗策略是快速电除颤;无脉性电活动和心室停博对电治疗无反应,唯一有效的方法是立即心肺复苏及特定的药物治疗如肾上腺素。

(一)心室颤动

是心跳骤停时最常见的类型,在临床一般死亡中占 30%,在猝死中占 90%。此时心肌发生不协调、快速而紊乱的连续颤动,心电图上 QRS 波群与 T 波均不能辨别,代之以连续的不定型心室颤动波。

(二)无脉性室性心动超速

心电图特征为 3 个或 3 个以上室性期前收缩连续出现,QRS 波群形态畸形,心率常为 100～250 次/min,大动脉没有搏动。

(三)无脉性电活动

常是心脏处于"极度泵衰竭"状态,心脏已无收缩能力。心电图表现为等电位线,有正常

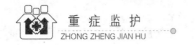

或宽而畸形、振幅较低的 QRS 波群,频率多在 30 次/min 以下。这种表现是机械停搏而非心电静止,为死亡率极高的一种心电图表现。

(四)心室停搏

心肌完全失去电活动能力,心电图上表现为一条直线,或偶见 P 波。常发生在室上性心动过速进行静脉按摩或行直流点击后,也可发生在心室扑动、严重逸搏心律后。

第二节 成人基础生命支持

基础生命支持的主要内容包括循环支持、开放气道、人工呼吸和(或)自动体外除颤。为专业急救人员制定的成人 CPR 指南适用于青春期后(12~14 岁,出现第二性征)的患者,为公众制定的成人 CPR 指南适用于≥8 岁的患者。成人基础生命支持的程序为:CAB,分别指循环、气道和通气。首先需要判断患者有无反应、循环和呼吸体征,如无任何反应,首先呼救并启动急救医疗服务;如有条件,可考虑实施早期除颤,即 D。

最新修订的美国心脏协会心血管急救成人生存链的环节包括:立即识别心脏骤停并启动急救系统;尽早进行心肺复苏;着重于胸外按压、快速除颤;有效的高级生命支持;综合的心脏骤停后治疗(图 11-1)。

图 11-1 生存链

一、识 别

急救人员到达后首先评估现场是否安全,然后快速识别患者。判断患者是否有意识,采取轻拍肩部,并大声喊叫:"喂喂! 你怎么了";如患者无反应,则立即触摸颈动脉搏动(建议同侧),在 5~10s 内完成;并同时快速判断有无呼吸。注意,触摸动脉搏动仅限于医务人员。

二、呼 救

确认患者失去意识后,在院外立即拨打急救电话,启动急救医疗服务;在院内则呼叫医务人员。拨打急救电话时应尽量提供详细情况:①地点,最好提供明显的标志;②人数;③紧急事件的类型;④患者目前的状况;⑤联系电话等。在紧急情况下建议由急救调度人员来询问,报警者如实回答即可。

三、体 位

CPR 时,患者和救护者应有合适的体位,以利于救护。患者应仰卧于坚硬的平面上,头、颈、躯干无扭曲。如患者呈俯卧或侧卧位,则在保护好患者颈部的前提下,将其翻转成仰卧位。

救护者应立于或跪于患者一侧。单人抢救时,一般位于患者的右侧;双人抢救时,一救护者位于患者的右侧,另一救护者位于患者的头部,2min或5个循环后更换位置。

四、C——循环:胸外心脏按压

(一)作用机制

1960年,Jude、Kouwenhoven等首先提出了"胸外心脏按压"的概念,在此基础上,Kouwenhoven等提出了CPR期间前向血流的产生是由于心脏在胸骨和脊柱间受到挤压的假说。按压使心脏受到挤压将血液泵出心脏,而放松则产生静脉回流,心脏瓣膜起到控制血液单向流动的作用,这就是所谓的"心泵理论"。

20世纪80年代早期,Criley、Niemann等提出了另一个可能的机制——"胸泵理论",认为血液的流动与"胸内压"的变化有关。

目前,学界对于这两种机制仍有争议,但大多数学者认为两种机制在CPR中都起作用。

(二)胸外心脏按压

确认患者心跳停止后应立即开始胸外按压。2010年版指南着重于胸外按压,对于未经培训的非专业人员,可以进行Hands-Only,即单纯胸外按压。

1.按压部位　胸外按压正确的部位是两乳头连线与胸骨交界点,或者是胸骨下1/2处。

2.按压姿势　一手掌根放在按压点上,手指伸直,另一只手重叠压在其背上,手指交叉紧握。双肘关节绷直,双肩在患者胸骨正上方,借助身体的力量垂直向下有节奏地按压。

3.按压技术标准　按压频率至少100次/min,按压与放松时间大致相等;按压深度至少5cm;保证每次按压后胸廓充分回弹;尽可能将按压中断的时间控制在10s内;不论是单人还是双人复苏,按压与通气的比例都为30∶2。

(三)注意事项

定位或按压部位不准确,导致剑突或肋骨骨折;按压放松时手掌根离开胸壁使按压点发生移位;按压时肘关节弯曲活动,或使用上肢力量按压;身体前倾不足,没有垂直按压于胸骨上;按压频率过快、过慢甚至失去节律;按压深度不足;按压放松时胸壁没有完全回弹,影像按压效果等。

(四)心肺复苏装置

多种机械心肺复苏装置已成为近期临床研究的重点。使用阻力阀装置可提高恢复自主循环的概率和短期存活率,但不能提高长期存活率;运用压力分散带心肺复苏与徒手心肺复苏比较,4h成活率并未提高且神经功能恶化,目前的证据不足以支持常规性地应用该装置。使用这些装置进行治疗,需要对救护者进行培训以尽可能减少胸外按压或除颤的中断时间。

五、A——气道:开放气道

意识丧失后,下颌、舌、颈部肌肉松弛,舌根后坠,造成呼吸道堵塞,要使呼吸道通畅,关键是解除舌根对呼吸道的堵塞。具体方法就是开放气道,有以下两种方法;如患者口鼻腔内有可见异物,应在开放气道前去除。

(一)仰头抬颏法

救护者一手掌根(小鱼际)放在患者前额,用力下压;另一手的食指和中指并拢放在患者下

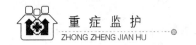
颌骨上,向上推举下颏。操作时要注意双手同时用力,并使气道始终保持开放状态(图11-2)。

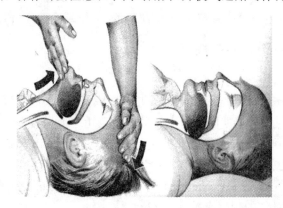

图11-2　仰头抬颏法

(二)托举下颌法

对怀疑有颈椎损伤者采用此法。救护者位于患者头顶部,双肘支撑于患者所躺平面,双手放在患者的下颌角处,向上托举下颌。

六、B——呼吸:人工呼吸

按压结束后应立即开始人工呼吸。无论何种人工呼吸(口对口、口对阻隔装置、囊球—面罩、口对鼻),吹气时间均应持续1s以上,以确保患者胸廓有可见起伏。连续2次吹气,潮气量6~7ml/kg体重(约500~600ml),应注意避免过度通气。

(一)口对口人工呼吸

在保持患者呼吸道通畅和口部张开的前提下进行;救护者用按于患者前额,一手的拇指和食指捏闭患者鼻孔;张大嘴自然吸气后包住患者口部,用力吹气直至患者胸部有可见起伏;一次吹气完毕后应立即放松捏鼻的手指,同时抬头换气,准备下一次吹气。

如果患者存在自主循环,则只需给予人工呼吸,呼吸频率5~6s一次,即10~12次/min;不管是否已经建立高级气道,每次吹气时间均应超过1s,且胸廓有可见起伏。

(二)口对阻隔装置吹气

口对口或口对鼻吹气在一些特殊情况下使人难以接受,虽然通过这些吹气传播疾病的概率比较低。阻隔装置主要有呼吸面膜、口咽管或带氧面罩等。在使用阻隔装置进行吹气时要注意节约时间,努力将2次吹气时间控制在10s内。

(三)囊球—面罩通气

此装置由一个面罩连接在一个有单向活瓣的高弹性球囊组成,即使没有建立高级气道也能提供正压通气。单人使用时,一般用左手的手指采用"EC手法"将面罩扣在患者口鼻上,向后、上牵拉下颌,在打开气道的同时确保面罩与面部的密封性;另一只手挤压球囊。每次挤压的容量为1升球囊的2/3或2升球囊的1/3。

(四)口对鼻人工呼吸

此法适用于无法经口进行人工呼吸的患者,如口腔严重损伤、口腔无法打开等。首先开放呼吸道,用手托住患者下颌使其口腔封闭;自然吸气后用嘴包住患者鼻子吹气直至胸廓有可见起伏;吹气完毕后将患者口部张开,使气体呼出。

(五)吹气过程中如何防止胃胀气

吹气过大过快使气体进入食管和胃,如进入的气体量过大可引起胃胀气;严重的胃胀气一方面使横膈抬高,影响肺通气量;另一方面,可导致呕吐、反流和误吸,造成严重后果。要防止胃胀气的产生,可以采取以下措施:首先是缓慢吹气,这样可使最大吹气压降低;其次,由于口对鼻吹气时间长,速度慢,胃胀气的情况较少,故情况允许时可用口对鼻吹气。

如患者已发生胃胀气,救护者可用手按压上腹部,以利于胃内气体排出。如有反流或呕吐,要将患者头部偏向一侧,防止误吸。

七、自动体外除颤(automated external defibrillator,AED)

在基础生命支持阶段对室颤患者进行除颤是提高存活率的重大手段,2010 年版指南建议在公共场所的第一目击者进行 CPR 时合并使用 AED。院外的心跳骤停并且现场有AED,应从行 CPR 并尽快使用 AED。

AED 面板上有三个按钮:电源开关(on/off)、分析按钮(analysis)、除颤(shock);操作过程有语音提示,简单明了。具体步骤如下:

1.打开电源 通电后仪器发出语音提示,指导操作者将电极片插头与仪器相连,并将电极片贴到患者胸前相应的位置。具体的位置在仪器和电极片背面有示意图。

2.分析心律 电极片贴好后仪器提示操作者不要解除患者,将自动进行心律分析。

3.除颤 如果心律分析发现患者的心律失常是室颤,仪器会发出声音指令,有的仪器除颤按钮也会闪光;操作者在确认无人与患者接触或大喊"离开"后按压"电击"按钮即完成一次除颤;除颤后仪器再次进行心律分析,并将根据结果发出语音提示。2010 年版指南支持单次电击后继续心肺复苏而不是连续的 3 次电击。

4.成人基础生命支持简化流程见图 11-3。

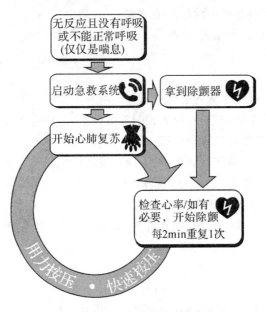

图 11-3 成人基础生命支持简化流程

第三节 成人高级生命支持

高级生命支持应尽可能早开始,如人力足够,与基础生命支持应分组同步进行;据报道,两者开始的早晚与复苏的成功率有密切关系(表11-2)。主要包括运用辅助设备和特殊技术:除颤、呼吸支持、循环支持、复苏药物的应用等。

表11-2 开始复苏时间与复苏成功率关系

BLS开始时间(min)	ALS开始时间(min)	复苏成功率(%)
0~4	0~8	43
0~4	16	1
8~12	8~16	0
12	12	0

一、非同步直流电除颤

心跳骤停的流行病学研究显示,80%左右的骤停类型是室颤,而终止室颤的最有效方法是电除颤。2010年版指南推荐1次电击程序而不是原来的3次;关于电除颤的理想能量尚无定论,目前主张一开始就用高能量,即单相波360J,双相波200J。除颤方式主要有以下两种:

(一)单相波非同步直流电除颤

操作步骤如下:

1.电极板涂导电糊或在胸壁除颤部位放置4~6层湿纱布。

2.打开电源,选择非同步模式,选择能量:单向波除颤首次能量360J,第二次及以后的除颤能量仍是360J。

3.充电。

4.用力将一个电极板置于胸骨右缘锁骨下;另一电极板置于左乳头的左下方。前一侧电极位置是合适的默认位置,对于有植入式起搏器的患者,应避免将电极板或电极片直接放在植入装置上,但也要避免导致除颤延迟。

5.在确认无人与患者、病床接触后,两手同时按压放电开关完成一次除颤。

6.除颤后立即继续CPR,完成5组后再评估,必要时再进行除颤。

(二)双相波非同步直流电除颤

1996年美国学者首次使用了双相波除颤仪,现代生产的除颤仪几乎都是双相波除颤仪,使用双相方形波时除颤能量为150~200J。操作步骤和单向波除颤仪相似。

(三)注意事项

1.避免将电极板表面相互摩擦来匀开导电糊。

2.电击前除去患者身上的金属物,胸部有大量出汗应擦干。

3.电击时任何人不能接触患者、病床等。

4.每次除颤后,应将除颤仪的控制转盘转到"监护"(monitor)档或"关闭"(off)档。

5.仪器使用完毕后应放回原处,清洁仪器,给蓄电池充电,检查记录纸、导电糊等是否足够。

二、呼吸支持

(一)建立人工气道

1.口咽通气管　口咽通气管一般为带有一定弧度的硬质塑料制品,规格有成人、儿童和婴儿之分,主要适用于舌后坠、呕吐物等机械因素引起的上呼吸道梗阻。插管方法是强迫患者张口,然后置管于舌体上,管的凸面先向下,插入后再旋至适当位置,使凹面向下直达咽部,有气流冲出或吹气时胸廓抬起则证明位置正确。为避免患者的唾液反流,目前推荐使用有单向活瓣的新型S形口咽通气管。

2.食管—气管联合导管(ETC)　这是一种双腔导管,在导管的末端和咽喉部各有一个气囊,充气后可分别阻塞食管、气管;在导管的咽喉部水平有很多小孔。导管插入后,即可以进行通气,也可以充当胃管,必要时用来抽吸胃液。ETC相对于球囊面罩的优势在于能隔离气道,减少误吸风险,通气更为可靠(图11-4)。

3.喉罩(LMA)　喉罩是一种新型的畅通呼吸道方法,1983年由英国麻醉师Brain发明。它由一根通气导管和一个硅胶卵圆形可充气面罩组成。需要时可直接将喉罩插入喉头,然后向气囊内注入适量空气,即可封闭喉头;然后可以在喉罩通气管内置入气管导管,同人工通气装置相连即可进行通气。应用LMA后,发生反流和误吸的概率远低于球囊面罩(图11-5)。

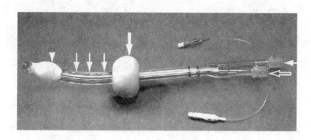 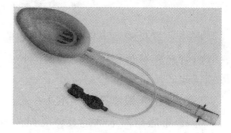

图11-4　食管—气管联合导管　　　　　　　　图11-5　喉罩

4.气管插管　在进行CPR时,由于胸外按压和人工呼吸造成咽部压力增加,从而引起胃胀气,容易造成反流和误吸,这就要求气管插管尽早进行。

5.经皮穿刺扩张气管导管术　是一种微创、快捷的急救技术,是ICU的新进展之一,适合于需要紧急气管切开的患者。

(二)二氧化碳波形图定量分析

由于血液必须通过肺循环,二氧化碳才能被呼出并对其进行测量,可用作胸外按压有效性的生理性指标,并用于检测是否恢复自主循环。无效胸外按压的呼气末二氧化碳($PETCO_2$)较低,恢复自主循环可导致$PETCO_2$突然增加(图11-6)。

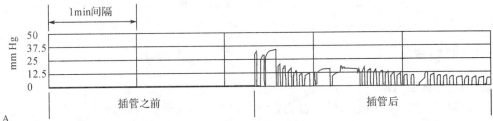

A.
二氧化碳图用于确认气管插管位置。该二氧化碳描记功能在插管期间，在竖轴上显示不同时间的呼出二氧化碳分压(PETCO₂)，单位是mmHg。患者插管后，就会检测呼出二氧化碳，用于确认气管插管的位置。呼吸期间的PETCO₂会不断变化，并在呼气时达到最高值。

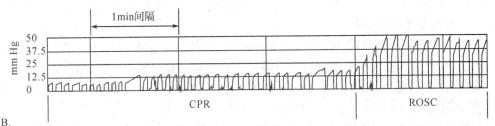

B.
二氧化碳图用于检测复苏操作的有效性。第2条二氧化碳图迹线在竖轴上显示不同时间的PE~TCO₂，单位是mmHg。该患者一插管，正在对其进行心肺复苏操作。请注意，通气速率约为每分钟8~10次人工呼吸。以略高于每分钟100次的速率持续进行胸外按压，但不会连同该迹线一起显示。第1分钟内的初始PETCO₂低于12.5mmHg，指示血流非常小。在第2分钟和第3分钟，PETCO₂上升到12.5mmHg至25 mmHg之间，这与后续复苏过程中的血流增加情况一致。第4分钟会恢复自主循环(ROSC)。ROSC可通过PETCO₂(仅在第4条竖线后可见)突然上升到40mmHg以上确定，这与血流的显著增加一致。

图 11-6　二氧化碳波形图

持续二氧化碳波形图还是确认和监测气管插管位置是否正确的最可靠方法。由于患者气管插管在转移过程中移位的风险日益增加，操作者应在通气时观察连续的二氧化碳波形，以确认和监测气管插管的位置。

(三)将给氧限制在正常水平

2010 年版指南未确定具体的撤离吸氧方案，但近期研究已表明自主循环恢复后组织内氧过多会产生有害影响；由于氧合血红蛋白饱和度为 100％可对应肺泡—动脉氧分压差大约为 80~500mmHg，此时可以取消给予吸入氧浓度，避免组织内氧过多但确保输送足够的氧。在自主循环恢复后，应将吸入氧浓度调整到需要的最低浓度，并保证氧合血红蛋白饱和度≥94％。

三、循环支持与监测

最新的 CPR 替代技术可改善患者的灌注，但通常要求有专业的仪器设备，操作人员要训练有素，因此只能局限于院内使用，包括开胸 CPR、插入性腹部按压、紧急心脏起搏等。

冠状动脉灌注压(CPP)为主动脉舒张压与右心房舒张压之差，它是监测胸外按压和药物干预最直接和最有效的测量方法。AHA 建议当第一次除颤失败后应持续按压以使 CPP 的值超过 15mmHg，从而提高再次除颤的成功率。但它需要较长的操作时间和复杂的监测设备。

四、复苏药物的应用

复苏药物的主要作用是改善心输出量、治疗心律失常和提高除颤成功率,应尽快考虑应用复苏药物。

(一)给药途径

1.静脉给药　CPR 开始后,应尽快建立静脉通道,以供用药及输液需要。复苏初期一般多采用上腔静脉系统给药,外周静脉首选肘前或颈外静脉,中心静脉可选颈内静脉或股静脉。

2.气管内给药　如静脉通道一时未能建立而气管插管已成功,可将复苏药物,如肾上腺素、利多卡因等,以静脉用量的 1~2 倍加等渗盐水稀释至 10ml 左右直接注入气管。

(二)复苏药物

1.肾上腺素　应用最广泛、有效,兼有 α 及 β 受体的兴奋作用。α 受体兴奋可使全身外周收缩(除冠状动脉和脑动脉外);在自主心跳恢复后,β 受体兴奋可提高心肌收缩力,增加心输出量;此外,还可以使细室颤变为粗室颤,有利于早期除颤。因此,肾上腺素适用于各种类型的心跳骤停。

标准用法为成人 1mg 静脉推注,或 2~2.5mg 气管内给药,每 3~5min 重复使用。主要不良反应为加重心肌缺血损伤,影响复苏后心功能和存活时间。

2.加压素　加压素为新一代复苏药物,主要通过直接刺激平滑肌 V1 受体收缩周围血管而发生作用。2010 年版指南推荐用法:室颤和无脉性室速时,可单次应用 40U,静脉或骨髓腔内推注。

3.腺苷　是一种内源性嘌呤核酸,常用于以下情况:①确定的、稳定的窄 QRS 波房室结或窦房结折返性心动过速,最常见的是折返性室上性心动过速;②不稳定性折返性室上性心动过速心脏复律准备过程中;③辅助治疗和诊断不确定的稳定性窄 QRS 波室上性心动过速;④已知折返路径的稳定的、宽 QRS 波形心动过速。

腺苷作用时间短暂,半衰期小于 5s,建议初始剂量 6mg 快速(1~3s 内)推注完毕,给药后再静注 20ml 生理盐水;若无反应,可在 5min 内以同样方式重复推注 12mg。

不良反应往往为一过性,以面色潮红、呼吸困难和胸痛最常见。

4.胺碘酮　推荐用于快速性心律失常:①起源于折返机制的窄 QRS 波形心动过速;②血流动力学稳定的室速、QT 间期正常的多源性室速;③持续室颤或室速,在除颤和应用肾上腺素无效。

用法为首剂 300mg 溶于 10~20ml 生理盐水或葡萄糖液内快速静脉推注,无效可追加 150mg。不良反应有低血压和心动过缓,预防方法为减慢给药速度。

5.利多卡因　为治疗室性心律失常的一种药物,可作为胺碘酮的替代品。用法为首剂 1~1.5mg/kg 静脉推注,间隔 5~10min 可增加 0.5~0.75mg/kg,最大 3mg/kg。不良反应有口齿不清、意识改变、肌肉颤动、心动过缓等。

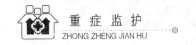
五、成人高级生命支持环形流程，见图11-7

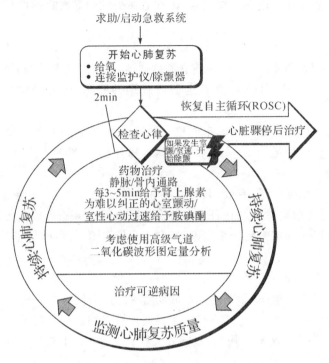

图 11-7　成人高级生命支持环形流程

第四节　长程生命支持

复苏初步成功后约有50%的患者在24h内状况出现反复，13d可能出现严重感染等。因此，应将患者转入监护病房，在严密监护下继续接受治疗。

一、脑复苏

复苏后长期存活患者中有10%～30%留有永久性脑功能损害，早在20世纪60年代就强调心跳骤停患者的脑功能的保护和恢复，最终将心肺复苏发展到心肺脑复苏。由于脑耗氧量大，储备功能差，因此从复苏开始就应不失时机地加强脑复苏，保证脑组织代谢所需最低血供。

(一)全身支持

1.改善脑组织灌注　提高灌注压是改善脑组织血液灌注的关键。可通过快速补液，适当应用血管活性药物来提高血压，避免脑组织产生灶性无血现象。但长时间维持高血压对脑组织是有害的，尤其不宜超过自动调定点的上限(平均动脉压130～150mmHg)。

2.呼吸支持　低$PaCO_2$分压可引起脑血管收缩，因而目前脑复苏中不主张使用辅助过度通气。对清醒患者使用机械呼吸器，将血气维持在 pH 值 7.35～7.45，$PaCO_2$ 在 25～

$35mmHg$,PaO_2 在 $100mmHg$ 以上。

(二)脑组织支持

1.亚低温疗法 据研究低温可降低脑组织的基础代谢率,体温每下降 $1℃$,基础代谢率可降低约 7%,颅内压、脑脊液压和静脉压可下降 5.5%,有利于改善脑水肿,减慢缺氧时 ATP 的消耗和乳酸血症的发展,最终提高脑组织对缺血缺氧的耐受。

临床常用的降温如下:①降温时间越早越好,尽量赶在脑水肿形成之前;②采取体表降温和头部重点降温相结合,体表降温首选降温毯,头部降温可用冰帽;③降温的程度以达浅低温($32\sim34℃$)为宜,监测肛温;④降温的持续时间视病情而定,一般需 $2\sim3d$,以皮质功能恢复,即听觉恢复为指标;⑤为防止复温后脑水肿,应让体温自动缓慢回升,绝不能复温过快;⑥选用冬眠合剂、地西泮等控制抽搐。

2.渗透疗法 目的为减轻脑水肿和降低颅内压,一般以甘露醇、山梨醇为首选,必要时可并用糖皮质激素(具有稳定细胞膜、清楚自由基、减轻毛细血管通透性、减轻脑水肿)。治疗时应注意防止低血压、电解质紊乱。

3.巴比妥类药物的应用 此类药物对脑组织的保护机制主要是降低脑代谢率,目前已广泛应用于脑复苏中。但大剂量硫喷妥钠或巴比妥有明显的扩血管和心脏抑制作用。

4.高压氧治疗 3 个大气压下吸纯氧,血氧分压较吸空气可提高 21 倍;氧弥散能力大为增加,可改善脑组织缺氧,减轻脑水肿,降低颅内压。高压氧的应用为脑复苏开辟了一条新的有效途径。

5.钙拮抗剂的应用 钙拮抗剂可解除缺血后血管痉挛,降低脑组织细胞线粒体内钙负荷,干扰脂质过氧化和组织坏死,改善微循环。

(三)中枢神经系统恢复过程

现有的有限资料表明复苏的进程基本上按照解剖水平自下而上恢复,低级向高级过度。

1.脑功能恢复的大致规律:心跳恢复→呼吸恢复→瞳孔对光反射出现→腱反射出现→吞咽、咳嗽反射出现→角膜反射出现→痛觉反射出现→头部、眼球转动→听觉出现→呼唤反应恢复→四肢活动恢复→清醒能讲话→视觉恢复。

2.高级神经活动恢复过程:强直→木僵→感觉性失语→口齿不清→空间和时间定向障碍→记忆、智力、特殊行为恢复。

二、维持循环功能

应对患者进行全面的循环功能监测,继续心电监护,及时处理各种突发情况;进行有创血压、中心静脉压检测血流动力学情况;进行心率、脉搏、末梢循环状况、尿量等一般状况监测;按医嘱给予各种强心、抗心律失常、血管活性药物。

三、维持呼吸功能

监测动脉血气变化,根据血气分析结果及时调整通气指标和吸入氧浓度。对于人工气道和(或)机械通气患者,做好气道护理,注意观察机械通气的并发症。

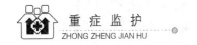

四、肾功能检测

心跳骤停患者易发生急性肾衰竭,需监测出入量、尿常规等肾功能变化。应注意维持有效的血容量,避免肾毒性药物的应用。

五、维持胃肠功能

心跳骤停及复苏后的一段时间内,胃肠道黏膜处于缺血缺氧状态,胃肠道的黏膜屏障功能此时容易遭到破坏,一方面可致应激性溃疡,另一方面易导致多脏器功能不全。主要的预防措施是病情允许时尽早恢复胃肠营养,必要时插管给予鼻饲;在不能进食时应通过胃肠外营养(PN),并适时给予抑酸剂和黏膜保护剂。

第五节　儿童和婴儿心肺复苏

儿童和婴儿心跳骤停的发生率远较成人低,且以非心脏原因为主。为专业急救人员制定的儿童 CPR 指南适用于 1 岁至青春期前(12～14 岁),非专业急救人员的对象是 1～8 岁;婴儿适用于小于 1 岁的患者。基础生命支持的操作步骤与成人相似,应注意所有操作不能暴力。

一、识　别

儿童、婴儿的识别内容和成人相似;儿童的判断方法与成人相同;婴儿采用拍打足跟,若不能哭泣,则判断为无意识。婴儿可以通过触摸肱动脉来判断循环,时间不超过 10s,但 2010 年版指南不再强调脉搏检查。

二、C——循环:胸外心脏按压

(一)儿童胸外心脏按压

按压部位、姿势同成人;可选用单手掌根或双手掌根按压;按压频率至少 100 次/min;按压深度大约 5cm;单人抢救时按压:通气比例为 30∶2,双人抢救时按压:通气比例为 15∶2。

(二)婴儿胸外心脏按压

单人抢救时,按压部位在两乳头与胸骨连线下方的胸骨上,不能按压剑突;用一手的食指和中指或中指和无名指按压(图 11-8);按压频率至少 100 次/min;按压深度大约 4cm;按压:通气比例为 30∶2。双人抢救时,按压部位同单人;采用双手环绕胸部,两拇指按压(图 11-9);按压:通气比例为 15∶2,其余同单人。

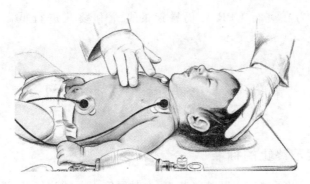

图 11-8 两指胸外心脏按压

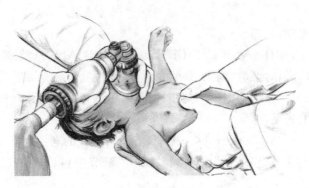

图 11-9 双手环绕、两拇指胸外心脏按压

三、A——气道：开放气道

方法同成人，应注意用力适当，并注意及时清除呼吸道异物。

四、B——呼吸：人工呼吸

可采用口对口、口对鼻、口对口鼻（主要适用于婴儿）方法进行人工呼吸；每次吹气时间大于 1s；自然吸气后吹气，使胸部有可见起伏，对婴儿尤其应控制吹气量。

五、D——除颤

对儿童尝试使用 AED，应选用儿科剂量衰减型 AED，如果没有可使用普通 AED；对于婴儿，应首选使用手动除颤仪，如果没有则优先选用儿科剂量衰减型 AED。

对于儿童患者尚不能确定最佳除颤剂量，可使用 2～4J/kg 的首剂量，第二次或后续剂量应至少为 4J/kg；对于难以纠正的心室颤动，应该提高剂量，但不超过 10J/kg 或成人最大剂量。

六、儿科高级生命支持

建议监测二氧化碳波形图，用于评估和改善胸外按压质量，及确认气管插管位置是否正确。自主循环恢复后，将吸入氧浓度调整到需要的最低浓度，并保证氧合血红蛋白饱和度≥94％。如无确诊的低钙血症、钙通道阻滞剂过量、高镁血症或高钾血症，不建议常规性使

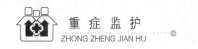

用钙剂。可以考虑为在进行 CPR 后仍昏迷的儿童和婴儿进行低温治疗（体温控制在 32～34℃）。

第六节　心肺脑复苏相关问题

一、心肺脑复苏终止的标准

在什么情况下可以不进行心肺脑复苏，什么时候停止心肺脑复苏，谁有权做出这样的决定，这是一个伦理问题，也是一个法律问题；我国目前还没有这方面的法律规定，终止心肺脑复苏的指标如下：

1.不可逆死亡表现：尸僵、尸斑等。

2.心跳呼吸停止，有目击者并做了 CPR，医院经有效 ALS 抢救 30min，无自主循环恢复，无心脏电活动者。但对触电、溺水、药物中毒、原发性低体温等可适当延长抢救时间。

3.脑死亡：国际上主张用脑电图来判断，但我国还没有明确的诊断标准；是否放弃治疗，需要征求患者家属的意见。

4.无需复苏(do not attempt resuscitate, DNAR)：国外的老年病学专著认为老年人没有必要进行复苏。老年人复苏仅在"伦理"和"法律"章节中讨论；多数认为可开 DNAR 的医嘱。

二、培训、实施和团队

培训、实施和团队是 2010 年版指南中新增的部分，讨论有关培训和学习复苏技术的最佳实践、实施生存链以及治疗团队和系统。该内容的主要建议和要点：

1.要提高旁观者自愿实施 CPR 的概率，可以给予正式的 CPR 培训。施救者培训的质量和再培训的频率是提高复苏有效性的关键，再培训的时间间隔最好不限制为 2 年。

2.向可能不愿意或没有能力实施传统 CPR 的人员介绍单纯胸外按压，并且培养操作者克服实施 CPR 的决心。

3.急救调度人员应通过电话给予指导，帮助旁观者识别心跳骤停患者，并鼓励实施 CPR 或单纯胸外按压。

4.要缩短心跳骤停患者除颤的时间，AED 使用不能只限于经过正式培训的人员。基于人体模型的研究已证明，无需培训也能正确操作 AED，允许未经培训者使用 AED 可以拯救生命。

5.多项复苏操作或技能需要同时进行，医务人员只有相互协作，才能尽量减少胸外按压中断的时间。应该培训团队协作和领导技能。

三、成人、儿童和婴儿的基础生命支持总结

三个不同人群基础生命支持的异同点见表 11-3。

表 11-3　成人、儿童和婴儿的基础生命支持总结

内容	指　南		
	成人	儿童	婴儿
识别	无反应(所有年龄)		
	没有呼吸或不能正常呼吸(即仅仅是喘息)		不呼吸或仅仅是喘息
	对于所有年龄,在 10s 内未扪及脉搏(仅限医务人员)		
心肺复苏程序	C—A—B		
按压频率	每分钟至少 100 次		
按压幅度	至少 5cm	至少 1/3 前后径 大约 5cm	至少 1/3 前后径 大约 4cm
胸廓回弹	保证每次按压后胸廓回弹		
按压中断	尽可能减少胸外按压的中断 尽可能将中断控制在 10s 以内		
气道	仰头抬颏法(医务人员怀疑有外伤:托举下颌法)		
按压—通气比例 (无高级气道)	30:2 1 或 2 名救护者	30:2 单人救护者 15:2 2 名医务人员救护者	
高级气道 (医务人员)	每 6 至 8s1 次呼吸(每分钟 8 至 10 次呼吸)。 与胸外按压不同步 大约每次呼吸 1s 时间 明显的胸廓隆起		
除颤	尽快连接并使用 AED。尽可能缩短电击前后的胸外按压中断; 每次电击后立即从按压开始心肺复苏		

(叶昌华)

第十二章　危重患者的营养支持

近年来重症患者的胃肠功能问题普遍受到关注,而且成为不可忽视的问题,一方面重症患者胃肠道功能障碍的发生率很高;另一方面,胃肠功能问题在重症患者的发生、发展过程中具有重要作用。如腹胀、肠麻痹导致的腹腔高压,肠屏障障碍导致的肠源性感染等均能显著加重病情,对预后产生重要的影响。

第一节　营养状况评估

一、肠衰竭与肠功能障碍的概念

"肠功能衰竭"一词在 20 世纪 50 年代即已出现,然而,迄今肠功能衰竭并没有明确的定义,也没有可以明确监测的参数。黎介寿(2004 年)认为胃肠功能障碍的概念比"肠衰竭"的概念更准确,应包括黏膜屏障功能障碍,消化、吸收障碍和动力障碍三个方面。南京军区总医院等认为肠功能障碍可分为三型:①功能性小肠长度绝对减少型,如短肠综合征。②小肠实质广泛损伤型,如放射性肠损伤、炎性肠病所致的肠功能障碍;各种原因所致的肠外瘘、肠梗阻当属此型,但多数为急性,可逆转。③以肠黏膜屏障功能损害为主,可同时伴有肠消化吸收功能的障碍,如严重创伤、出血、休克所致的肠功能障碍。

二、营养不良类型

(一)蛋白质营养不良(protein malnutrition)

由于应激后分解代谢与营养摄取不足,内脏蛋白质消耗所致。主要表现为内脏蛋白含量与免疫功能降低,如血清白蛋白、转铁蛋白、前白蛋白降低;细胞免疫与淋巴细胞计数等免疫指标异常,而人体测量正常。鉴于急性、既往营养状态良好的患者,此型多见于创伤、烧伤、感染等严重应激的危重患者,易被临床医生所忽视。通过血清蛋白及免疫功能测定有助于此型营养不良的诊断。

(二)蛋白质—能量营养不良(marasmus,又称为消瘦型营养不良)

多由于热量摄入不足,而导致肌肉组织与储存的脂肪逐渐消耗,但内脏蛋白可维持正常。表现特点为体重、三头肌皮肤皱褶厚度(TSF)与上臂中点肌围(AMC)等人体测量值下降,肌肉重量减少,血浆蛋白下降,在临床上较易诊断。常见于慢性消耗的恶性肿瘤患者。

(三)混合型营养不良

混合型营养不良表现为内脏蛋白质合成下降,肌肉组织及皮下脂肪消耗,免疫应答能力与伤口愈合能力受损,感染性并发症与器官功能障碍的发生率增高。此类营养不良易发生于慢性疾病及处于高代谢应激状态的患者。

三、营养状态评估

临床上常用的营养状态评估方法包括人体测量、实验室检测及生理功能方面的评价。

(一)人体测量

1. 体重(body weight,BW)与体重指数(body mass index,BMI) BMI=体重(kg)/身高^2(m^2)。

体重是临床最常用的营养状况判定指标,但对于危重症患者,短期内的体重变化往往反映了体内水钠潴留的情况、体腔大量积液以及严重应激反应的结果,因而往往不能准确地反映患者的实际体重,体重测量时应考虑到快速的液体平衡改变对其的影响,应用中可参考理想体重(表12-1)。

表 12-1 BMI 与营养状态

BMI(kg/m^2)	营养状况
<18	营养不良
18~20	潜在营养不良
20~25	正常
25~30	超重
>30	肥胖

2. 肱三头肌皮肤折褶厚度(triceps skin fold thickness,TSF) 反映机体脂肪储存的指标,可应用卡尺或千分卡尺测量。测量部位选择肩胛骨喙突和尺骨鹰嘴突终点处,左右臂均可,上肢自然放松下垂,检测者用拇指和食指捏起皮肤和皮下组织,以卡尺进行测量。正常参考值男性为 8.3mm,女性为 15.3mm。达到 90%以上为正常,80%~90%为轻度降低,60%~80%中度降低,<60%为重度降低。然而,对于存在水肿的危重患者来说,其体内脂肪贮存量的判断则非常困难。

3. 上臂中点肌肉周径(mid arm circumference,AMC) 反映骨骼肌储存的情况,上臂中点肌肉周径指肩峰至尺骨鹰嘴中点的臂围,测量简单。与 TSF 结合,可对机体肌肉和脂肪的比例进行初步分析。其计算公式为:

$$AMC=上臂中点周径 AC(cm)-0.34TSF(cm)$$

正常参考值男性为 24.8cm,女性为 21.0cm,达到 90%以上为正常,80%~90%为轻度降低,60%~80%中度降低,<60%为重度降低。以上测量均应测量 3 次,取其平均值以减少测量误差。

4. 肌酐/身高指数(creatinine height index,CHI) 研究表明,成人 24h 尿肌酐排泄量大致与无脂组织群(LBM)含量成正比。通过收集 24h 尿液可测定尿液中肌酐值,再除以身高相应的理想肌酐值而求出 CHI,大于理想的 90%为正常。CHI 随年龄增大而减少。判断标准见表12-2。

表 12-2 CHI 的临床意义

标准	正常	LBM 轻度缺乏	LBM 中度缺乏	LBM 重度缺乏
CHI	>90%	80%~90%	60%~80%	<60%

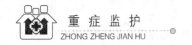

CHI 与 LBM 及 BW 相关,受尿肌酐排泄的影响,如肾功能状态、肉食摄入量、运动、发烧、感染、创伤等。

(二)实验室检测

1.内脏蛋白测定　是重要的营养状态及营养支持观察指标,反映体内的蛋白质状况。其随着应激程度、营养支持治疗而发生改变。常用者见表12-3。

2.氮平衡测定　是判断危重症患者蛋白质代谢的一个常用重要指标,也反映营养补充的充足与否。

表 12-3　内脏蛋白测定

蛋白质	正常	轻度营养不良	中度营养不良	重度营养不良
白蛋白(g/L)	35~50	28~35	21~27	<21
转铁蛋白(g/L)	2~4	1.5~2	1~1.5	<1
前白蛋白(mg/L)	100~400	50~100	50~100	<50

(三)功能测量

1.握力　与机体营养状况相关,反映肌肉体积与功能(肌力)的有效且实用指标,也反映疾病的状态。

2.肌电刺激检测　客观评价肌肉功能。

3.呼吸功能测定　通过呼吸肌功能的指标反映患者肌肉功能状态。

4.免疫功能测定　淋巴细胞计数、外周血 T 淋巴细胞计数、HLA-DR 等。

第二节　营养支持的方法

一、营养支持途径及应用

临床上采用的营养支持途径包括肠内营养(enteral nutrition,EN)与肠外营养(parenteral nutrition,PN)或狭义称为静脉营养。

二、营养支持时机

目前多数认为在有效的复苏与初期治疗 24~48h 后,可考虑开始营养供给,并视此为早期营养支持。相反,延迟的营养补充可导致较长时间持续的营养与能量负平衡。

三、能量消耗与供给

充足、适当的能量补充以减少蛋白质—能量的负平衡及缩短其持续的时间,降低 LBM 的消耗。因为不论是营养不足还是过度喂养均会对危重症患者的病情及预后造成不利的影响。早期供给 20~25kcal/(kg·d)。

四、肠内营养对危重症患者的应用

(一)肠道喂养途径

大多数危重症患者是需要通过管饲供给营养的。营养管类型包括鼻胃管、鼻肠管、胃造口/空肠造口导管。胃/空肠造口更适合于长时间需要管饲肠内营养者。

经皮内镜引导下胃造口术(percutaneous endoscopic gastrostomy,PEG)和空肠造口术(percutaneous endoscopic jejunostomy,PEJ/PEGJ)是在内窥镜协助下,腹壁穿刺行胃或空肠造口置管的方法,可床旁实行。

1.经胃肠内营养 通过鼻胃管或胃造口给予营养物,后者包括开腹胃造口置管和内镜引导下经皮穿刺胃造口置管。

2.经肠肠内营养 通过鼻空肠导管、肠造口。

3.EN 的喂养方式 蠕动泵控制下持续输注是许多重症患者肠内营养实施中选择的方式,相对间断分次注射方式而言,是更为安全和容易耐受的肠内营养方式。

4.优化肠内营养应用措施 早期肠内营养近年来得到了越来越多的重视,但危重症患者的 EN 支持较一般患者的营养面临着更大的风险与挑战,肠道的功能和对于肠道喂养的耐受性直接影响其支持的效果。许多危重症患者往往存在胃肠动力和功能的障碍,容易导致腹胀、胃潴留、误吸和吸入性肺炎,并直接影响营养支持的效果,且与住 ICU 时间延长、病死率增加相关。EN 不耐受更多地发生于休克(复苏后)与全身性感染患者,除疾病本身对肠功能影响外,接受镇静与儿茶酚胺治疗的危重症患者,EN 不耐受的几率增高。

(1)危重患者 EN 时宜采用持续泵入的方式,营养液输注速度根据具体患者的耐受程度确定。

(2)对于反流、误吸高风险的重症患者,宜选择经小肠喂养的方式,和应用胃肠促动力药物;胃内喂养与空肠内喂养对 EN 并发症及肠道耐受性的影响研究显示,经空肠 EN 与经胃EN 相比,前者仅在胃肠道不耐受以及较早达到目标喂养方面优于经胃喂养。

(3)肠内营养输注期间保持上胸部抬高≥30°的体位。

(4)监测胃残余量(q4h):胃残留量被广泛用于评价肠内营养期间胃的排空状况,但对于残留量多少来判断排空状态的标准尚不一致,从 100～500ml 均有报道。多数报道认为,如胃残留量>100ml,小肠残留量>200ml 时应密切观察胃肠运动状态与排空功能。也有认为,危重症患者 EN 时,残留量>400ml,也并非一定表示胃肠道对肠内营养的不耐受。但胃残留量 100～150ml,应密切注意,如>150～200ml,表示排空不良,应予减量,加用促进胃排空药物,如甲氧氯普胺、普瑞博思(西沙比利)、静脉点滴红霉素,如仍不改善则应停输。空肠喂养同时留置胃引流管者,每日胃液引流应以<400ml 为宜。否则,应注意胃肠运动状态、胃引流液性状与 pH 值。

(5)EN 期间注意高血糖的处理。

(6)由于危重症患者对 EN 的耐受性降低,故常影响 EN 时的能量与营养供给。来自MICU 的两项回顾性调查显示:接受 EN 的 187 例患者在收入 ICU 后的前几天(≥ 96h),达到营养支持指南推荐的目标喂养量者仅有约 50% 的患者。而营养支持效果,对预后的改善又直接与能量和营养补充量相关,过低的肠内营养量不能获得肠屏障功能的维护与改善的作用。研究显示,当营养供给量不足于预计喂养量的 25% 时,患者血流性感染的发生率将增

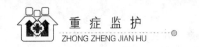

加。对于单纯肠道喂养不能满足需要的危重症患者,EN 不足之处应以 PN 补充之(PN＋EN 联合形式)。目前临床资料并不能证实这种联合形式能够带来更大利益,在危重症获得性肺炎发生率、住院时间及病死率方面并无差异。

5. EN 的禁忌证　某些危重症患者或疾病的危重时期是不宜选用 EN 的。

(1)严重应激状态,血流动力学尚不稳定,水电酸碱失衡未予纠正者,应先处理全身情况,待内环境稳定后再酌情考虑肠道喂养的时机。

(2)胃肠功能障碍者:腹腔感染未予控制导致肠管运动障碍,出现明显腹胀、肠鸣音消失或腹腔大量炎性积液时,不能耐受肠道喂养。

(3)肠管机械性完全性梗阻和其他原因的麻痹性肠梗阻者。

(4)肠瘘早期,腹腔感染较重且未局限者不宜行肠道喂养。

(5)急性肠道炎症伴有持续的腹泻、腹胀者,吸收等功能较差,不宜给予肠内营养。

(6)肠内营养过程中出现严重腹泻、腹胀等,经处理无缓解,应暂停肠道喂养。如认为是其他因素所致应给予相应对症处理,如应用广谱抗菌药物引起者应考虑停用抗菌药物,必要时加用抗真菌药物,其他原因亦可对症处理。

(7)较严重消化道出血及呕吐的患者。

(8)合并腹腔间隙综合征。

(9)采取俯卧体位者,应暂停 EN,否则将增加胃内容物反流与误吸的风险。

6. 要素饮食的类型与选择　肠内营养制剂根据其组成分为几种类型,如整蛋白配方饮食、预消化配方(短肽)、单体配方(要素饮食)、疾病特殊配方(肝肾疾病等)、匀浆膳和管饲混合饮食等。

(1)整蛋白配方:营养完全、可口、价廉,适用于胃肠道消化功能正常者。

(2)预消化配方(短肽配方):简单消化即可吸收,适用于胃肠道有部分消化功能者。

(3)氨基酸单体配方:以氨基酸为蛋白质来源的要素营养,直接吸收,适用于短肠及消化功能障碍患者。

(4)疾病特殊配方:适用于某种疾病,如合并糖尿病、肾功能障碍、呼吸功能障碍及肝功能不全等。

五、PN 对危重症患者的应用

1. PN 的适应证与禁忌证　不能耐受 EN 和 EN 选择禁忌的危重症患者,应选择完全肠外营养支持(total parenteral nutrition,TPN)的途径。主要指合并胃肠道功能障碍的危重症患者,其他还包括存在有尚未处理的腹部问题(如出血、腹腔感染)的外科患者和由于手术或解剖原因禁止肠道喂养的患者。胃肠道可以使用,但仅能承担部分的营养物质补充,可添加部分肠外营养(partial parenteral nutrition,PPN)相结合的联合营养支持方式,目的在于肠功能支持。一旦患者胃肠道可以安全使用时,则逐渐减少及至停止 PN,联合肠道喂养或开始经口摄食。

存在以下情况时,不宜给予 PN:在早期复苏阶段、血流动力学尚未稳定或存在有组织低灌注;严重高血糖尚未控制;严重水电介质与酸碱失衡;严重肝功能衰竭、肝性脑病;急性肾功能衰竭存在严重氮质血症时,均不宜给予 PN。

总之 PN 选择原则是:只要胃肠道解剖与功能允许,并能安全使用,应积极采用 EN;任何原因导致胃肠道不能使用或应用不足,应考虑肠外营养,或联合应用EN。

随着对PN了解的深入及其应用技术的不断完善,特别是"过度喂养"的认识和避免,使PN成为ICU患者安全有效的支持方式。对于EN禁忌的危重症患者,如不能有效地给予PN,将使死亡的风险增加3倍。对这类患者,早期开始PN(入ICU或创伤后24～48h内)将有助于降低感染性并发症的发生率。PN是合并有肠功能障碍患者治疗的重要组成部分。

2.营养素及其需要量 常规的营养素成分包括碳水化合物、脂肪(包括必需脂肪酸)、氨基酸、电解质、维生素、微量元素和液体。

(1)碳水化合物类:是当前非蛋白质热量的主要部分,葡萄糖是临床常用的选择,其他还有山梨醇、果糖、木糖等。热卡密度为4kcal/g。碳水化合物是非蛋白质热量(non-protein calorie,NPC)的主要来源之一,也是脑神经系统、红细胞必需的能量物质,每天需要量>100g,以保证上述依赖葡萄糖氧化供能的细胞所需。一般每分钟每千克体重能代谢3～5mg葡萄糖。应激后糖代谢紊乱表现为糖的利用下降、内源性糖异生增加、胰岛素抵抗,由此导致血糖升高,且其升高程度与感染等并发症和病死率相关。过多热量和葡萄糖的补充增加CO_2的产生,增加呼吸肌做功、肝功能损害与瘀胆发生等,有加重脏器功能损害的危险。因此,葡萄糖的供给需参考机体糖代谢状态与肝、肺等脏器功能。外源葡萄糖供给量一般从100～150g/d开始,占NPC的50%～60%,葡萄糖:脂肪比例保持在60:40～50:50,同时应注意葡萄糖的输注速率,早期限制在2.5～4mg/(kg·min);此外,强调联合应用胰岛素治疗以严格控制血糖水平。

(2)脂肪乳剂:脂肪乳剂是PN中另一重要营养物质和NPC来源,提供必需脂肪酸(亚油酸、亚麻酸、花生四烯酸),参与细胞膜磷脂的构成及作为携带脂溶性维生素的载体,单位体积可供给较高的热量(9kcal/g)。糖脂双能源供能有助于减轻葡萄糖的代谢负荷和营养支持中血糖升高的程度。外源性脂肪的补充需考虑到机体对脂肪的利用和清除能力,一般占总热量的15%～30%,或占NPC的30%～50%,应用时需要监测血脂水平、肝肾功能。高甘油三酯血症患者(>4～5mmol/L)不推荐使用脂肪乳剂;合并脂代谢障碍(如重症胰腺炎早期)以及老年患者,应酌情降低脂肪的补充量。根据脂肪酸中甘油三酯碳链的长短,临床上常用的脂肪乳剂有长链甘油三酯脂肪乳剂(long chain triglyceride,LCT)和中/长链甘油三酯脂肪乳剂[MCT/LCT,含中链甘油三酯(medium chain triglyceride,MCT)]。必需脂肪酸是LCT。LCT氧化需要肉毒碱参与,而严重感染等应激状态和肝功能障碍时肝脏肉毒碱合成减少或排泄增加,影响LCT的氧化代谢,可造成脂肪超负荷和廓清障碍。MCT不依赖肉毒碱转运进入线粒体代谢,有较高氧化利用率,有助于改善应激与感染状态下的蛋白质合成。由于中链与长链脂肪酸水解代谢速率不同,以及多不饱和脂肪酸的脂质过氧化反应的不良影响,含结构甘油三酯的脂肪乳剂有望取代以往物理混合的剂型,比MCT/LCT具有更小的毒性、改善脂肪酸的氧化与氮的利用,并不影响单核—巨噬细胞系统功能,应用效果和安全性均优于传统物理混合剂型。

(3)氨基酸:氨基酸溶液作为肠外营养液中的氮源,是蛋白质合成的底物来源,平衡型氨基酸是临床常选择的剂型,含有各种必需氨基酸(essential amino acid,EAA)和非必需氨基酸,比例适当,具有较好的蛋白质合成效应。适宜的热氮比被认为比单纯强调蛋白质的补充量更为重要,危重症患者应降低热氮比,可100～150kcal:1gN(418.4～627.6kJ:1g N)。

支链氨基酸(branched chain amino acid,BCAA)是在肝外代谢的氨基酸,应用于肝功能

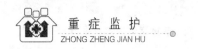
障碍患者,有助于减轻肝脏代谢负担,调整血浆氨基酸谱,防治肝性脑病。但在改善蛋白质代谢(节氮效应)及影响预后方面,强化支链氨基酸的复方氨基酸液并未显示出较平衡氨基酸具有更明显的优势。

(4)电解质:每日常规补充的电解质主要有钾、钠、氯、钙、镁、磷。血清电解质浓度测定为确定电解质的补充量提供依据。每日体重监测、液体出入量表以及临床检查是否存在脱水、水肿,是营养支持时容量管理的参考。接受 TPN 的危重症患者,除补充生理剂量电解质,还需充分考虑到增加的额外丢失的量。

(5)微营养素:维生素、微量元素等体内含量低、需要量少,故又称为微量营养素,但同样有着重要的生理作用,参与营养代谢,其中有些具有抗氧化作用,影响机体的免疫功能。近年来,维生素 C、E、β-胡萝卜素与微量元素硒、锌、铜等的抗氧化特性日益受到重视,一些实验研究显示其有助于氧自由基的清除及防治组织细胞的过氧化损伤等,特别是对于维生素 C 等的抗氧化作用的研究。大剂量维生素 C(360mg/kg)可抑制应激后中性粒细胞释放自由基,保护线粒体功能,维护细胞膜的稳定性,是机体重要的抗氧化屏障。已证实危重症患者血清抗氧化剂含量降低,因此,危重症患者应适当增加包括维生素 C、E 在内的水溶性维生素及硒等微量元素的补充。研究证实,含维生素 E 的脂肪乳剂,有助于防止脂肪乳剂的脂质过氧化的产生。

(6)应强调指出:PN 时各种营养素应同时进入体内,否则将影响其有效的利用。即无菌条件下配制成全静脉营养混合液(total nutrient admixture, TNA 或 all-in-one)后持续匀速输注。为确保输入的混合营养液的稳定性,不应在全合一营养液中添加抗生素、胰岛素等任何其他药物。

3. PN 相关并发症　可分为与导管相关并发症和与代谢相关并发症两大类。

(1)导管相关并发症:包括导管放置时误损伤(如气胸、血胸、大血管损伤等)与导管留置期间的并发症,前者随着导管质量的改进以及导管穿刺技术的提高,临床上已得到明显的降低。导管留置期间的并发症主要为导管相关性感染(CRBI)与导管阻塞,认识导管相关性感染的高风险因素(如合并胸腹壁伤口感染、肠瘘以及免疫功能低下等),严格、规范的操作等导管管理,以及对导管相关性感染的临床表现的及时认识与处理,是降低此类并发症的关键。临床研究提示局部细菌定植是 CRBI 最大的感染源,因此中心静脉插管需要比外周静脉穿刺更高的无菌要求。

(2)代谢性并发症:许多代谢性并发症与能量和营养素的超负荷补充有关。

4. PN 相关并发症及其防治

(1)水、电解质紊乱:评价每日液体平衡情况,每日监测生化指标(急性期)及定期测量体重,及时、合理调整水、电解质的补充量。

(2)高血糖或低血糖:采用持续 TNA* 液输注方式,减慢单位时间内葡萄糖输注速度≤4～5mg/(kg/min),注意血糖的及时监测,采用胰岛素持续泵入方式调节、控制营养治疗期间的血糖水平高甘油三酯血症脂肪乳剂≤1.5g/kg,监测血脂和根据耐受性调整脂肪乳剂剂量,采用全合一营养液输注,避免单瓶使用。减慢脂肪输注速度,减少碳水化合物摄入,避免过度营养,加强检测肝脏胆汁瘀积尽快启用肠内营养,降低非蛋白质热量的供给,预防细菌过度生长,加强检测。

第三节　危重疾病的营养支持

一、急性重症胰腺炎的营养支持

1.重症急性胰腺炎(SAP)的营养、代谢改变特点　SAP 早期出现以高分解代谢为突出表现的代谢紊乱,严重持续的应激反应是使患者的营养代谢状态受到极大影响,能量消耗明显增加,迅速出现严重的负氮平衡和低白蛋白血症,尿氮排出可达 20～40g/d,其程度与胰腺炎症及全身炎症反应程度相关。由于应激反应严重及胰腺的坏死,糖代谢紊乱更为突出,患者往往出现严重的高血糖。高脂血症也是急性重症胰腺炎早期常见的现象,机体脂肪分解增加成为重要的能量来源。这些改变增加了营养支持的难度及可能的风险。此外,患者早期常合并低钙、低镁、低钾等电解质紊乱。由于腹腔及腹膜后的炎性渗出与感染,重症胰腺炎患者常合并腹间隔室综合征、腹腔及腹膜后感染,由此可导致长时间、严重的胃肠功能障碍,并直接影响肠内营养的实施。

2.营养支持策略　早期使"胰腺休息",减少胰腺分泌是 SAP 患者早期治疗的原则,但禁食及应激代谢又使患者的营养状态受到严重干扰,迅速导致营养不良及肠功能损害,因此早期给予恰当的营养支持是非常重要的。尽管 PN 不会刺激胰腺分泌,但高血糖和感染性合并症发生率增高;EN 往往由于胰腺病变、高腹压及腹腔渗出、感染受到限制,这些因素增加了营养供给方式与时机选择的困难。SAP 患者早期应用 EN 的主要顾虑是营养底物对胰腺外分泌的刺激作用,有研究结果表明,营养素对胰腺外分泌的刺激作用主要取决于摄食部位,经胃或十二指肠的营养有较大的胰腺外分泌反应,而早期经空肠喂养对胰腺外分泌的刺激并不明显,"让肠道休息"以减少营养素对胰腺刺激的观念应该纠正。EN 仍应作为 SAP 患者首先考虑选择的营养支持方式。现已证实经空肠喂养是安全有效的营养供给途径,但要求空肠营养管顶端位置达到屈氏韧带以下 30～60cm 以远。肠内营养液早期选择氨基酸或短肽为氮源、低甘油三酯的预消化制剂较为适宜。合并腹间隔室高压、严重肠麻痹、腹腔严重感染及肠瘘等腹部并发症时,EN 往往不能实施和不耐受,此时充分的 PN 是必要的营养供给途径,不应延迟,或部分替代 PN 的不足。应激性高血糖及高脂血症常常影响葡萄糖与脂肪的补充。尽管静脉输注葡萄糖不刺激胰腺外分泌,但 SAP 患者葡萄糖氧化率降低,输注葡萄糖的最大危险是高血糖,应用同时输注胰岛素控制血糖水平(≤8.33mmol/L)常常是需要的。SAP 患者输注脂肪乳剂并非禁忌,但应该严密监测血脂水平,初期合并高脂血症的患者,如血清甘油三酯＞4.4mmol/L,应慎用脂肪。血脂降低后应给予双能源补充,不含脂肪乳剂的 PN 不应超过 2 周,否则可能造成必需脂肪酸的缺乏。大多数 SAP 患者对葡萄糖及脂肪乳剂的耐受良好。伴全身炎症反应的患者,循环中谷氨酰胺(Gln)的浓度可降至正常值的 55%,若不予补充,肠黏膜屏障完整性及免疫功能将受到严重影响。SAP 是全身炎症反应极其严重的疾病,需要补充 Gln,目前认为有效药理剂量应达到 0.5g/(kg · d)(二肽)。

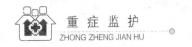
二、合并急性呼吸衰竭重症患者营养支持

1. ARDS 往往存在着明显的全身炎症反应,并伴随着体内各种应急激素及多种细胞因子和炎症介质的释放。其早期代谢改变特点为严重的高分解代谢,能量消耗增加,加之多数患者需要机械通气治疗,其静息能量消耗(REE)可达预计值的 $1.5 \sim 2$ 倍。脂肪动员加速,LBM 分解,各种结构与功能蛋白被迅速消耗,血清白蛋白下降、谷氨酰胺明显减少,血中氨基酸比例的失调,迅速出现营养不良,并影响患者的预后。ARDS 患者一年生存率调查显示,伴有消耗性肌肉萎缩、衰弱的 ARDS 患者离开 ICU 一年持续存在呼吸功能下降,因此及时有效的营养支持非常重要,并有助于缩短接受机械通气的时间。

2. 急性呼吸衰竭患者应尽早给予营养支持,首选 EN,并采取充分的措施避免反流和误吸的发生,必要时添加胃肠促动力药物。此外,呼吸衰竭患者应避免过度喂养,特别是过多的碳水化合物补充将增加的 CO_2 的产生,增加呼吸商,加重呼吸负荷。研究显示,当能量供给量超过需要的 2 倍,将导致患者脱机困难。可适当增加 NPC 中脂肪的比例。近期的研究显示,ARDS 患者补充药理剂量的 EPA、DHA(富含鱼油)以及抗氧化物质,可以提高体内的抗氧化水平,防止脂质过氧化损害,减少支气管肺泡灌洗液(BALF)中中性粒细胞数量,降低肺血管阻力与肺泡通透性,从而改善气体交换和肺功能,缩短上机时间和 ICU 停留时间,减少进一步的器官功能损伤。合并 ARDS 患者营养支持的原则应掌握:适当降低 NPC 中碳水化合物的比例,降低呼吸商;添加含鱼油与抗氧化剂的营养配方,可能成为合并呼吸衰竭的危重症患者更理想的营养支持方式。

三、急性肾功能衰竭(ARF)患者的营养支持

急性肾功能衰竭时由于肾脏对内稳态调节能力的下降或丧失导致危重患者代谢异常与营养不良的加重,蛋白质能量营养不良在急性肾损伤(AKI)患者是较为常见的营养不良类型。营养治疗也由于肾脏自身功能的改变和肾脏替代治疗的实施显得更为复杂和困难。

1. 急性肾功能衰竭(ARF)代谢变化　由于肾脏排泄功能的急剧恶化和尿毒症发生,出现了多种代谢改变,影响机体容量、电解质、酸碱平衡以及蛋白质与能量的代谢,体内蛋白分解增加,蛋白合成也受到抑制,并严重影响了营养的补充和迅速发生营养不良,而后者是导致 ARF 高病死率的一个重要因素。此外,内分泌的改变,如胰岛素抵抗、儿茶酚胺分泌增加而生长激素与合成激素的分泌抑制、全身性炎症反应等以及肾脏替代治疗导致的营养丢失,也是构成 AKI 患者营养不良的主要影响因素。因此营养支持被认为是其治疗的一个重要部分。以最大限度地减少蛋白分解,减缓 BUN、Cr 升高,有助于肾损伤细胞的修复和再生,提高 ARF 患者的存活率。

2. ARF 患者的营养支持　ARF 期体内氨基酸谱发生改变,蛋白的供给量需要考虑分解程度和是否接受肾替代治疗。接受肾脏替代治疗的 ARF 患者,ARF 患者营养支持的基本目标和其他代谢性疾病是一致的,但对于未接受肾脏替代治疗的 ARF 患者,应注意氮的清除能力及血清必需氨基酸/非必需氨基酸比例失衡。肾替代治疗对营养支持没有显著的不良影响接受肾替代治疗的患者,超滤液中可丢失一部分氨基酸和蛋白质,有研究表明,高流量血液滤过与透析,高通量滤膜均增加氨基酸的丢失。尽管如此,增加单位时间氨基酸补充量仍可使接受肾替代治疗的患者获得正氮平衡。ARF 期间常伴有糖耐量下降和胰岛素抵

抗,而且糖异生增加并对糖负荷的负反馈作用不敏感。应注意血糖的控制,并考虑肾替代治疗过程中含糖透析液/置换液对血糖的影响,尤其是合并糖尿病的患者。ARF 时脂蛋白酯酶活性下降,导致脂肪降解过程及脂肪颗粒的清除受到抑制,但脂肪酸的氧化过程并没有受到影响。电解质紊乱是 ARF 期间临床常见的并发症之一,主要包括钾、磷酸盐、钙和镁等浓度改变。在进行肾替代治疗过程中由于丢失增加可以发生低磷血症,多种原因可以导致血钙的波动。1,25-二羟骨化醇的活性下降导致的肠道吸收钙下降和骨骼对甲状旁腺素抵抗等可能是主要原因。制动、透析液钙浓度过高、恶性肿瘤和高甲状旁腺素血症等均可导致高钙血症。高镁血症与低镁血症均可发生,肾替代治疗期间可以引起镁的额外丢失,应引起注意。如同其他的代谢改变,ARF 期间维生素代谢也发生了变化,水溶性维生素通过肾替代丢失是其体内含量下降的主要影响因素。维生素 B_1 和 B_6 的缺乏可以影响能量代谢并导致乳酸酸中毒。补充水溶性维生素很少导致过量中毒,但维生素 C 过量补充可能导致继发性草酸盐病。在肾替代治疗过程中应维持 100mg/d。除了维生素 K 以外,脂溶性维生素常缺乏,尤以维生素 D 因肾脏羟化作用下降而更为明显。微量元素对免疫调节、抗氧化作用等均起重要作用,但 ARF 患者微量元素代谢与补充量的研究较少。有试验证实连续性静脉—静脉血液滤过(CVVH)超滤液中含有铜、铬、锰、硒和锌等,所以在进行肾替代治疗过程中亦需要适当补充上述微量元素。总之,营养支持是危重症综合治疗中的一个重要部分,应在内稳态严重失衡纠正后尽早开始,最大限度地减缓营养不良的程度,降低营养不良对机体器官功能及预后的影响。EN 是首先应考虑的营养补充形式,EN 不足和禁忌时应考虑添加 PN 以保证能量与营养的足够供给,对合并肠功能障碍的危重症患者,TPN 仍然具有不可替代的重要作用。

(姚惠萍)

第十三章　循环系统危重病护理

第一节　急性冠脉综合征

急性冠脉综合征(acute coronary syndrome ACS)指冠状动脉内不稳定的动脉粥样斑块破裂或糜烂,继发完全或不完全闭塞性血栓形成病理基础的一组临床综合征。ACS 的临床类型主要包括不稳定性心绞痛(unstable angina pectoris,UAP)、非 ST 段抬高的(非 Q 波)心肌梗死(non-ST-segment elevation myocardial infarction,NSTEMI)、ST 段抬高的(Q 波)心肌梗死(ST-segment elevation myocardial infarction,STEMI)及急性心源性猝死。ACS可以说是介于不稳定型心绞痛和急性心肌梗死之间的一种状态,是急救中常遇到的冠脉血管急症,发生率约占冠心病患者的 50% 以上。血小板激活在 ACS 的发生中起着重要作用。

一、病　因

急性冠状动脉综合征在发生前大多有引发的诱因,但部分患者也可能诱因不清,ICU 患者较常见的诱因见于:①情绪激动或紧张;②用力排便;③气温骤变或过度寒冷;④血压突发性过高或降低;⑤突发性快速型或严重过缓型心律失常;⑥创伤或剧烈疼痛;⑦严重的低血糖;⑧休息与睡眠不足;⑨某些药物影响;⑩急性冠脉缺血或进行性贫血等。

二、病理生理

ACS 是一组连续性病症,其主要的病理生理基础是由"稳定斑块"向"不稳定斑块"转变。复杂的动脉粥样硬化斑块的形成是长时间病理生理的结果,而内皮功能异常是动脉粥样硬化的起始。内皮细胞损伤引发炎症细胞趋化、增生,组织损伤和修复,最终导致斑块形成。如果给予足够长的时间,大部分斑块会逐渐进展,但斑块结构通常稳定。当管腔狭窄70%～80%时就会出现临床症状,这种斑块在管腔狭窄小于 50% 时有可能变得不稳定而易出现破裂;破裂的斑块内致栓物质暴露,激活了内源性凝血反应,形成血栓;当血栓脱落栓塞远端冠脉导致微循环障碍,在此基础上发生血管痉挛进而产生心肌缺血症状。

三、临床表现

1.胸痛　急性冠状动脉综合征最常见的首发症状为胸痛,此种胸痛具有一定的特征性,常表现为胸骨后中上段、手掌大小范围、短时间的压榨性或窒息性疼痛。AMI 的典型胸痛与心绞痛的区别在于:①疼痛时间更长,往往超过 30min,或可长达数小时;②疼痛程度较心绞痛更严重;③服用硝酸甘油或休息,疼痛往往不能缓解;④往往易伴恶心、呕吐等消化系统症状。

少数 ACS 患者的胸痛症状并不典型,常见于老年人、糖尿病或女性患者,其首发症状可能仅仅是胸闷。而在 ICU 由于病情危重,常常会掩盖 ACS 的胸痛症状。

2.胸闷、气短 阵发性的、范围叙述不详的胸闷,伴有明显气短症状可能是急性冠状动脉综合征仅次于胸痛的一种主诉。

3.呼吸困难 阵发性或持续性呼吸困难也是急性冠状动脉综合征常有的主诉之一,应注意呼吸困难的特征及伴随症状,以利于同气管或肺部疾病相鉴别。

不稳定性心绞痛的概念是针对稳定性心绞痛而言,可能是急性心肌梗死的先兆,如若没有诊断心肌梗死的明确心电图和心肌酶变化,则可按不稳定性心绞痛处理。急性心肌梗死是心肌急性缺血性坏死,也是急性冠状动脉综合征中的重症类型,由于并发症较多,死亡率较高,50%的死亡发生在发病后的 1h 之内,最常见的原因是心室颤动。

四、实验室和其他检查

急性冠状动脉综合征辅助检查在 ICU 病房常受到一定限制,但对临床有一定鉴别意义的检查仍是必需的,故应把握检查的时机或做紧急床旁检查。

(一)心电图

心电图检查对心肌急性缺血、损伤、坏死及心律失常定性有重要的鉴别意义,是急性冠状动脉综合征必查的项目。ST 段移位、T 波改变及 Q 波出现是诊断 ACS 最可靠的心电图标志。

1.不稳定型心绞痛 心电图是否有变化常依据患者冠状动脉病变的程度及患者对疼痛耐受性高低密切相关。典型患者心电图变化特点为:以 R 波为主的导联 ST 段呈水平或下垂形下移≥0.1mV,T 波低平、双向或倒置,呈一过性,心绞痛缓解后心电图可恢复正常。原有慢性冠脉血管供血不足的患者,ST、T 段改变在原有改变的基础上变化更明显,发作后可恢复至原来水平。需要指出的是,部分患者即使有心绞痛急性发作,但心电图也可能表现正常,临床切不可单纯地以心电图有否改变来确定诊断。部分患者也可表现为 ST 段上抬,如果发作持续时间较长,缓解后 ST 段虽然可以恢复正常,但可以出现 T 波倒置。

2.急性心肌梗死 典型心电图改变表现为定位的导联出现坏死型 Q 波、损伤型 ST 段抬高和缺血型 T 波倒置。在超急性期部分患者心电尚无典型改变,容易漏诊,且此期由于电生理不稳定,原发性室颤发生率高,患者易发生猝死。此期心电图主要特点为:T 波高耸,定位导联出现巨大直立的 T 波;ST 段损伤型抬高,定位导联 ST 段变直,斜行向上偏移与 T 波的前肢融合,背向梗死区的导联 ST 段呈现为"对称性"下移;急性损伤阻滞:定位导联 R 波上升速度略有减慢,室壁激动时间≥0.045s,QRS 波幅增高,时限延长至 0.12s 以上。

3.心内膜下心肌梗死心电改变 无 Q 波性 AMI 的类型之一,心电图无异常 Q 波,但可显示 S-T 段普遍或在梗死导联出现明显压低≥0.2mV,继而 T 波倒置呈梗死性演变过程,由于此种情况有时不易与严重心肌缺血鉴别,故在处置时需结合临床症状、心肌酶学及治疗后心电图变化区分,尤其心电变化过程需有一定时间的观察,ICU 医务人员应加强床旁心电监测。

4.无 Q 波心肌梗死 与心内膜下 AMI 心电相似,也是在 QRS 波群中不出现异常 Q 波,而相应的定位导联中 R 波电压呈进行性下降,S-T 段轻度抬高,并有典型的 T 波衍变过

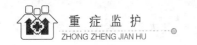
程,此种心肌梗死需要结合临床表现和血清心肌酶学改变来综合鉴别。

(二)心肌酶学

对不稳定性心绞痛或疑为 AMI 患者应及时进行心肌酶学检查。目前临床上常用的有:磷酸肌酸激酶(CK)及同工酶-MB(CK-MB)、肌红蛋白和肌钙蛋白 T(T_n-T)或肌钙蛋白 I(T_n-I)、谷草转氨酶(AST)等(各标记物的检测时间见表 13-1)。

表 13-1 AMI 时血清心肌标志物及其检测时间

检测项目	肌红蛋白	cT^1nI	cT^1nT	CK	CK-MB	AST
出现时间(h)	1～2	2～4	2～4	6	3～4	6～12
100%敏感时间	4～8	8～12	8～12	—	8～12	—
峰值时间(h)	4～8	10～24	10～24	24	10～24	24～48
持续时间(天)	0.5～1	5～10	5～14	3～4	2～4	3～5
正常参考值	15～61ng/ml	0～0.35ng/ml	—	18～198U	0～1.5ng/ml	0～50U

1. CK 及 CK-MB 单纯 CK 水平升高,不具 AMI 诊断意义,在骨骼肌损伤时也显著升高,因此需结合具体情况分析,如同时伴 CK-MB 升高则有诊断的意义。CK-MB 一直是评估 ACS 的主要血清标记物之一,一般在心肌坏死或梗死后 3～4h 开始升高,峰值大多出现在 18～24h,溶栓治疗者峰值提前(峰值大多为正常的 2～10 倍),72h 左右恢复正常。

测定 CK-MB 的亚型有助于诊断极早期(4h 以内)MI。心肌中仅存在 CK-MB2 而血浆中则为 CK-MB1。

2. AST 及 mAST AST 广泛存在于各种细胞中,单纯升高缺乏对 AMI 的诊断价值,mAST 有一定的特异性,同时升高时对诊断有一定参考价值,心肌坏死或梗死时多在 8～12h 开始升高,24～48h 达峰值,3～6d 恢复正常。

3. Tn-I 及 Tn-T 肌钙蛋白复合物包括 3 个亚单位:肌钙蛋白 T(cTnT)、肌钙蛋白 I(cTnI)、肌钙蛋白 C(cTnC)。特异性与敏感性较 CK-MB 更强,出现时间早,持续时间长,对溶栓早期再通有较好的提示,但缺乏心脏特异性,而且检测时间窗较小,一般多在 3～6h 开始升高,18～24h 达峰值,7～14d 恢复正常。

4. 肌红蛋白 Mb 敏感性高,对早期诊断,尤其是早期除外心肌缺血坏死的可能性有重要价值;但心脏特异性较差,且检测时间窗口较小(<24h)。4h 即可升高,24h 左右恢复正常。

诊断性标记物协作研究表明,CK-MB 亚型和肌红蛋白对早期(6h 以内)MI 最敏感;而 cTnT 和 cTnI 对后期 MI 敏感。心脏特异的 cTnT 和 cTnI 对于 ACS 患者预后的评估价值较高,其定量测定结果也与 ACS 患者的死亡危险呈线性关系;在无 ST 段抬高、CK-MB 正常的患者中,cTnT 和 cTnI 可用于识别死亡危险增高的患者。

(三)放射性核素检查

1. ^{201}Tl-心肌显像或兼做负荷试验 ^{201}Tl(铊)随冠状血流很快被正常心肌细胞所摄取。静息时铊显像所示灌注缺损主要见于心肌梗死后瘢痕部位。在冠状动脉供血不足时,则明显的灌注缺损仅见于运动后心肌缺血区。不能运动的患者可作双嘧达莫试验,静脉注射双嘧达莫使正常或较正常的冠状动脉扩张,引起"冠状动脉窃血",使狭窄冠脉供血区局部心肌缺血更为明显,可取得与运动试验相似的效果。近年还用腺苷或多巴酚丁胺做负荷试验。

变异型心绞痛发作时心肌急性缺血区常显示特别明显的灌注缺损。

2.放射性核素心腔造影 应用 99mTc 进行体内红细胞标记,可得到心腔内血池显影。通过对心动周期中不同时相的显影图像分析,可测定左心室射血分数及显示心肌缺血区室壁局部运动障碍。

3.正电子发射断层心肌显像(PET) 利用发射正电子的核素示踪剂如 18F、11C、13N 等进行心肌显像。除可判断心肌的血流灌注情况外,尚可了解心肌的代谢情况。通过对心肌血流灌注和代谢显像匹配分析可准确评估心肌的活力。

(四)冠状动脉造影

对于有不典型心绞痛症状,临床难以确诊,尤其是治疗效果不佳者,以及中、老年患者心脏扩大、严重心律失常、心力衰竭、心电图异常,怀疑有冠状动脉病变或畸形,但无创检查结果不能确诊者,冠状动脉造影可提供有力的诊断依据。

(五)超生心动图

测量左心室射血分数是 ACS 重要的预后变量,缺血时左心室壁暂时性局限性运动减弱或消失。

五、诊 断

要根据病史(临床表现和冠心病危险因素)、实验室检查(心电图改变、心肌损伤标志物与冠脉造影等)来确定是否为 ACS。美国 ACC/AHA 把不稳定型心绞痛危险分为高度、中度、低度危险性三层。

六、治 疗

对拟诊或诊断为急性缺血性胸痛的 ACS 患者,应进行严密观察,迅速进行心电监测并建立静脉通道,改善氧供减少氧耗,扩张冠状动脉,降低心脏负荷,及时再灌注,促进冠脉再通。在急性冠脉综合征中,抗栓治疗处于非常重要的地位。对于非 ST 段抬高的 ACS,抗栓治疗可以阻止血栓发展,保护缺血心肌不进一步坏死;对于 ST 段抬高的 ACS,抗栓治疗可以加速溶栓剂诱发的血管再通,提高溶栓再通率,减少溶栓后血管再闭塞和(或)再梗死的发生,减少心绞痛复发,提高生活质量。

(一)一般性处置:适用于所有冠脉血管急症

1.对疑诊患者即刻给予中、高流吸氧,流量为 3～6L/min。

2.建立静脉通路,保证治疗的顺利实施。

3.镇静与镇痛 首选:①安定 10mg 肌注;②罂粟碱 30～60mg 肌注。如效果不佳或已肯定的 AMI 者可使用:①吗啡 3～5mg 静脉注射或 5～10mg 皮下注射;②哌替啶(杜冷丁)50～100mg 肌注;③曲吗多 50～100mg 肌注。

吗啡使用的禁忌为:低血压症或休克;老年慢性阻塞性肺病或呼吸抑制。另外,心动过缓、房室传导阻滞应慎用。应用吗啡出现明显副作用者可应用纳洛酮纠正。

(二)抗缺血治疗

1.硝酸酯类药物

(1)硝酸甘油:是心源性胸痛的一线抗缺血药物。舌下 0.3～0.6mg 咀嚼后含化是急救时最方便的方式。静脉注射一般多以 5～10mg 加入 250ml 的溶液中,5～10μg/min,并以每隔 5～10min 逐渐加量至 $10\mu g/min$，直至临床症状缓解或出现头痛及收缩压较治疗前下降 30mmHg 等限制性副作用的发生，待心绞痛消失 24h 后，可改为口服制剂、皮肤贴敷剂或气雾剂。硝酸甘油没有绝对的上限剂量，但剂量超过 100mg/min 时有增加低血压的危险。

(2)硝酸异山梨醇酯(消心痛)：舌下含服：5mg，咀嚼后含化。静脉滴注：异舒吉(鲁南欣康)10～20mg 加入 250ml 的溶液中，2～7mg/min。口腔喷雾 1.25mg 喷于口腔颊部黏膜。

硝酸酯类药物使用的最大缺点是持续静脉用药容易产生耐药现象，需间歇给药才能保持抗缺血作用。其禁忌证为 AMI 合并低血压(收缩压＜90mmHg)或心动过快＞100 次/min。当大剂量使用时易发生血压不稳甚至休克，应注意早期血流动力学监测。

2.钙离子拮抗剂 钙离子拮抗剂能有效地减轻不稳定性心绞痛的症状，但不能预防急性心肌梗死的发生或降低病死率，除外有明确的适应证，否则不作为首选药物，一般应作为次选药物使用。

(1)硝苯地平(心痛定)：舌下含服，5～10mg，主要适用于伴有高血压的心绞痛发作。

(2)地尔硫䓬(硫氮䓬酮、合心爽、恬尔心)：适用于心绞痛急性发作伴阵发性室上性心动过速或阵发性快速型房颤。首次用 0.25mg/kg，稀释后缓慢静脉推注，若未能达到治疗效果的患者，15min 后可重复给药 0.35mg/kg，静脉推注。

(3)维拉帕米(异搏定)：适用于心绞痛急性发作伴多发房性早搏或阵发性快速型房颤、室上性心动过速，5～10mg 加入 25%葡萄糖 20ml，静脉注射。

3.β-受体阻滞剂 其作用机制是减慢心率，降低体循环血压，减弱心肌收缩力来减少心肌耗氧量。β-受体阻滞剂可用于所有无禁忌证的不稳定性心绞痛，特别适用于心绞痛伴发精神因素所致的窦性心动过速、血压偏高、房性早搏、阵发性室上性心动过速或阵发性快速房颤。如与硝酸酯类合用可减少心肌缺血反复发作，减少心肌梗死的发生，有较好的临床疗效。常用药物：①美托洛尔 25～50mg，1～2 次/日，口服；②阿替洛尔 25～50mg，每日一次口服。③普萘洛尔 10～20mg，3 次/日，口服。

(三)抗血栓治疗

包括抗凝剂、溶栓剂及抗血小板聚集治疗。其目的在于抑制血栓的形成，溶解已形成的血栓。

1.抗凝治疗用药 ①肝素，可以降低 AMI 患者的病死率和再梗死发生率，5000～7500U 皮下注射，2 次/d，连续 24～48h；②低分子肝素：5000U 皮下注射，每 12h 一次，连续 5～7d。

2.溶栓剂 ①尿激酶：100 万～150 万 U，1h 内快速滴注；②链激酶：100 万～150 万 U，1h 内快速滴注；③rt-PA(组织型纤溶酶原激活剂)：负荷量为 10mg 在 2min 内静脉推注；然后以 50mg 静脉滴注 1h，再减至 20mg/h 静脉滴注 2h，3h 用药总量 100mg。rt-PA 常需与肝素合用，用药前先以肝素 5000IU 静脉推注，继以 800～1000IU/h 静脉滴注。

溶栓治疗的适应证：①两个或两个以上相邻导联 ST 段抬高，起病＜12h，年龄＜75 岁。②ST 段抬高，年龄≥75 岁。③ST 段抬高，发病时间 12～24h，溶栓治疗收益不大，但在有进行性缺血性胸痛和广泛 ST 段抬高并经过选择的患者。

溶栓治疗的绝对禁忌证：出血性卒中病史；脑卒中或脑血管意外不足一年；对溶栓药物过敏；过去两周内手术或创伤；已知颅内肿瘤；怀疑主动脉夹层；活动性内出血。

3.抗血小板聚集 是 ACS 治疗中最有效的方法。常用阿司匹林，无禁忌证提倡早期用药,300mg 嚼后服用,以后每天服药一次。

4.血管紧张素转换酶抑制剂(ACEI) 早期用药可预防梗死面积扩展,减少再灌注心律失常,改善 AMI 后的生存率,常用药物:①卡托普利:首次 6.25mg 口服,2h 后加服 12.5mg,10~12h 后再给 50mg,随后 50mg,2 次/日,口服;②伊那普利:2.5mg 1 次/日,口服;③赖诺普利:2.5~5.0mg,1 次/日,口服;④雷米普利:1.25mg,1 次/日,口服。对无并发症的心肌梗死患者可连续用药 4~6 周。

(四)介入治疗

对于 ST 段抬高的 ACS 患者,应尽可能行早期再灌注治疗,包括经皮冠状动脉介入干预(PCI)或冠状动脉旁路手术(CCABG)。对于临床血流动力学不稳定的 ACS 患者和(或)难以即刻启动心导管检查者,可考虑主动脉内球囊反搏(IABP)治疗支持。

七、急性心肌梗死早期救治的护理

急性心肌梗死(AMI)是严重类型,属于高危性疾病,患者有发生猝死的可能,早期、及时救治及细致的观察监测对预后有重要影响。因此,在急性期的抢救治疗中护理占有重要位置。

(一)床边监测

急性期患者由于心肌严重性缺血或坏死,常常导致心脏电生理异常,易发生猝死,或由于心肌收缩力下降引起的急性泵功能不全,临床常常出现心源性休克或急性左心衰。因此,在 ICU 病房需对患者给予重要生命指标的常规检测,部分患者甚至需要进行血流动力学监测。特别对行急诊 PTCA 及安放冠脉支架的患者更应注意术后并发症的出现。床边监测仪或中心站监测系统由护士进行管理。对重要生命指征应有系统的或临时的记录以供医生分析病情时参考。一般无明显并发症者大多常规监测 3~5d,病情重症者常需延长监测时间,这些重要生命指标的监测对于患者治疗起着指导性的价值。

(二)吸氧与人工通气

AMI 患者即使无合并症,发病之初也常伴有不同程度的缺氧,因此,需常规给予吸氧。吸氧可以增加血氧浓度,有利于缺血心肌氧供,缩小梗死范围,同时缓解心肌缺血坏死引起的疼痛,减少心律失常发生率,并有利于急性左心衰及心源性休克等并发症的恢复。①最好使用患者易于耐受的吸氧面罩;②持续高流量给氧 6L/min,持续 24~48h,当患者胸痛缓解或消失后也可将氧流量减至 3~4L/min 或采用间歇性吸氧;③对需人工通气者应与医生及时联系,使用人工呼吸机。

(三)早期溶栓的观察

早期溶栓治疗是目前无创条件下使梗塞冠状动脉再通,恢复梗死区血流的最有效方法。临床多采用大剂量短程静脉给药,全部剂量在 60min 内输入。因此,护理人员不但要注意调整注射泵给药速度,而且要注意用药后的反应,特别是使用链激酶溶栓时更要注意发生过敏反应,同时也要注意床边监测溶栓后有无再灌注心律失常的发生。还要注意观察溶栓过程中或溶栓后有无出血并发症,如皮肤、黏膜出血、血痰或咯血、血尿及消化道出血症状,尤其有否颅内出血,有特殊情况时要及时与医生联系便于处理。

(四)输液量与静点速度

大多数 AMI 患者均存在相对容量不足,但由于心脏泵功能的下降,在抢救阶段外源性

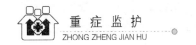
液体补给量一般受到限制。实际治疗过程中即使总液体量并不多,但静脉滴注速度与单位时间内进入循环中的液体量密切相关,因此,对于此类患者最好以容量泵控制液体输入速度。

(五)抢救设备与药物

急性心梗的初发阶段,特别是发病后 24～72h 内是并发症的多发阶段,尤其是致死性心律失常、急性心功能衰竭、心源性休克、急性乳头肌功能不全、室间隔或心脏破裂等均可能导致患者发生猝死。为预防猝死的发生,除治疗上要积极施以适当措施外,还应加强床边监护观察,准备好常用的抢救设备,如除颤仪、起搏仪、气管插管、人工呼吸机等,同时还应准备好急救药品,偶有意外发生可随时投入抢救。

(六)休息与活动

急性期患者需绝对卧床休息,拒绝或限制探视,严格限制活动一周,肢体可由护理人员给予适当被动活动或进行简单按摩。无并发症或梗死范围较小者一周后可在床上适当活动(如自行饮食、洗漱、半卧坐起、适当手足运动),两周后可在床边短时站立,逐渐过渡到在室内缓步走动。病情较重或有严重合并症者应延长卧床时间。

(七)饮食与排便

食物以含必需热量和营养、富含纤维素,清淡易消化的低盐、低脂肪食品为主,可以少食多餐的方法调整饮食习惯,特别禁忌饱餐,适当让患者增加饮食结构中的蔬菜和水果比例,以防便秘。对发生便秘者可给予缓泻剂或低压清洁灌肠,尽量让患者保持大便通畅,避免排便用力过度或屏气,在患者排便时要加强心率、节律、血压的监测,必要时也可在排便前让患者舌下含服硝酸甘油 0.3mg。

(八)情绪与睡眠

由于患病后思想、心理等方面的压力较大,常常情绪不稳定,对自身行为控制能力下降,这将对疾病的治疗过程有严重影响,因此,需要护理人员给予耐心的解释及心理护理,减少情感应激所形成的 β 受体功能亢进。对于精神过度紧张者可以适当使用安定剂,对由于严格卧床造成老年患者白天睡眠过多,可以适当聊天或听轻音乐协助患者自我调节。晚间应保证足够的睡眠,降低心脏的氧耗和作功,有利于坏死组织的吸收和心脏功能的恢复。

知识连接——主动脉内球囊反搏(IABP)

主动脉内球囊反搏(IABP)是由固定在导管的圆柱形气囊构成,将其安放在胸主动脉部位。导管近端位于左锁骨下动脉末梢,远端位于肾动脉。当心脏舒张时气囊充气,心脏收缩时气囊放气。由此产生双重血流动力学效应:心脏舒张气囊充气使血流向前,提高舒张压和冠脉的灌注。气囊在心脏收缩之前放气降低收缩压(心脏后负荷)从而改善了左室射血。

IABP 一般由球囊导管和反搏泵两部分组成.球囊导管有不同的规格:4.5～12.0F;容积:2.5～40ml,要求容积大于心脏每搏量的 50%。反搏泵包括电源系统、驱动系统、监测系统、调节系统和触发系统等。

一、IABP 的适应证

1.血流动力学不稳者行冠脉介入或 CABG;

2.心源性休克；

3.心脏术后脱离心肺机困难者；

4.难治性心绞痛；

5.高危患者术前应用；

6.难治性心衰；

7.急性心梗的机械性并发症。

二、IABP 的绝对禁忌证

1.主动脉瓣重度关闭不全；

2.主动脉夹层动脉瘤；

3.主动脉窦瘤破裂。

三、IABP 的管理

1.置管后即刻,并及时复查胸部 X 线,明确导管顶端的位置,有无移位。

2.密切观察置管肢体皮肤温度、颜色、肿胀及动脉搏动情况并与对侧比较。

3.注意观察置管部位有无血肿、出血及感染等征象,为了防止感染每天消毒并更换纱布;髋关节宜保持伸展位避免屈曲。

4.定时定期检测出凝血指标、外周血象、血小板计数等,肝素用量为 $5\sim10IU/(kg \cdot h)$,维持 ACT 在 $150\sim250s$,PT 时间为正常的 2 倍左右。

5.严密监测设备器材本身情况包括电源、气瓶压力、电极的固定与更换、体外段导管、动脉波形、触发及充气与放气时机等。

四、IABP 的并发症及处理

在导管放置过程及留置期间均会出现,主要包括主动脉血管并发症、致命性的主动脉穿通、下肢缺血、股动脉出血、血肿、感染和败血症等。

1.动脉血管并发症 包括主动脉瘤的扩大或破裂、股动脉或髂动脉破裂或穿通、主动脉球囊反搏导管破裂所导致的气栓。预防措施包括正确的术前评估和严密的术后监测。一旦发生,最重要的方法之一是将导管拔除。

2.下肢缺血 血栓脱落、气囊管太粗、气囊管周围血栓形成均可导致下肢缺血。预防措施包括选择合适的气囊管,积极抗凝治疗。

3.动脉损伤、撕裂、穿孔 操作要准确、轻柔。

4.感染 严格遵守无菌操作原则是最有效的预防措施。

第二节 心力衰竭

心力衰竭(heart failure)不是一个独立的疾病,是由于各种心脏结构或功能性疾病导致心室充盈及(或)射血能力受损而引起的一组临床综合征。由于心室收缩功能下降射血功能受损,心排血量不能满足机体代谢的需要,器官、组织血液灌注不足,在临床上以肺循环和

(或)体循环瘀血以及组织血液灌注不足为主要特征,常是各种病因所致心脏病的终末阶段。某些情况下心肌收缩力尚可使射血功能维持正常,但由于心肌舒张功能障碍左心室充盈压异常增高,使肺静脉回流受阻,而导致肺循环瘀血。心功能不全或心功能障碍(cardiac dysfunction)在理论上是一个更广泛的概念,已取代了"充血性心力衰竭"这一名词,因为心力衰竭患者不总是出现体液超负荷或肺充血。

心力衰竭发病率高,五年存活率与恶性肿瘤相似。有研究显示,在 45～94 岁年龄段,年龄每增加 10 岁,心衰的发病率约翻一倍,是老年人死亡的主要原因之一。一项中国心血管病健康多中心研究显示,我国目前在 35～74 岁成年人中约有 400 万患者。

一、心力衰竭的病理生理

(一)基本病因

引起心力衰竭的原因很多,几乎所有类型的心脏、大血管疾病均可引起心力衰竭(心衰)。从病理生理基础而言,主要是原发性心肌损害或心肌收缩期或舒张期负荷过重导致心肌细胞数量减少和心室舒缩功能低下的结果。

1. 原发性心肌损害　包括缺血性心肌损害如冠心病心肌缺血和(或)心肌梗死;各种类型的心肌炎及心肌病,以病毒性心肌炎及原发性扩张型心肌病最为常见;其他原因导致心肌代谢障碍的疾病,如糖尿病心肌病最为常见。

2. 心脏负荷过重

(1)压力负荷(后负荷)过重:见于高血压、主动脉瓣狭窄、肺动脉高压、肺动脉瓣狭窄等左、右心室收缩期射血阻力增加的疾病。为克服增高的阻力,心室肌代偿性肥厚以保证射血量。持久的负荷过重,心肌必然发生结构和功能改变而终至失代偿,心脏排血量下降。

(2)容量负荷(前负荷)过重:见于以下两种情况:①心脏瓣膜关闭不全,血液反流,如主动脉瓣关闭不全、二尖瓣关闭不全等;②左、右心或动静脉分流性先天性心血管病如间隔缺损、动脉导管未闭等。此外,伴有全身血容量增多或循环血量增多的疾病如慢性贫血、甲状腺功能亢进症等,心脏的容量负荷也必然增加。

(二)诱因

有基础心脏病的患者,其心力衰竭症状往往由一些增加心脏负荷的因素所诱发。常见的诱发心力衰竭的原因有:

1. 感染　呼吸道感染是最常见、最重要的诱因。感染性心内膜炎作为心力衰竭的诱因也不少见,常因其发病隐袭而易漏诊。

2. 心律失常　心房颤动是器质性心脏病最常见的心律失常之一,也是诱发心力衰竭最重要的因素。其他各种类型的快速性心律失常以及严重的缓慢性心律失常均可诱发心力衰竭。

3. 血容量增加如摄入钠盐过多,静脉输入液体过多、过快等。

4. 过度体力劳累或情绪激动如妊娠后期及分娩过程,暴怒等。

5. 治疗不当如不恰当停用利尿药物或降血压药等。

6. 原有心脏病变加重或并发其他疾病如冠心病发生心肌梗死,风湿性心瓣膜病出现风湿活动,合并甲状腺功能亢进或贫血等。

(三)心力衰竭时各种体液因子的改变

近年来不断发现一些新的肽类细胞因子参与心力衰竭的发生和发展,重要的有:

1. 心钠肽和脑钠肽（ANP and BNP） 正常情况下，ANP 主要储存于心房，其生理作用为扩张血管，增加排钠，对抗肾上腺素、肾素—血管紧张素等的水、钠潴留效应。BNP 主要储存于心室肌内，生理作用与 ANP 相似。

心力衰竭时，心室壁张力增加，心室肌内不仅 BNP 分泌增加，ANP 的分泌也明显增加，使血浆中 ANP 及 BNP 水平升高，其增高的程度与心衰的严重程度呈正相关。为此，血浆 ANP 及 BNF 水平可作为评定心衰的进程和判断预后的指标。心衰状态下，循环中的 ANP 及 BNP 降解很快，且其生理效应明显减弱，即使输注外源性 ANP 亦难以达到排钠、利尿降低血管阻力的有益作用。

2. 精氨酸加压素（AVP） 由垂体分泌，具有抗利尿和周围血管收缩的生理作用。对维持血浆渗透压起关键作用。AVP 的释放受心房牵张受体（atrial stretch receptors）的调控。心力衰竭时心房牵张受体的敏感性下降，使 AVP 的释放不能受到相应的抑制，而使血浆 AVP 水平升高，继而水的潴留增加；同时其周围血管的收缩作用又使心脏后负荷增加；对于心衰早期，AVP 的效应有一定的代偿作用，而长期的 AVP 增加，其负面效应将使心力衰竭进一步恶化。

3. 内皮素（endothelin） 是由血管内皮释放的肽类物质，具有很强的收缩血管的作用。心力衰竭时，受血管活性物质如去甲肾上腺素、血管紧张素、血栓素等的影响，血浆内皮素水平升高，且直接与肺动脉压力特别是肺血管阻力升高相关。除血流动力学效应外，内皮素还可导致细胞肥大增生，参与心脏重塑过程。

(四)心肌损害和心室重塑

原发性心肌损害和心脏负荷过重使心脏功能受损，导致上述的心室扩大或心室肥厚等各种代偿性变化。在心腔扩大、心室肥厚的过程中，心肌细胞、胞外基质、胶原纤维网等均有相应变化，也就是心室重塑过程。目前大量的研究表明，心力衰竭发生发展的基本机制是心室重塑。由于基础心脏病的性质不同，进展速度不同以及各种代偿机制的复杂作用，心室扩大及肥厚的程度与心功能的状况并不平行，有些患者心脏扩大或肥厚已十分明显，但临床上尚可无心力衰竭的表现。但如基础心脏疾病病因不能解除，或即使没有新的心肌损害，随着时间的推移，心室重塑的病理变化仍可自身不断发展，心力衰竭必然会出现。从代偿到失代偿除了因为代偿能力有一定的限度、各种代偿机制的负面影响之外，心肌细胞的能量供应相对及绝对的不足及能量的利用障碍导致心肌细胞坏死、纤维化也是一个重要的因素。心肌细胞减少使心肌整体收缩力下降；纤维化的增加又使心室的顺应性下降，重塑更趋明显，心肌收缩力不能发挥其应有的射血效应，如此形成恶性循环，终至不可逆转的终末阶段。

二、心力衰竭的分类

根据心力衰竭发生的部位可分为左心、右心和全心衰竭。按心力衰竭发展的速度可分为急性和慢性两种，以慢性居多。按症状的有无可分为无症状性（asymptomatic）心力衰竭和充血性心力衰竭。

(一)左心衰、右心衰和全心衰

左心衰指左心室代偿功能不全而发生的心力衰竭，临床上较为常见，以肺循环瘀血为特征。单纯的右心衰竭主要见于肺源性心脏病及某些先天性心脏病，以体循环瘀血为主要表现。左心衰竭后肺动脉压力增高，使右心负荷加重，长时间后，右心衰竭也继之出现，即为全

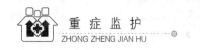

心衰。单纯二尖瓣狭窄引起的是一种特殊类型的心衰,它不涉及左室的收缩功能,而是直接因左心房压力升高而导致肺循环高压,有明显的肺瘀血和相继出现的右心功能不全。

(二)急性和慢性心衰

急性心衰系因急性的严重心肌损害或突然加重的负荷,使心功能正常或处于代偿期的心脏在短时间内发生衰竭或使慢性心衰急剧恶化。临床上以急性左心衰常见,表现为急性肺水肿或心源性休克。慢性心衰有一个缓慢的发展过程,一般均有代偿性心脏扩大或肥厚及其他代偿机制参与。

(三)收缩性和舒张性心衰

心脏以其收缩射血为主要功能。收缩功能障碍、心排血量下降并有充血的表现即为收缩性心力衰竭,也是临床上所常见的心衰。心脏正常的舒张功能是为了保证收缩期的有效泵血,当心脏收缩功能不全时常同时存在舒张功能障碍。如前所述,单纯的舒张性(舒张期)心衰可见于高血压、冠心病的某一阶段,当收缩期射血功能尚未明显降低,而因舒张功能障碍而致左室充盈压增高导致肺的阻性充血。严重的舒张期心衰见于原发性限制型心肌病、原发性肥厚型心肌病等。

三、心力衰竭的分级

纽约心脏病协会(NYHA)在 1928 年把心力衰竭分为四级,Ⅰ级:体力活动不受限制。日常活动不引起乏力、心悸、呼吸困难或心绞痛等症状。Ⅱ级:体力活动轻度受限。休息时无症状,日常活动即可引起乏力、心悸、呼吸困难或心绞痛。Ⅲ级:体力活动明显受限。休息时无症状,轻于日常的活动即可引起上述症状。Ⅳ级:不能从事任何体力活动。休息时亦有症状,体力活动后加重。

美国心脏病协会(AHA)于 1994 年在此基础上修订标准增加了客观评定的分级标准,根据心电图、运动试验、X 线和超声心动图等客观检查做出分级,分为 A、B、C、D 四级。A级:无心血管疾病的客观证据。B 级:轻度心血管疾病的客观证据。C 级:中度心血管疾病的客观证据。D 级:重度心血管疾病的客观证据。例如病人无症状,但跨主动脉瓣压力阶差很大,则判为:心功能Ⅰ级,客观评定 D 级。

2001 年美国 AHA/ACC 的成人慢性心力衰竭指南上提出了心力衰竭的分期概念,在2005 年更新版中仍然强调了这一概念,具体分期如下:

A 期:心力衰竭高危期,尚无器质性心脏(心肌)病或心力衰竭症状,如患者有高血压、心绞痛、代谢综合征,使用心肌毒性药物等,可发展为心脏病的高危因素。

B 期:已有器质性心脏病变,如左室肥厚、LVEF 降低,但无心力衰竭症状。

C 期:器质性心脏病,既往或目前有心力衰竭症状。

D 期:需要特殊干预治疗的难治性心力衰竭。

对于特殊的泵功能障碍的分级目前临床上采用了 Killip 分级法。Killip 分级法是以临床症状及体征来判定。Ⅰ级:无心力衰竭征象;Ⅱ级:轻度到中度心力衰竭,心尖部有舒张期奔马律,肺叶 50% 以下有湿性啰音;Ⅲ级:严重心力衰竭,肺叶 50% 以上有湿性啰音或出现肺水肿;Ⅳ级:心源性休克。此分级不包括急性右室梗死并发的右心衰竭,并应注意鉴别老年性支气管炎肺部感染所引起的肺部啰音。

四、慢性心力衰竭

慢性心力衰竭(chronic heart failure，CHF)是大多数心血管疾病的最终归宿,也是最主要的死亡原因。引起CHF的基础心脏病的构成比,我国过去以风湿性心脏病为主,但近年来其所占比例已趋下降而高血压、冠心病的比例明显上升。

(一)临床表现

临床上以左心衰竭最为常见,单纯右心衰竭较少见。左心衰竭后继发右心衰竭而致全心衰者,以及由于严重广泛心肌疾病同时波及左、右心而发生全心衰者临床上更为多见。

左心衰竭患者以肺瘀血及心排血量降低表现为主:

1.症状

(1)程度不同的呼吸困难

1)劳力性呼吸困难:是左心衰竭最早出现的症状,系因运动使回心血量增加,左房压力升高,加重了肺瘀血。引起呼吸困难的运动量随心衰程度加重而减少。

2)端坐呼吸:肺瘀血达到一定的程度时,患者不能平卧,因平卧时回心血量增多且横膈上抬,呼吸更为困难。高枕卧位、半卧位甚至端坐时方可使憋气好转。

3)夜间阵发性呼吸困难:患者已入睡后突然因憋气而惊醒,被迫采取坐位,呼吸深快。重者可有哮鸣音,称之为"心源性哮喘"。大多于端坐休息后可自行缓解。其发生机制除因睡眠平卧血液重新分配使肺血量增加外,夜间迷走神经张力增加,小支气管收缩,横膈高位,肺活量减少等也是促发因素。

4)急性肺水肿:是"心源性哮喘"的进一步发展,是左心衰呼吸困难最严重的形式。

(2)咳嗽、咳痰、咯血:咳嗽、咳痰是肺泡和支气管黏膜瘀血所致,开始常于夜间发生,坐位或立位时咳嗽可减轻,白色浆液性泡沫状痰为其特点。偶可见痰中带血丝。长期慢性瘀血肺静脉压力升高,导致肺循环和支气管血液循环之间形成侧支,在支气管黏膜下形成扩张的血管,此种血管一旦破裂可引起大咯血。

(3)乏力、疲倦、头晕、心慌:这些是心排血量不足,器官、组织灌注不足及代偿性心率加快所致的主要症状。

(4)少尿及肾功能损害症状:严重的左心衰竭血液进行再分配时,首先是肾的血流量明显减少,患者可出现少尿。长期慢性的肾血流量减少可出现血尿素氮、肌酐升高并可有肾功能不全的相应症状。

2.体征

(1)肺部湿性啰音:由于肺毛细血管压增高,液体可渗出到肺泡而出现湿性啰音。随着病情由轻到重,肺部啰音可从局限于肺底部直至全肺。患者如取侧卧位则下垂的一侧啰音较多。

(2)心脏体征:除基础心脏病的固有体征外,慢性左心衰的患者一般均有心脏扩大(单纯舒张性心衰除外)、肺动脉瓣区第二心音亢进及舒张期奔马律。

右心衰竭则以体静脉瘀血的表现为主:

1.症状

(1)消化道症状:胃肠道及肝脏瘀血引起腹胀、食欲不振、恶心、呕吐等是右心衰最常见的症状。

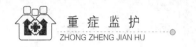

(2)劳力性呼吸困难:继发于左心衰的右心衰呼吸困难业已存在。单纯性右心衰为分流性先天性心脏病或肺部疾患所致,也均有明显的呼吸困难。

2.体征

(1)水肿:体静脉压力升高使皮肤等软组织出现水肿,其特征为水肿首先出现于身体最低垂的部位,常为对称性可压陷性。胸腔积液也是因体静脉压力增高所致,因胸膜静脉有一部分静脉血回流到肺静脉,所以同时有左、右心衰时胸腔积液多见,以双侧多见,若为单侧则以右侧更为多见,可能与右膈下肝瘀血有关。

(2)颈静脉征:颈静脉搏动增强、充盈、怒张是右心衰时的主要体征,肝颈静脉反流征阳性则更具特征性。

(3)肝脏肿大:肝脏因瘀血肿大常伴压痛,持续慢性右心衰可致心源性肝硬化,晚期可出现黄疸、肝功能受损及大量腹水。

(4)心脏体征:除基础心脏病的相应体征之外,右心衰时可因右心室显著扩大而出现三尖瓣关闭不全的反流性杂音。

全心衰竭:

右心衰继发于左心衰而形成的全心衰,当右心衰出现之后,右心排血量减少,因此阵发性呼吸困难等肺瘀血症状反而有所减轻。扩张型心肌病等表现为左、右心室同时衰竭者,肺瘀血症状往往不很严重,左心衰的表现主要为心排血量减少的相关症状和体征。

(二)实验室检查

1.X线检查　心影大小及外形为心脏病的病因诊断提供重要的参考资料,根据心脏扩大的程度和动态改变也间接反映心脏功能状态。

肺瘀血的有无及其程度直接反映心功能状态。早期肺静脉压增高时,主要表现为肺门血管影增强,上肺血管增多与下肺纹理密度相仿,甚至多于下肺。由于肺动脉压力增高可见右下肺动脉增宽,进一步出现间质性肺水肿可使肺野模糊,Kerley B 线是在肺野外侧清晰可见的水平线状影,是肺小叶间隔内积液的表现,是慢性肺瘀血的特征性表现。急性肺泡性肺水肿时肺门呈蝴蝶状,肺野可见大片融合的阴影。

2.超声心动图　比 X 线更准确地提供各心腔大小变化及心瓣膜结构及功能情况。

估计心脏功能:①收缩功能:以收缩末及舒张末的容量差计算左室射血分数(LVEF值),虽不够精确,但方便实用。正常 LVEF 值>50%,LVEF≤40% 为收缩期心力衰竭的诊断标准。②舒张功能:超声多普勒是临床上最实用的判断舒张功能的方法,心动周期中舒张早期心室充盈速度最大值为 E 峰,舒张晚期(心房收缩)心室充盈最大值为 A 峰,E/A 为两者之比值。正常人 E/A 值不应小于 1.2,中青年应更大。舒张功能不全时,E 峰下降,A 峰增高,E/A 比值降低。如同时记录心音图则可测定心室等容舒张期时间(C-D 值),它反映心室主动的舒张功。

3.放射性核素检查　放射性核素心血池显影,除有助于判断心室腔大小外,以收缩末期和舒张末期的心室影像的差别计算 EF 值,同时还可通过记录放射活性—时间曲线计算左心室最大充盈速率以反映心脏舒张功能。

4.心—肺吸氧运动试验　在运动状态下测定患者对运动的耐受量,更能说明心脏的功能状态。本试验仅适用于慢性稳定性心衰患者。运动时肌肉的需氧量增高,需要心排血量相应增加。正常人每增加 $100ml/(min^2 \cdot m^2)$ 的耗氧量,心排血量需增加 $600ml/(min^2 \cdot m^2)$。

当患者的心排血量不能满足运动时的需要,肌肉组织就需要从流经它的单位容积的血液中提取更多的氧,结果使动—静脉血氧差值增大。在氧供应绝对不足时,即出现无氧代谢,乳酸增加,呼气中 CO_2 含量增加。进行心—肺吸氧运动试验时,求得两个数据:

1)最大耗氧量[VO_2max,单位:$ml/(min^2 \cdot kg)$] 即运动量虽继续增加,耗氧量已达峰值不再增加时的值,表明此时心排血量已不能按需要继续增加。心功能正常时,此值应>20,轻至中度心功能受损时为 16~20,中至重度损害时为 10~15,极重损害时则<10。

2)无氧阈值 即呼气中的 CO_2 的增长超过了氧耗量的增长,标志着无氧代谢的出现,以开始出现两者增加不成比例时的氧耗量作为代表值,故此值愈低说明心功能愈差。

5.有创性血流动力学检查 对急性重症心力衰竭患者必要时采用漂浮导管在床边进行,经静脉插管直至肺小动脉,测定各部位的压力及血液含氧量,计算心脏指数(CI)及肺小动脉楔压(PCWP),直接反映左心功能,正常时 $CI>2.5L/(min^2 \cdot m_2)$;$PCWP<12mmHg$。

(三)诊断

心衰的症状体征是诊断心衰的重要依据。疲乏、无力等由于心排血量减少的症状无特异性,诊断价值不大,而左心衰竭的肺瘀血引起不同程度的呼吸困难,右心衰竭的体循环瘀血引起的颈静脉怒张、肝大、水肿等是诊断心衰的重要依据。

难治性心力衰竭是指心功能Ⅲ-Ⅳ级的充血性心力衰竭患者经适当而完善的洋地黄制剂、利尿剂和血管扩张剂治疗及消除合并症和诱因后,充血性心力衰竭症状和临床状态未能得到改善甚至恶化者,称为难治性充血性心力衰竭。

老年人心力衰竭症状多不典型,评价老年人心力衰竭程度比较困难,需结合病史、体征、辅助检查资料等综合判断。老年人心血管系统生理特征:①心肌收缩力下降,心输出量减少;②心脏储备功能下降左室顺应性减退,外周血管阻力增加。发生急性左心衰竭时,由于心输出量下降造成脑供血不足,多出现脑缺血症状;以下情况支持左心衰竭为主:咳嗽及呼吸困难突然出现或加重;夜间阵发性呼吸困难时肺部湿性啰音异常增多,且随体位而变化;应用血管扩张剂或利尿剂后症状迅速缓解。老年人心力衰竭时易合并其他器官功能障碍,如肾衰竭、代谢性酸中毒脑供血不足、低氧血症、电解质紊乱心律失常等。

急性心肌梗死并发充血性心力衰竭 急性心肌梗死并发充血性心力衰竭临床表现以左心衰竭为主;右心衰竭较少见,若下壁、后壁心肌梗死伴有右心衰竭则提示有右室梗死的可能;胸部 X 线显示由肺间质和肺泡水肿引起双肺上叶肺静脉充血,严重时肺门云雾状阴影向外扩展。

(四)治疗

1.病因治疗

(1)基本病因的治疗:对所有有可能导致心脏功能受损的常见疾病如高血压、冠心病、糖尿病、代谢综合征等,在尚未造成心脏器质性改变前即应早期进行有效的治疗。病因治疗的最大障碍是发现和治疗过晚,很多患者常满足于短期治疗缓解症状,拖延时日终至发展为严重的心力衰竭不能耐受手术,而失去了治疗的时机。

(2)消除诱因:常见的诱因为感染,特别是呼吸道感染,应积极选用适当的抗菌药物治疗。对于发热持续 1 周以上者应警惕感染性心内膜炎的可能性。心律失常特别是心房颤动也是诱发心力衰竭的常见原因,对心室率很快的心房颤动应尽快控制心室率,如有可能应及时复律。潜在的甲状腺功能亢进、贫血等也可能是心力衰竭加重的原因,应注意检查并予以纠正。

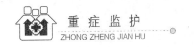
2.一般治疗

(1)休息:控制体力活动,避免精神刺激,降低心脏负荷,有利于心功能的恢复。但长期卧床易发生静脉血栓形成甚至肺栓塞,同时也使消化功能减低,肌肉萎缩。因此,应鼓励心衰患者主动运动,根据病情轻重不同,从床边小坐开始逐步增加限制性有氧运动,如散步等。

(2)控制钠盐摄入:心衰患者血容量增加,且体内水钠潴留,因此减少钠盐的摄入有利于减轻水肿等症状,但应注意在应用强效排钠利尿剂时,过分严格限盐可导致低钠血症。

3.药物治疗

(1)利尿剂的应用:通过排钠排水减轻心脏的容量负荷,对缓解瘀血症状,减轻水肿有十分显著的效果。对慢性心衰患者原则上利尿剂应长期维持,水肿消失后,应以最小剂量(如氢氯噻嗪 25mg,隔日 1 次)无限期使用,这种用法不必加用钾盐。但是不能将利尿剂作单一治疗。常用的利尿剂有:

1)噻嗪类利尿剂:以氢氯噻嗪为代表,作用于肾远曲小管,抑制钠的再吸收。噻嗪类为中效利尿剂,轻度心力衰竭可首选此药,开始 25mg,每日 1 次,逐渐加量。对较重的患者用量可增至每日 75~100mg,分 2~3 次服用,同时补充钾盐,否则可因低血钾导致各种心律失常。噻嗪类利尿剂可抑制尿酸的排泄,引起高尿酸血症,长期大剂量应用还可干扰糖及胆固醇代谢,应注意监测。

2)袢利尿剂:以呋塞米(速尿)为代表,在排钠的同时也排钾,为强效利尿剂。口服用 20mg,2~4h 达高峰。对重度慢性心力衰竭者用量可增至 100mg,每日 2 次;效果仍不佳者可用静脉注射,每次用量 100mg,每日 2 次。更大剂量不能收到更好的利尿效果。低血钾是这类利尿剂的主要副作用,必须注意补钾。

3)保钾利尿剂:常用的有:①螺内酯(安体舒通):作用于肾远曲小管,干扰醛固酮的作用,使钾离子吸收增加,同时排钠利尿,但利尿效果不强。在与噻嗪类或袢利尿剂合用时能加强利尿并减少钾的丢失,一般用 20mg,每日 3 次。②氨苯蝶啶:直接作用于肾远曲小管,排钠保钾,利尿作用不强。常与排钾利尿剂合用,起到保钾作用,一般 50~100mg,每日 2 次。

电解质紊乱是长期使用利尿剂最容易出现的副作用,特别是高血钾或低血钾均可导致严重后果,应注意监测。对于血钠过低者应谨慎区别是由于血液稀释还是体内钠不足。前者常为难治性水肿,患者水钠均有潴留,而水的潴留更多。患者尿少而比重低,严重者可出现水中毒,可试用糖皮质激素。体内钠不足多因利尿过度所致,患者血容量减低,尿少而比重高,此时应给以高渗盐水补充钠盐。

(2)肾素—血管紧张素—醛固酮系统抑制剂

1)血管紧张素转换酶抑制剂(ACEI):通过 ACEI 除了发挥扩管作用改善心衰时的血流动力学、减轻瘀血症状外,更重要的是降低心衰患者代偿性神经—体液的不利影响,限制心肌、小血管的重塑,以达到维护心肌的功能,推迟充血性心力衰竭的进展,降低远期死亡率的目的。

提早对心力衰竭进行治疗,从心功能尚处于代偿期而无明显症状时,即开始给予 ACEI 的干预治疗是心力衰竭治疗方面的重要进展。卡托普利为最早用于临床的含巯基的 ACEI,用量为 12.5~25mg,每日 2 次;其他尚有咪达普利、赖诺普利等长效制剂均可选用。对重症心衰在其他治疗配合下从极小量开始逐渐加量,至慢性期长期维持终生用药。ACEI 的副作用有低血压、肾功能一过性恶化、高血钾及干咳。临床上无尿性肾衰竭、妊娠哺乳期妇女及对 ACEI 药物过敏者禁用本类药物。双侧肾动脉狭窄、血肌酐水平明显升高（＞225μmol/L）、高血钾（＞5.5mmol/L）及低血压者亦不宜应用本类药物。

2）血管紧张素受体阻滞剂：血管紧张素受体阻滞剂（ARBs），其阻断 RAS 的效应与 ACEI 相同甚至更完全，但缺少抑制缓激肽降解作用。

3）醛固酮受体拮抗剂的应用：螺内酯等抗醛固酮制剂作为保钾利尿药，在心衰治疗中的应用已有较长的历史。对抑制心血管的重构、改善慢性心力衰竭的远期预后有很好的作用，但必须注意血钾的监测。对近期有肾功能不全、血肌酐升高或高钾血症以及正在使用胰岛素治疗的糖尿病患者不宜使用。

（3）β受体阻滞剂的应用：现代的研究表明，心力衰竭时机体的代偿机制虽然在早期能维持心脏排血功能，但在长期发展过程中将对心肌产生有害的影响，加速患者的死亡。代偿机制中交感神经激活是一个重要的组成部分，而β受体阻滞剂可对抗交感神经激活，阻断上述各种有害影响，其改善心衰预后的良好作用大大超过了其有限的负性肌力作用。

由于β受体阻滞剂确实具有负性肌力作用，临床应用仍应十分慎重。应待心衰情况稳定已无体液潴留后，首先从小量开始，美托洛尔 12.5mg/d，逐渐增加剂量，适量长期维持。临床疗效常在用药后 2～3 个月才出现。β受体阻滞剂的禁忌证为支气管痉挛性疾病、心动过缓、二度及二度以上房室传导阻滞。

（4）正性肌力药

1）洋地黄类药物：其药理作用有：①正性肌力作用：洋地黄主要是通过抑制心肌细胞膜上的 Na^+-K^+ ATP 酶，使细胞内 Ca^{2+} 浓度升高而使心肌收缩力增强。②电生理作用：一般治疗剂量下，洋地黄可抑制心脏传导系统，对房室交界区的抑制最为明显。大剂量时可提高心房、交界区及心室的自律性，当血钾过低时，更易发生各种快速性心律失常。③迷走神经兴奋作用：对迷走神经系统的兴奋作用是洋地黄的一个独特的优点。

常用的洋地黄制剂为地高辛、洋地黄毒苷及毛花苷 C、西地兰等。以地高辛为例：口服片剂 0.25mg/片，口服后经小肠吸收 2～3h 血浓度达高峰，4～8h 获最大效应；连续口服相同剂量 7d 后血浆浓度可达有效稳态。目前所采用的自开始即使用维持量的给药方法称之为维持量法。免除负荷量用药能大大减少洋地黄中毒的发生率。本制剂适用于中度心力衰竭维持治疗，每日 1 次 0.25mg。对 70 岁以上或肾功能不良的患者宜减量。

2）应用洋地黄的适应证：对于心腔扩大舒张期容积明显增加的慢性充血性心力衰竭患者如同时伴有心房颤动是应用洋地黄的最好指征；对于代谢异常而发生的高排血量心衰如贫血性心脏病、甲状腺功能亢进以及心肌炎、心肌病等病因所致心衰洋地黄治疗效果欠佳；肺源性心脏病导致右心衰，常伴低氧血症，洋地黄效果不好且易于中毒，应慎用；肥厚型心肌病主要是舒张不良，增加心肌收缩性可能使原有的血流动力学障碍更为加重，洋地黄属于禁用。

3）洋地黄中毒及其处理：

洋地黄中毒表现：洋地黄中毒最重要的反应是各类心律失常，最常见者为室性期前收缩，多表现为二联律，非阵发性交界区心动过速，房性期前收缩，心房颤动及房室传导阻滞。快速房性心律失常又伴有传导阻滞是洋地黄中毒的特征性表现。胃肠道反应如恶心、呕吐，以及中枢神经的症状，如视力模糊、黄视、倦怠等。洋地黄中毒的处理：发生洋地黄中毒后应立即停药。单发性室性期前收缩、一度房室传导阻滞等停药后常自行消失；对快速性心律失常者，如血钾浓度低则可用静脉补钾，如血钾不低可用利多卡因或苯妥英钠。电复律一般禁用，因易致心室颤动。有传导阻滞及缓慢性心律失常者可用阿托品0.5～1.0mg皮下或静脉注射，一般不需安置临时心脏起搏器。

非洋地黄类正性肌力药：多巴胺是去甲肾上腺素的前体，其作用随应用剂量的大小而表现不同，较小剂量[2～5μg/(kg² · min)]表现为心肌收缩力增强，血管扩张，特别是肾小动脉扩张，心率加快不明显。如果用大剂量[5～10μg/(kg² · min)]则可出现不利于心衰治疗的负性作用。多巴酚丁胺是多巴胺的衍生物，可通过兴奋β受体增强心肌收缩力，扩血管作用不如多巴胺明显，对加快心率的反应也比多巴胺小。起始用药剂量与多巴胺相同。

心衰患者的心肌处于血液或能量供应不足的状态，过度或长期应用正性肌力药物将扩大能量的供需矛盾，使心肌损害更为加重，而导致死亡率反而增高。这在理论上也是可以理解的，即使洋地黄已有200余年应用历史，改善心衰症状的事实也是公认的，但大样本研究证明它的远期效果并不能降低总死亡率，为此，在心衰治疗中不应以正性肌力药取代其他治疗用药。

(5)硝酸异山梨醇酯：各种扩管药曾广泛用于治疗心衰。20世纪80年代末以来，由于应用ACEI治疗心衰除了其扩血管效应外，尚有更为重要的治疗作用，已取代了扩血管药在心衰治疗中的地位。对于慢性心衰已不主张常规应用硝酸异山梨醇酯，更不能替代ACEI；仅对于不能耐受ACEI的患者可考虑应用小静脉扩张剂硝酸异山梨醇酯和扩张小动脉的α1受体阻断剂肼苯达嗪等。

五、急性心力衰竭

急性心力衰竭(acute heart failure)是指由于某些突发性因素导致心脏泵功能超负荷或代偿失调，心排血量明显、急剧下降引起机体组织器官发生以急性瘀血和灌注不足为主要临床表现的综合征候群。ICU病房中发生的心力衰竭以急性心力衰竭和充血性心力衰竭急性发作最为常见，而急性心衰和重症同时并发更加重了病情的危险性，对于此类患者处理不及时或处理不当，又常常会加重病情恶化，甚至加速死亡。

(一)病因与诱因

急性心衰的发生绝大多数与器质性心脏病密切相关，对确切心脏病史者应注意询问有否可引发心脏病变的潜在疾病史，如高血压病、甲状腺功能亢进症、慢性重症性贫血等。

急性心衰大部分患者在发病前有明显的诱发因素。临床常见的诱因：各种原因所致的感染；激烈的体力活动或劳动；过度的情绪激动或紧张；输血、输液速度过快或过量；急性大失血或严重贫血；妊娠或分娩；急性冠脉血管供血不足；严重心律失常，尤其为突发性快速型者；某些药物使用不当，特别是洋地黄类及抑制心肌收缩力和增加血管阻力的药物；严重的电解质紊乱与酸碱平衡失调。

(二)诊断与鉴别诊断

1.急性心衰发病一般均有原发性心脏病的病史，高血压急症、冠脉血管急症等是急性心衰较常见的原因或诱因。

2.如能除外其他原因引起的病床上稍微活动(包括床铺整理、翻身叩背)后呼吸困难或平卧时出现明显气急是ICU病房患者急性左心衰最早期的表现；急性肺水肿是急性左心衰最典型表现。咳粉红色泡沫痰伴极度呼吸困难是急性肺水肿特有体征。

3.感染是原有心脏病患者发生急性心衰的最常见诱因。而感染是 ICU 常见的基本疾病或并发症,特别对于肺部感染出现呼吸困难、咳嗽、咳痰时应注意与急性心衰的鉴别。

4.对手术科室转入 ICU 病房的患者一定要注意仔细询问本次进入 ICU 病房前有否创伤抢救、麻醉、大手术,以及过量或快速输液史。

5.ICU 住院患者出现阵发性夜间呼吸困难或平卧性呼吸困难,应注意到急性左心衰的可能。

(三)抢救与治疗

1.体位　迅速将患者头侧位置升高,采取端坐位或 45°以上角度半卧位,如患者病情允许时可将发生急性肺水肿的患者两腿摆成自然下垂状,以减少回心血量。

2.吸氧　迅速调整吸氧浓度和吸氧量,给予中或高流量(4～6L/min)吸氧,也可以在吸氧湿化瓶中加入 20%～50%酒精(不再加水),也可以使用三甲硅油消泡气雾剂、1%硅酮以缓解呼吸困难。缺氧严重患者可给予人工机械辅助通气,已经采用人工机械通气的患者可加大氧气浓度或调整呼吸模式。

3.镇静剂

(1)安定:10mg,肌肉注射;或 5～10mg,静脉注射。安定静脉注射不宜过快或剂量过大,有呼吸中枢受抑制(未给予机械通气)的患者或昏迷者不宜使用。

(2)吗啡:3～5mg,静脉注射;或 5～10mg 皮下注射或肌肉注射。适用于急性肺水肿伴烦躁不安者,对同时伴有休克、昏迷、呼吸抑制、严重肺部疾患和老龄患者应慎用或禁用。

(3)哌替啶(杜冷丁):50～100mg,肌肉注射;或 50mg 加入 25%葡萄糖 20ml,静脉注射。适用于吗啡禁忌者或不能耐受者,特别适于伴有心动过缓者。

4.利尿剂:呋喃苯氨酸(速尿):20～60mg 加入 5%葡萄糖 20ml 静脉注射。对于低钾血症、低血压或休克、急性心肌梗死、主动脉狭窄、严重糖尿病、氮质血症、高尿酸血症等禁用或慎用,使用过程中应注意监测电解质。

5.血管扩张剂

(1)硝酸甘油:0.3～0.6mg 舌下含服,5～10min 后可重复使用。或 5～25mg 加入 5%葡萄糖 250～500ml 中静脉滴注,开始剂量 0.3～0.6μg/(kg·min),逐渐加量至 0.5～0.8μg/(kg·min)。

(2)硝酸异山梨醇酯(消心痛):30mg 加入 5%葡萄糖溶液 500ml 中,适用于冠心病心绞痛伴急性心衰。

(3)硝普钠:25～50mg 加入 5%葡萄糖 250～500ml 中静脉滴注,0.5～0.81μg/(kg·min)。

(4)酚妥拉明:5～30mg 加入 5%葡萄糖 250～500ml 中静脉滴注,0.1～0.2mg/min。

6.强心剂

(1)洋地黄类:①毒毛旋花子苷 K:0.125～0.25mg 加入 25%葡萄糖溶液中 20ml 中缓慢静脉注射。②毛花苷丙(西地兰):0.2～0.4mg 加入 25%葡萄糖溶液中 20ml 中缓慢静脉注射。

急性心肌梗死引起的急性心衰 24h 内禁用洋地黄类药物,老年人、严重缺氧、低钾、高钙、休克者应慎用或减量用药。急性心包填塞者不宜应用洋地黄类药物,高度二尖瓣狭窄、梗阻性心肌病、预激综合征者要慎用或禁用洋地黄类药物。

(2)非洋地黄类强心剂:依病情采用间断、短程、小剂量原则,加强使用过程中的心电监

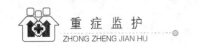
测。①胺吡酮(氨力农):首次负荷 0.75～1.0mg/kg,10～15min 内静脉注射,然后以 5～10μg/min 静脉滴注维持。②米力酮(米力农):首次负荷 25～50μg/kg,10～15min 缓慢静脉推注,维持量 0.25～0.75μg/(kg·min)。③多巴酚丁胺:20～200mg 加入 250ml 液体中稀释后以 2～20μg/(kg·min)静脉滴注。

7.氨茶碱:0.25～0.5mg 加入 20～40ml 液体稀释后缓慢静脉注射。但不作为急性心衰的首选用药,可作为辅助药物用于心源性或支气管哮喘不易区分时。静脉注射给药时不宜过快(>15min)或浓度过高(<25μg/ml),急性心肌梗死伴血压降低者忌用。

8.肾上腺皮质激素类:不作为必选药物,可依引发急性心衰的原发病情使用,要注意或预防应激性溃疡出血。地塞米松 10～20mg,静脉注射或甲基强的松龙 80～160mg 静脉注射。

知识链接——ECMO

ECMO 是体外膜肺氧合(extracorporeal membrane oxygenation)的英文简称,又称体外维生系统(extracorporeal life support,ECLS)或 EBS(emergency bybass system),它是代表一个医院,甚至一个地区、一个国家的危重症急救水平的一门技术。

(一)ECMO 的原理和简要操作

其工作原理是将体内的静脉血引出体外,经过特殊材质人工心肺旁路氧合后注入病人动脉或静脉系统,起到部分心肺替代作用,维持人体脏器组织氧合血供。ECMO 的管道回路模式分两种,即静脉—动脉体外氧合(VA-ECMO 模式)和静脉—静脉体外氧合(VV-ECMO 模式)。VA-ECMO 模式经静脉置管到达右心房引流静脉血,通过动脉置管到主动脉弓处将排除了 CO_2 的氧合血回输到动脉系统。

ECMO 的基本结构(图 13-1):血管内插管、连接管、动力泵(人工心脏)、氧合器(人工肺)、供氧管、监测系统。临床上常将可抛弃部分组成套包,不可抛弃部分绑定存放,并设计为可移动,提高应急能力。

氧合器(人工肺):其功能是将非氧合血氧合成氧合血,又叫人工肺。ECMO 氧合器有硅胶膜型与中空纤维型两种。硅胶膜型膜肺相容性好,少有血浆渗漏,血液成分破坏小,适合长时间辅助。例如支持心肺功能等待移植、感染所致呼吸功能衰竭。其缺点是排气困难,价格昂贵。中空纤维型膜肺易排气,2～3 日可见血浆渗漏,血液成分破坏相对大,但由于安装简便仍首选为急救套包。如需要,稳定病情后可于一至两日内更换合适的氧合器。

动力泵(人工心脏):作用是形成动力驱使血液向管道的一方流动,类似心脏的功能。临床上主要有两种类型的动力泵:滚轴泵和离心泵。由于滚轴泵不易移动,管理困难。在急救专业首选离心泵作为动力泵;其优势是安装移动方便,管理方便,血液破坏小;在合理的负压范围内有抽吸作用,可解决某些原因造成的低流量问题。新一代的离心泵对小儿低流量也易操控。

肝素涂抹表面(HCS)技术:在管路内壁结合肝素,肝素保留抗凝活性,这就是肝素涂抹表面(HCS)技术。HCS 技术的成功对 ECMO 技术有强大的促进作用。使用 HCS 技术可以使血液在低 ACT 水平时不在管路产生血栓;HCS 技术可减少肝素用量、减少炎症反应、保护血小板及凝血因子。因此,HCS 可减少 ECMO 并发症而延长支持时间。

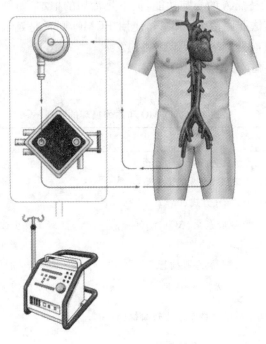

图 13-1 ECMO 基本结构

(二)ECMO 的临床应用

ECMO 适应证因其强大的心肺替代功能并且操作简单而非常广泛。由于 ECMO 使得许多危重症的抢救成功率明显上升,如 ARDS。更令人振奋的是,使许多令医生束手无策的难题有了新的有效的解决方法。

1. 心衰:各类心脏术后、急性心肌炎、急性心梗和各种心肌病变及急性肺栓塞。

2. 肺衰:包括新生儿肺部疾患、吸入性胎粪性肺炎、透明膜病和先天性横隔膜疝等。

3. 其他:如肺移植及手术无心跳器官捐赠者之维持。

(三)ECMO 治疗的并发症

主要包括出血、感染、溶血、末端肢体缺血和心脏休克。

(四)ECMO 发展趋势

1. 呼吸支持比例逐渐降低:1992 年 ELSO 统计的新生儿 ECMO 呼吸支持为 1281 例,但到 2004 年则下降至 680 例。这主要是因为其他呼吸治疗技术取得了长足的进步,如表面活性物质、一氧化碳吸入及高频通气等。

2. 循环支持越来越多:因为导管技术可使循环衰竭得以及时治疗。肝素涂层技术、膜肺和泵不断地完善,可明显减少长期循环支持中的血液破坏,可使 ECMO 治疗中出凝血并发症明显降低。1994 年 ELSO 统计新生儿 ECMO 循环支持为 116 例,而到 2004 年上升至 248 例。

3. ECMO 管理趋于简便,如利用患者心脏的血液驱动,从股动脉将血液泵从低阻力膜肺经氧合后注入压力较低的股静脉,形成有效的、简便的呼吸支持。

4. ECMO 应用更加广泛,如移植供体的器官保护。

5. 经皮插管技术和浅低温技术在 ECMO 中的有效应用使急诊复苏的效果大幅提高。

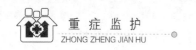

ECMO 虽然可以维持病人的心肺功能,但不是治病的根本,如果病人本身所罹患的是短期内不可能恢复或是无法彻底治愈的疾病,使用 ECMO 则只是延长病人的死亡过程,病人仍会死于所罹患的疾病,或 ECMO 所导致的并发症。

(五)ECMO 和体外循环的区别见表 13-1。

表 13-2　ECMO 和体外循环的区别

	体 外 循 环	ECMO
设备	传统体外循环机＞3 个泵 滚压泵、热交换水箱	生命支持系统:1 个泵 离心泵、恒温水箱
氧合器	开方式、PVC	密闭式、表面涂层
抗凝	常规肝素化、ACT＞400	少或不用、ACT＜200
时间	短,1～4h	长,3～8d 甚至数周
建立途径	开胸心脏插管	股部或颈部动静脉
更换	无需,一次性	视具体情况更换氧合器或系统部件
目的	用于心脏支持手术或暂时辅助	暂时支持至恢复心肺功能 接受心室辅助或脏器移植
费用	低	高
人员	1 人	团队
成功率	高	低
并发症	低	高
地点	手术室	ICU
温度	低温	常温
血液稀释	有	无

第三节　休　克

1773 年法国医生 LeDran 采用"休克"一词来描述一位枪伤患者的临床表现,并将此命名应用于临床。休克系各种强烈致病因素作用于机体,有效循环血量不足,器官组织微循环灌流急剧减少为基本原因的急性循环功能衰竭综合征。在这种状态下,全身有效血流量减少,微循环出现障碍,导致重要的生命器官缺血缺氧。

一、休克的病理生理

当可以引起休克的致病因素作用于机体后,休克的病理生理过程就已经开始。它的发展过程是一个渐进的、连续的、无法绝对分割的。

(一)微循环改变

1.休克早期　在交感—肾上腺轴、肾素—血管紧张素系统作用下,外周血管收缩。因此,此阶段微循环血流特点是"少灌少流"。临床表现为四肢厥冷、黏膜和肤色苍白、冷汗、脉细速、脉压差小、尿少。机体代偿特点是:增加心率以维持心排血量;内脏器官血管选择性收缩以维持重要生命器官的灌注;小动脉和静脉收缩,前者增加外周阻力,后者缩小静脉容积增加回心血量。在休克初期,代偿的回吸收液每小时可达 50～120ml。在此阶段,如能及时去除病因、积极复苏,休克可较容易被纠正。

2. 休克中期 随休克的进展,组织缺氧加重,大量酸性代谢产物堆积,舒血管物质如组织胺、激肽、乳酸,特别是肌酐增多,使毛细血管前括约肌舒张。但由于微循环后括约肌对这些物质敏感性较低,处于相对收缩状态;或是由于微血栓形成,或血流滞缓、层流消失使血液成分析出聚集,从而使后阻力增加,形成"多灌少流"的特点。临床主要表现是,血压进行性下降、意识障碍、发绀、酸中毒。

3. 休克晚期 如果休克仍得不到纠正,则上述损害不但进一步加剧,而且变成不可逆。此时细胞变性坏死,微循环内几乎完全被微血栓所填塞,血液"不流不灌"。此为休克晚期,即"DIC 期"。

(二)代谢变化

首先是代谢异常,由于组织灌注不足和细胞缺氧,体内的无氧糖酵解过程成为能量的主要途径;其次是代谢性酸中毒,此时因微循环障碍而不能及时清除酸性代谢性产物,肝对乳酸的代谢能力也下降,使乳酸盐不断堆积,可致心率减慢、血管扩张和心排出量降低,呼吸加深、加快,以及意识障碍。

(三)内脏脏器的继发性损害

1. 肺 休克时,缺氧可使肺毛细血管内皮细胞和肺泡上皮受损,表面活性物质减少。复苏过程中,如大量使用库存血,则所含较多的微聚物可造成肺微循环栓塞。这些损害导致部分肺泡萎陷和不张或被水肿液浸没;部分肺血管嵌闭或灌注不足,引起肺分流和死腔通气增加。基于这些变化,临床上可表现出一系列呼吸困难的症状,如呼吸浅促、过度通气,严重时将出现急性呼吸衰竭和 ARDS。上述情况可以发生在休克期间或稳定后的 48～72h 内。一旦发生 ARDS,后果极为严重,死亡率很高。

2. 肾 由于有效循环容量减少,血压下降,儿茶酚胺分泌增加,使肾的入球血管痉挛和肾滤过率明显下降而发生少尿。如平均压小于 50mmHg(6.65kPa)则肾的滤过停止,并出现无尿。休克时,肾内血流重新分布并转向髓质,因此不但尿量减少,而且可导致皮质区的肾小管缺血坏死,即发生急性肾功能衰竭。

3. 心 由于冠状动脉灌流的 80% 发生于舒张期,因此当心率过快而致舒张期过短或舒张期压力下降时,冠状动脉血流减少,由此导致的缺氧和酸中毒可造成心肌损害。当心肌微循环内血栓形成时,还可引起心肌的局灶性坏死。心肌含有较丰富的黄嘌呤氧化酶系统,是易遭受缺血—再灌注损伤的器官之一。

4. 脑 脑组织灌流的基本条件是足够的灌注压和灌流量。在低血压状态下,灌注压的维持主要依靠身体其他部位血管收缩,脑血管则被动受益。如果全身血压下降,则脑灌注压也难以维持。休克时,由于脑灌注压和血流量下降将导致脑缺氧。缺氧、CO_2 贮留和酸中毒会引起脑细胞肿胀、血管通透性增加而导致脑水肿和颅内压升高。临床上患者可出现各种意识障碍,轻者烦躁不安或淡漠;严重者可发生脑疝,患者陷入昏迷。

5. 胃肠道 在发生低血压和低灌注时,机体为了保证心、脑等重要生命器官的灌注,首先牺牲内脏和皮肤等部位的灌注而表现该部位血管收缩。肠黏膜细胞也富含黄嘌呤氧化酶

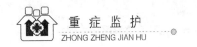
系统,在遭受缺血再灌流后,极易产生自由基损伤。缺血和再灌注损伤可导致胃肠道黏膜的糜烂、溃疡、出血、坏死和细菌、毒素移位。

6.肝 休克时,当心排量下降至基础值50%时,肝动脉和门静脉的血流量分别减少30%,这种变化主要是由于肝前血管阻力增加的结果。在此过程中,网状内皮细胞(枯否细胞)可被大量激活,由此所释放的炎性介质对脓毒症的形成有重要影响。组织学方面改变的主要表现是,肝小叶中央出血、肝细胞坏死。生化方面的改变则是谷丙转氨酶、血氨升高和一系列反映代谢功能的指标下降。

二、休克的分类

1975年WeilMH等人对休克提出的新的分类方法得到了临床的广泛接受,他把休克分为低容量性、心源性、分布性和梗阻性四类。

(一)低血容量休克

低血容量休克是指各种原因引起的外源性和/(或)内源性容量丢失而导致的有效循环血量减少、组织灌注不足、细胞代谢紊乱和功能受损的病理生理过程。主要发生在创伤引起的大血管损伤和肝、脾破裂,股骨干、骨盆骨折,以及胃、十二指肠溃疡、门脉高压食管静脉曲张、宫外孕破裂等引起的大出血。也见于不适当地使用脱水、利尿剂和高热造成超常情况的体液丢失,以及创伤、感染后坏死组织的分解产物、组织胺、蛋白酶等造成的毛细血管通透性增加,使血浆渗漏至组织间隙等。低血容量休克临床主要表现为CVP、肺动脉嵌压降低,由于回心血量减少、心排血量下降所造成的低血压,以及通过神经体液调节引起外周血管收缩、血管阻力增加和心率加快以维持血压和保证组织灌注,血流动力学表现为"低排高阻"的低动力型循环。

(二)分布性休克

分布性休克的基本机制是由于血管收缩舒张调节功能异常,容量血管扩张,循环血容量相对不足导致的组织低灌注。主要包括感染性、神经源性、过敏性休克。其中感染性休克是临床最多见、发病机制最复杂、病情变化最凶险、死亡率最高的一类休克,是脓毒症进一步发展的结果。脓毒性休克的血流动力学有"高动力型"和"低动力型"两种表现。

(三)心源性休克

心源性休克的基本机制为心泵功能衰竭、心排血量下降导致的组织低灌注。该型休克主要的直接原因为心肌损害,如心肌梗死、心力衰竭等,也可在脓毒性休克后期与脓毒性休克并存,此外,心脏前后负荷过重、心脏机械性障碍、心外原因等均可导致心源性休克。

(四)梗阻性休克

梗阻性休克基本机制为血流的主要通道受阻。如腔静脉梗阻、心包缩窄或填塞、心瓣膜狭窄、肺动脉栓塞及主动脉夹层动脉瘤等。根据梗阻部位的不同再将其分为心内梗阻和心外梗阻型休克,使临床治疗范围更加明确。

三、休克的病因和发病机制

(一)低血容量性休克

低血容量性休克的基本机制为循环容量的丢失,使循环容量转移到体外所致的水和电解质的丢失。包括失血、烧伤或感染所致的血容量丢失,呕吐、腹泻、脱水、利尿等原因所致的水和电解质丢失。过敏、虫或蛇毒素和一些内分泌功能紊乱引起的血管通透性增高。进行血流动力学监测时可发现:CVP下降,每搏输出量减少,心率加快和体循环阻力增高等参数的改变。

(二)分布性休克

分布性休克的基本机制为血管收缩舒张调节功能异常。其中以体循环阻力正常或增高为主要表现者,主要是由于容量血管扩张、循环血量相对不足所致,可见于脊髓损伤或麻醉药物过量等。而以体循环阻力降低为主要表现者,主要由感染因素所致,导致血液重新分布,也就是临床上所称的感染性休克。血流动力学特点为体循环阻力下降,心输出量增高,肺循环阻力增加和心率的改变。

(三)心源性休克

心源性休克的基本机制为泵功能衰竭,由于心脏泵功能衰竭而导致心排出量下降,引起循环灌注不良,组织细胞缺血缺氧。绝大多数心源性休克既可以发生于心脏疾病进展恶化之后,也可以发生于急性心脏不良事件之后。血流动力学监测时可发现:CVP升高,肺动脉嵌顿压升高,心输出量下降,体循环阻力增高等参数的改变。

(四)梗阻性休克

梗阻性休克的基本机制为血流的主要通道受阻,导致心排出量减少,氧输送下降而引起循环灌注不良,组织缺血缺氧。如腔静脉梗阻、心包缩窄或填塞、心瓣膜狭窄、肺动脉栓塞及主动脉夹层动脉瘤等。其血流动力学特点根据梗阻部位的不同而不同,且参数变化的幅度较大。

四、休克的治疗

针对引起休克的原因和休克不同发展阶段的重要生理紊乱采取相应的治疗。治疗休克重点是恢复灌注和对组织提供足够的氧。治疗包括:一般紧急治疗;补充血容量;积极处理原发病;纠正酸碱平衡失调;血管活性药物的应用;治疗DIC改善微循环;皮质类固醇和其他药物的应用等。

(一)低血容量性休克

也称失血性休克,通常在迅速失血超过全身总血量的20%时,即出现休克。临床表现为精神状态改变,皮肤湿冷,尿量$<0.5ml/(kg \cdot h)$,心率>100次/min,收缩压下降($<90mmHg$或较基础血压下降大于$40mmHg$)或脉压差减少($<20mmHg$)。血流动力学指标:$CVP<5cmH_2O$或$PAWP<8mmHg$等指标。

1.病因治疗 尽快纠正引起容量丢失的病因是治疗低血容量休克的基本措施。对于出血部位明确、存在活动性失血的休克患者,应尽快进行手术或介入止血。应迅速利用包括超声和CT手段在内的各种必要方法,检查与评估出血部位不明确、存在活动性失血的患者。

2.液体复苏 液体复苏治疗时可以选择晶体溶液(如生理盐水和等张平衡盐溶液)和胶体溶液(如白蛋白和人工胶体)。由于5%葡萄糖溶液很快分布到细胞内间隙,因此不推荐用于液体复苏治疗。

3.输血治疗 输血及输注血制品在低血容量休克中应用广泛。浓缩红细胞临床输血指征为血红蛋白$\leq70g/L$;血小板输注主要适用于血小板数量减少或功能异常伴有出血倾向的患者,血小板计数$<50\times10^9/L$,或确定血小板功能低下可考虑输注;输注新鲜冰冻血浆的目

的是为了补充凝血因子的不足,大量失血时输注红细胞的同时应注意使用新鲜冰冻血浆;冷沉淀内含凝血因子Ⅴ、Ⅷ、Ⅻ、纤维蛋白原等,适用于特定凝血因子缺乏所引起的疾病以及肝移植围术期肝硬化食道静脉曲张等出血。

4.血管活性药与正性肌力药 低血容量休克的患者一般不常规使用血管活性药。临床通常仅对于足够的液体复苏后仍存在低血压或者输液还未开始的严重低血压患者,才考虑应用血管活性药,首选多巴胺。

5.肠黏膜屏障功能的保护 肠黏膜屏障功能的保护包括循环稳定、尽早肠内营养、肠道特需营养支持如谷氨酰胺的使用、微生物内稳态调整等。

6.体温控制 严重失血性休克合并低体温是一种疾病严重的临床征象,低体温($<35℃$)增加创伤患者严重出血的危险性,是出血和病死率增加的独立危险因素。但是,合并颅脑损伤的患者控制性降温有一定的积极效果。

7.复苏评估指标

(1)氧输送与氧消耗:心脏指数$>4.5L/(min \cdot m^2)$、氧输送$>600ml/(min \cdot m^2)$及氧消耗$>170ml/(min \cdot m^2)$可作为包括低血容量休克在内的创伤高危患者预测预后的指标。

(2)混合静脉氧饱和度(SvO_2):$SvO_2 \geq 65\%$的变化可反映全身氧摄取,在理论上能表达氧供和氧摄取的平衡状态。

(3)血乳酸:持续48h以上的高水平血乳酸($>4mmol/L$)预示患者的预后不佳,复苏的第一个24h血乳酸浓度恢复正常($\leq 2mmol/L$)极为关键。

(4)碱缺失:碱缺失可反映全身组织酸中毒的程度。碱缺失加重与进行性出血大多有关,对于碱缺失增加而似乎病情平稳的患者须细心检查有否进行性出血。

8.未控制出血的失血性休克复苏 未控制出血的失血性休克是低血容量休克的一种特殊类型,对此类患者早期采用控制性复苏,收缩压维持在$80 \sim 90mmHg$,以保证重要脏器的基本灌注,并尽快止血;出血控制后再进行积极容量复苏。对合并颅脑损伤的多发伤患者、老年患者及高血压患者应避免控制性复苏。

(二)感染性休克

在感染所致的脓毒性休克中,起作用的主要是内毒素而并非细菌。内毒素参与休克病理过程的主要机制是:①通过内毒素的主要成分类质A直接损伤组织细胞和脏器功能;②内毒素具有活化补体,刺激巨噬细胞释放TNF、IL-1、PGs等多种体液介质的能力,因此造成全身剧烈的炎症反应;③激活凝血系统、损伤血管内皮,加上微循环血流缓慢、黏滞度高,因此极易促使微血栓形成;④内毒素可以刺激交感神经和肾上腺髓质释放肾上腺素和去甲肾上腺素,并提高心血管系统对儿茶酚胺的敏感性和易损性。

临床表现为全身炎症反应综合(SIRS),若出现两种或两种以上的下列表现,可以认为有这种反应的存在:①体温$>38℃$或$<36℃$;②心率>90次/min;③呼吸频率>20次/min,或$PaCO_2 <32mmHg(4.3kPa)$;④血白细胞$>12 \times 10^9/L$,$<4 \times 10^9/L$,或幼稚型细胞$>10\%$。

1.早期液体复苏 一旦临床诊断严重感染或感染性休克,应尽快积极液体复苏,6h内达到复苏目标:①CVP在$8 \sim 12cmH_2O$;②平均动脉压$>65mmHg$;③尿量$>0.5ml/h$;④$ScvO_2$或$SvO_2 >70\%$。

2.应对所有严重脓毒症患者进行评估,确定是否有可控制的感染源存在。在确认脓毒性休克或严重脓毒症尚未出现脓毒性休克时,在 1h 内尽早静脉使用抗生素治疗。在应用抗生素之前留取合适的标本,但不能为留取标本而延误抗生素的使用。

3.用天然/人工胶体或晶体液进行液体复苏。液体复苏的初始治疗目标是使 CVP 至少达到 $8cmH_2O$(机械通气患者需达到 $12cmH_2O$),之后通常还需要进一步的液体治疗。

4.血管活性药物的使用　常用的药物包括去甲肾上腺素、多巴胺、血管加压素和多巴酚丁胺。多巴胺作为感染性休克治疗的一线血管活性药物,兼具多巴胺能与肾上腺素能 α 和 β 受体的兴奋效应,在不同的剂量下表现出不同的受体效应。小剂量[$<5\mu g/(kg \cdot min)$]多巴胺主要作用于多巴胺受体,具有轻度的血管扩张作用。小剂量多巴胺有时有利尿作用,但并未显示出肾脏保护作用。中等剂量[$5\sim10\mu g/(kg \cdot min)$]以 β1 受体兴奋为主,可以增加心肌收缩力及心率,从而增加心肌的做功与氧耗。大剂量多巴胺[$10\sim20\mu g/(kg \cdot min)$]则以 α1 受体兴奋为主,出现显著的血管收缩。多巴酚丁胺既可以增加氧输送,同时也增加(特别是心肌的)氧消耗,因此在感染性休克治疗中一般用于经过充分液体复苏后心脏功能仍未见改善的患者;对于合并低血压者,宜联合应用血管收缩药物。

5.糖皮质激素　严重感染和感染性休克患者可考虑应用小剂量糖皮质激素。

6.血糖控制　对进入 ICU 后已初步稳定的重症脓毒症合并高血糖患者,使用静脉胰岛素治疗控制血糖,使血糖控制在 8mmol/L 以下。

7.其他　①持续血液净化治疗;②预防应激性溃疡;③机械通气患者采用保护性通气策略;④预防深静脉血栓形成。

(三)心源性休克

1.一般治疗

(1)绝对卧床休息,胸痛由急性心肌梗死所致者,应有效止痛。

(2)建立有效的静脉通道,必要时行 Swan-Ganz 导管。持续心电、血压、血氧饱和度监测。留置导尿管监测尿量。

(3)氧疗:持续鼻导管或面罩吸氧,一般为 $4\sim6L/min$,必要时气管插管或气管切开,人工呼吸机辅助呼吸。

2.补充血容量　最好在血流动力学监护下补液,前 20min 内快速补液 100ml,如 CVP 上升不超过 0.2kPa(1.5mmHg),可继续补液直至休克改善,或输液总量达 $500\sim750ml$。无血流动力学监护条件者可参照以下指标进行判断:诉口渴,外周静脉充盈不良,尿量<30ml/h,尿比重>1.02,CVP<0.8kPa(6cmH_2O),则提示血容量不足。

3.血管活性药物的应用　大剂量多巴胺无效时,也可静脉滴注去甲肾上腺素 $2\sim8\mu g/min$。肺充血而心输出量正常,宜选用静脉扩张剂,如硝酸甘油并可适当利尿。心输出量低且周围灌注不足,但无肺充血宜选用动脉扩张剂,如酚妥拉明。心输出量低且有肺充血及外周血管痉挛,宜选用硝普钠,急性冠脉综合征者慎用。

4.正性肌力药物的应用

(1)洋地黄制剂:一般在急性心肌梗死 24h 内,尤其是 6h 内应尽量避免使用洋地黄制剂。

(2)拟交感胺类药物:对心输出量低,肺动脉楔压不高,体循环阻力正常或低下,合并低血压时选用多巴胺;而心输出量低,肺动脉楔压高,体循环血管阻力和动脉压在正常范围者,宜选用多巴酚丁胺。

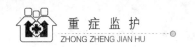
(3)磷酸二酯酶抑制剂:常用氨力农或米力农。

5.其他治疗

(1)纠正酸中毒:常用 5%碳酸氢钠或乳酸钠。

(2)机械性辅助循环:如主动脉内气囊反搏(IABP)、左室辅助泵等机械性辅助循环。

(3)原发疾病治疗:如急性心肌梗死患者应尽早进行再灌注治疗,溶栓失败或有禁忌证者应在 IABP 支持下进行急诊冠状动脉成形术(PCI);急性心包填塞者应立即心包穿刺减压;乳头肌断裂或室间隔穿孔者应尽早进行外科修补等。

(4)保护心肌。

6.防治并发症

(1)呼吸衰竭:包括持续氧疗,必要时人工呼吸机辅助呼吸;保持呼吸道通畅,定期吸痰,加强感染预防和控制等。

(2)急性肾功能衰竭:注意纠正水、电解质紊乱及酸碱失衡,及时补充血容量,酌情使用利尿剂如速尿 20~40mg 静注。必要时可进行血液透析、血液滤过或腹膜透析。

(3)保护脑功能:酌情使用脱水剂及糖皮质激素,合理使用镇静剂。

(4)防治弥散性血管内凝血(DIC):休克早期应积极应用低分子右旋糖酐等抗血小板及改善微循环的药物,有 DIC 早期征象时应尽早使用肝素抗凝,后期适当补充消耗的凝血因子。

(四)梗阻性休克

治疗:外科治疗以解除病变区域的梗阻;根据病情适当降低机械通气压力,以纠正 PEEP 造成的梗阻。

治疗的目的在于改善全身组织的血流灌注,恢复及维护病人的正常代谢和脏器功能,而不是单纯地提高血压,因为血压只代表心排血量和血管张力的关系,而不能反映心排血量和组织的血流灌注情况。在治疗过程中,有时血压虽不甚高,如在 10.6/6.7kPa(80/50mmHg)左右,然而脉压正常、四肢温暖、皮肤红润不紫、尿量正常,说明微循环和组织灌注情况尚好,治疗措施有效;反之,收缩压虽超过 12kPa(90mmHg),但脉压很低、四肢冰冷、皮肤苍白、尿量少,说明微循环和组织灌注情况不佳,急需调整抢救措施。

五、休克的临床监测

(一)观察临床表现

1.精神状态　精神状态能够反映脑组织灌注情况。患者神志淡漠或烦躁、头晕、眼花或从卧位改为坐位时出现晕厥,常表示循环血量不足,休克依然存在。

2.肢体温度、色泽　肢体温度和色泽能反应体表灌流情况。四肢温暖、皮肤干燥、轻压指甲或口唇时局部暂时苍白而松压后迅速转为红润,表示外周循环已有改善;四肢皮肤苍白、湿冷、轻压指甲或口唇时颜色变苍白而松压后恢复红润缓慢,表示末梢循环不良,休克依然存在。

3.脉搏　休克时脉搏细速出现在血压下降之前。休克指数是临床常用的观察休克进程的指标。休克指数是脉率与收缩压之比,休克指数为 0.5,一般表示无休克;指数 1.0~1.5,表示存在休克;指数在 2 以上,表示休克严重。

（二）血流动力学监测

1.血压 血压是休克诊断及治疗中最重要的观察指标之一。休克早期，剧烈的血管收缩可使血压保持或接近正常，以后血压逐渐下降。收缩压<11.97kPa（90mmHg），脉压<2.66kPa（20mmHg），是休克存在的依据。血压回升，脉压增大，表示休克好转。

2.心电监测 心电改变显示心脏的即时状态。在心脏功能正常的情况下，血容量不足及缺氧均会导致心动过速。

3.CVP 对于需长时间治疗的休克患者来说，CVP测定非常重要。CVP主要受血容量、静脉血管张力、右心排血能力、胸腔和心包内压力及静脉回心血量等因素的影响。CVP正常值为 0.49~1.18kPa（5~12cmH_2O）。在低血压的情况下，CVP<0.49kPa（5cmH_2O）时，表示血容量不足；>1.49kPa（15cmH_2O）则表示心功能不全、静脉血管床过度收缩或肺循环阻力增加；>1.96kPa（20cmH_2O）时，提示充血性心力衰竭。

4.肺动脉楔压 肺动脉楔压有助于了解肺静脉、左心房和左心室舒张末期的压力，以此反映肺循环阻力的情况。肺动脉楔压正常值为 0.8~2kPa（6~15mmHg），增高表示肺循环阻力增高。肺水肿时，肺动脉楔压>3.99kPa（30mmHg）。当肺动脉楔压升高，即使CVP无增高，也应避免输液过多，以防引起肺水肿。

（三）肾功能监测

休克时，应动态监测尿量、尿比重、血肌酐、血尿素氮、血电解质等。尿量是反映肾灌注其他器官灌注情况的重要指标，同时也反映临床补液及应用利尿、脱水药物是否有效的重要指标。休克时应留置导尿管，动态观察每小时尿量，抗休克时尿量应大于20ml/h。尿量稳定在 30ml/h 以上时，表示休克已纠正。尿比重主要反映肾血流与肾小管功能，抗休克后血压正常，但尿量少且比重增加，表示肾血管收缩仍存在或仍存在血容量不足。

（四）呼吸功能监测

呼吸功能监测指标包括呼吸的频率、幅度、节律、动脉血气指标等，应动态监测。呼吸机通气者根据动脉血气指标调整呼吸机使用。

（五）生化指标的监测

休克时，应监测血电解质、血糖、丙酮酸、乳酸、血清转氨酶、氨等血液生化指标。血清转氨酶升高提示肝细胞功能受损严重，血氨增加提示出现肝功能衰竭。此外，还应监测弥散性血管内凝血的相关指标。

（六）微循环灌注的监测

微循环监测指标如下：①体表温度与肛温。正常时两者之间相差约 0.5℃，休克时增至1~3℃，两者相差值愈大，预后愈差。②红细胞比容。末梢血比中心静脉血的红细胞比容大3%以上，提示有周围血管收缩，应动态观察其变化幅度。③甲皱微循环。休克时甲皱微循环的变化为小动脉痉挛、毛细血管缺血，甲皱苍白或色暗红。

六、护　理

休克的预后取决于病情的轻重程度、抢救是否及时、治疗措施是否得力、护理是否得当。护理上应采取如下措施：

1.体位 休克时应采取中凹卧位，病人头胸部抬高 20°~30°，下肢抬高 15°~20°；使用抗休克裤。

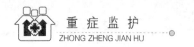

2.注意保暖。

3.保持呼吸道通畅　一般用鼻导管吸氧,流量4～6L/min,严重缺氧或发绀时应增加至6～8L/min,或根据病情采用面罩或正压给氧。

4.尽快建立静脉通路。

5.镇静止痛

七、预防措施

1.对有可能发生休克的伤病员,应针对病因,采取相应的预防措施。活动性大出血者要确切止血;骨折部位要稳妥固定;软组织损伤应予包扎,防止污染;呼吸道梗阻者需行气管切开;需后送者,应争取发生休克前后送,并选用快速而舒适的运输工具。运输时病人头向车尾或飞机尾,防行进中脑贫血;后送途中要持续输液,并做好急救准备。

2.严重感染病人,采用敏感抗生素,静脉滴注,积极清除原发病灶(如引流排脓等)。对某些可能并发休克的外科疾病,抓紧术前准备,2h内行手术治疗,如坏死肠段切除。

3.必须充分做好手术病人的术前准备,包括纠正水与电解质紊乱和低蛋白血症;补足血容量;全面了解内脏功能;选择合适的麻醉方法。还要充分估计术中可能发生休克的各种因素,采取相应的预防低血容量休克的措施。

4.轻度的头昏,可搀扶着走一定时间,不适的感觉就会消失。头昏程度稍重且没有行走能力的,可让患者平躺,衣领松开,头部略放低,然后抬高患者下肢作轻微的抖动,患者症状马上得到缓解。

5.必须注意的是不论患者休克程度轻重如何,在急救时不要给患者喝任何饮料或服药,要待其清醒后才让其喝些温开水,并特别提醒患者注意保暖和休息。

第四节　急性心律失常

急性心律失常是指各种原因所致的突发性心律紊乱或在原稳定性心律失常基础上的突发性加重,多由于心脏冲动的起源部位、频率、节律、传导速度及激动次序异常所导致。急性心律失常是ICU急救中较常见的临床急症或重症之一,由于ICU病房大部分急性心律失常对血流动力学可能会产生严重影响或潜在性影响,特别是与某些心脏病或重症同时伴发,可能会对患者生命构成威胁,因此,需要及时辨认及紧急处理。

一、心电图的分析方法和步骤

首先查看P、QRS、T的有无及其相互间的关系,然后按一下步骤分析:

1.节律　判断节律是否规则,若不规则,是否表现出某种规律。

2.频率　结合ECG和脉搏共同分析能得出正确的结果。具体的频率可根据60s除以P-P间期或R-R间期计算出来。为避免误差,一般采用数个心动周期的平均数来计算。

3.P波　P波是否存在及其形态是否正常,是否每一个QRS波前都有P波。其临床意义为:①心电图无P波,常提示为心房颤动或扑动;②P波逆行并紧接在QRS波之前或终末部常提示为房室结折返性心动过速或房室结性心律;③逆行P波位于QRS波之后较远处常提示为房室折返性心动过速。

4.P-R间期 计算P波起始点与QRS波起始点之间的小方格数,然后乘以0.04s。注意P-R间期是否在正常范围内,P-R间期是否恒定。

5.QRS波 QRS波间期是否在正常范围内,是否所有的QRS波形态和大小相同。

宽QRS波群对心律失常诊断的意义:宽QRS波群心动过速一般提示为室性心律失常,但需与室上性心动过速鉴别。大多情况下室上性心动过速多为窄QRS,如果宽QRS波伴有房室解离可确定为室性心动过速或为室上性心动过速伴有束支传导阻滞、差异性传导以及预激综合征。

(1)能看见提前出现P波是房性心动过速。

(2)出现逆行P波多为房室结折返性心动过速。

(3)房室折返性心动过速时P'波与QRS波是分离的,通常RP'/P'R在1以下。

(4)如若存在房室解离大多为室性心动过速。

6.T波 T波是否存在,是否所有的T波形图和振幅均正常,方向是否和QRS波一致。

7.Q-T间期 Q-T间期是否在正常范围内。

8.其他 注意有无逸搏或异位节律,观察ST段是否有改变,有无U波等。

二、常见心律失常类型与心电图特点

心律失常有多种分类方法,由于ICU病房的特殊性,可对所有患者进行床旁心电监测和有创或无创的血流动力学监测,因此,对于ICU病房患者的心律失常以对血流动力学有无影响进行分类可能更有利于临床救治。

(一)对血流动力学有明显影响急性心律失常类型的心电图特点

1.早搏型室性心动过速(图13-2)

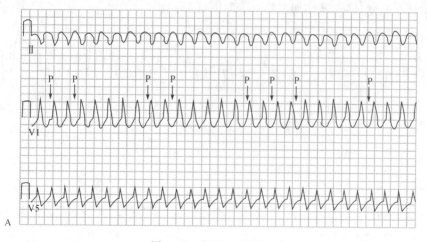

图13-2 室性心动过速

(1)≥3个室性期前收缩连续出现(QRS波群宽大畸形,ST-T与主波方向相反)。

(2)频率>100～250次/min。

(3)可见心室夺获与室性融合波。

2.双向性室性心动过速(图 13-3)

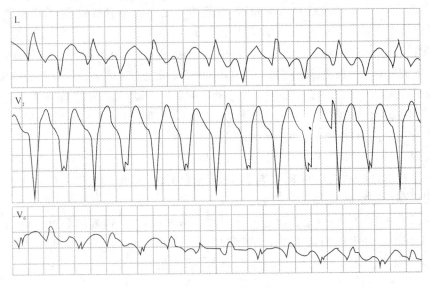

图 13-3 双向性室性心动过速

3.尖端扭转室性心动过速(图 13-4)

(1)QRS 波以基线为轴,波型尖端间断性向相反方向扭转。

(2)多由室性早搏诱发,联律间期较长的。

(3)室性频率在 150~250 次/min,R-R 间期不等。

(4)可引发心室颤动。

(5)发作呈自限性,非发作期多伴 QT 间期延长。

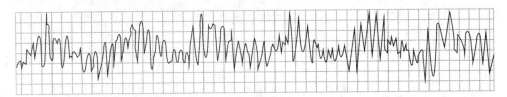

图 13-4 尖端扭转室性心动过速

4.心室扑动(图 13-5)

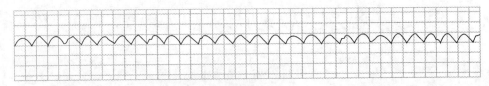

图 13-5 心室扑动

(1)P 波及 QRS 波完全消失。

(2)连续出现波幅较大、较规则的波型。

(3)频率大约为 250 次/min。

(4)短时间不能消除,易发生室颤。

5.心室颤动(图 13-6)

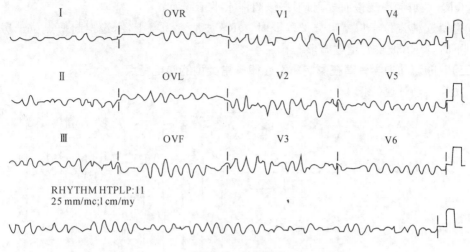

图 13-6　心室颤动

(1)P-QRS-T 波群消失。

(2)出现波幅、形态、间距极不均匀的波型。

(3)频率约为 250～500 次/min。

(4)如不能及时消除,短时间内心电活动消失。

6.严重的缓慢型心律失常

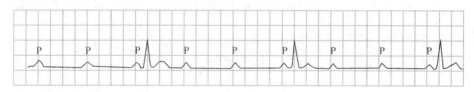

图 13-7　II°II 型房室传导阻滞

(1)II°II 型房室传导阻滞(图 13-7)①P 波规律出现,但周期性不能下传,发生 QRS 波脱落。

②QRS 波脱落时的长 R-R 间期等于短 R-R 间期的倍数。

③P 波与 QRS 波的传导比率常为 5：4、4：3、3：2。

(2)III°房室传导阻滞(图 13-8)

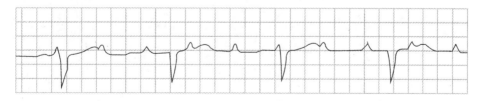

图 13-8　III°房室传导阻滞

①间隔大多规则的窦性 P 波,频率多为 70～80 次/min。

②P 波传导与 QRS 波群无关,P-P 间期与 R-R 间期各有独自规律。

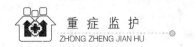

③P波发生频率较 QRS 波群频率快,P 波可出现在 QRS 波群之前,之后或与其重叠。

④QRS 波群频率缓慢而规则,形态以阻滞水平不同而异。

⑤逸搏起搏点位于房室束分叉以上时,QRS 波群常为室上性,逸搏起搏点位于房室束分叉以下时,QRS 波群常增宽畸形。

(二)对血流动力学有潜在影响急性心律失常类型的心电特点

1. 窦性心动过速(图 13-9)

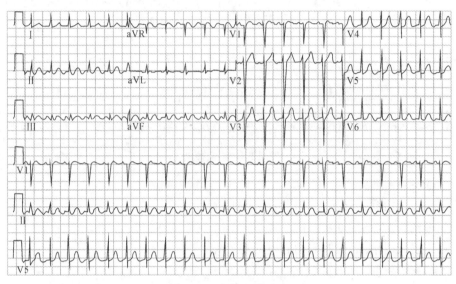

图 13-9 窦性心动过速

(1)P 波规律发生,频率>100 次/min。

(2)Ⅰ、Ⅱ、aVF 导联 P 波直立,aVR 导联 P 波倒置。

(3)P-R 间期 0.12~0.20s。

(4)P-P 间隔<0.12s。

(5)频率>150 次/min 以上时,P 波可与其前 T 波相重叠。

2. 窦性心动过缓(图 13-10)

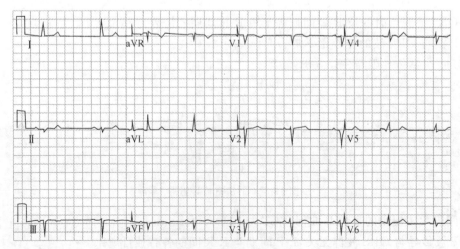

图 13-10 窦性心动过缓

(1)具有正常窦性心律的心电图特点(同窦性心动过速中的②③④项)。

(2)频率在 60 次/min 以下,但一般不低于 40 次/min。

(3)常可伴有窦性心律不齐。

3.房性心动过速(图 13-11)

(1)多由房性早搏诱发,P'波与窦性 P 波形态不同。

(2)频率多在 130～180 次/min 之间,较为规则,P'-R 间期≥0.12s。

(3)伴有不同程度的房室传导阻滞(1:1,2:1,3:2,3:1),以 2:1 传导最为常见。

(4)QRS 波群形态大多呈室上性;伴有室内差异性传导时 QRS 波群可增宽、畸形。

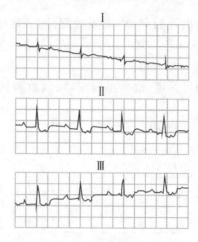

图 13-11　房性心动过速

4.紊乱性房性心动过速(多源性房性心动过速)(图 13-12)

(1)同一导联可见三种以上不同形态的 P 波。

(2)P-P 间期、P-R 间期、R-R 间期完全不等。

(3)QRS 波形态大多在正常,频率多在 100～150 次/min。

(4)P 波偶有不能下传至心室或出现束支传导阻滞波型。

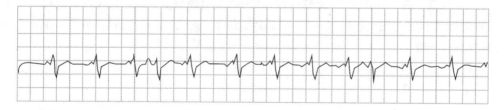

图 13-12　多源性房性心动过速

5.阵发性室上性心动过速(图 13-13)

(1)QRS 波群 3 个或 3 个以上连续发生,但形态、时限正常。

(2)频率多在 150～250 次/min,节律规则。

(3)P 波不易辨认,可见 P'波,大多重叠于 QRS 波群内或其终末部位。

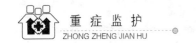
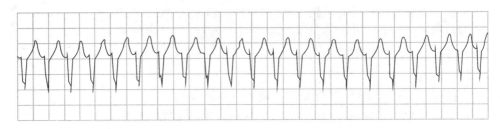

图 13-13　阵发性室上性心动过速

6.心房扑动(图 13-14)

(1)P 波消失,代之以连续出现的 F 波,间隔规则,同一导联形态一致,以Ⅱ、Ⅲ、avF 或 V1 导联最清晰。

(2)F 波频率多在 250～350 次/min。

(3)F 波与 QRS 波群比例可固定,也可不固定,以偶数多见;传导比例>4～6∶1,提示伴有房室传导阻滞。

(4)R-R 间距可规则,也可不规则。

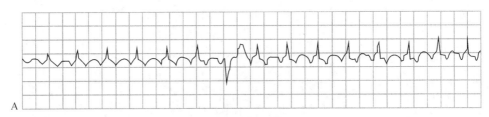

图 13-14　心房扑动

7.心房颤动(图 13-15)

(1)P 波消失,代之以形态、波幅、间隔绝对不规则的 f 波。

(2)f 波连续发生,频率多在 350～600 次/min。

(3)f 波以Ⅱ、Ⅲ、avF 和 V1 导联最清晰。

(4)V1 导联 f 波>1mV 为粗颤型;f 波<1mV 为细颤型。

(5)QRS 波群多与窦性相同,频率>100 次/min 称为快速型心房纤颤;频率<100 次/min 为缓慢型心房纤颤。

(6)R-R 间距绝对不规则。

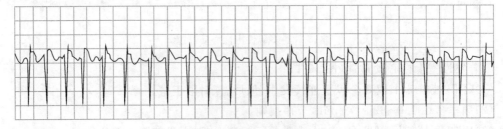

图 13-15　心房颤动

8.多源性室性期前收缩(图 13-16)

(1)提前出现的 QRS 波群形态不一,联律间期不一。

(2)符合室性期前收缩的基本特征。

(3)易引起室性心动过速或室颤。

9.成对性室性期前收缩(图 13-16)

(1)提前出现的 QRS 波群成对连续发生。

(2)符合室性期前收缩特征。

(3)可诱发室性心动过速或室颤。

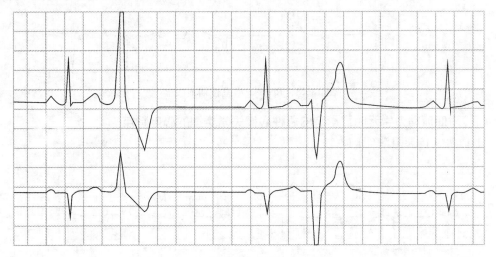

图 13-16　多源性室性期前收缩

10.联律型室性期前收缩(图 13-17)

(1)心电图基本符合窦性心律。

(2)提前发生的 QRS 波群符合室性期前收缩的特征。

(3)提前发生的 QRS 波群易发生在长的心动周期之后。

(4)提前发生的 QRS 波群有规律地发生,可呈现为二、三、四联律。

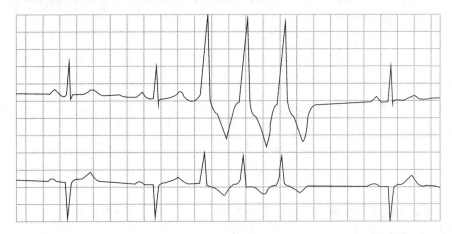

图 13-17　联律型室性期前收缩

11. R on T 型室性期前收缩(图 13-18)

(1)提前发生的 QRS 波落在前一个 T 波尖峰的前 30ms 处。

(2)符合室性期前收缩的 QRS 波群特征。

(3)易引起心室颤动。

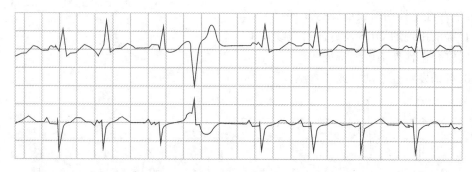

图 13-18　R on T 型室性期前收缩

(三)对血流动力学无明显影响的急性心律失常类型的心电特点

1. I° 房室传导阻滞(图 13-19)

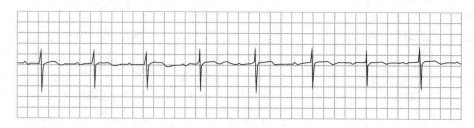

图 13-19　I° 房室传导阻滞

(1)主要表现为 P～R 间期延长≥0.21s。

(2)P 波后伴随有 QRS 波群。

(3)与原心电图比较,心率相同情况下,P～R 间期较原来延长。

(4)心率过快或 P～R 间期过度延长,P 波与前面 T 波重叠时,易发生误诊。

2. 单源性房性期前收缩(图 13-20)

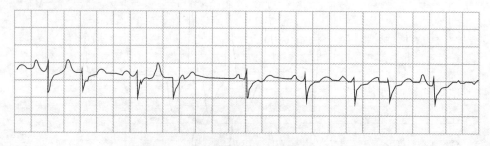

图 13-20　房性期前收缩

(1)在正常的主导节律中突然出现提早的 P 波,形态与窦性 P 波略有不同。

(2)P～R 间期>0.12s。

（3）QRS 波呈室上型，P 波落入前一个心动周期的 T 波中，其后的 QRS 波可发生缺失，称为房性期前收缩未下传。

（4）代偿间歇常不完全。

3.房室交界性期前收缩（图 13-21）

（1）在正常的主导节律中突然出现提前的室上型 QRS 波。

（2）在提前的 QRS 波前后可见 P'波，P'波也可埋于 QRS 不易辨别或引起 QRS 波变形。

（3）代偿间歇多较完全（早搏前后的两个窦性 P-P 间期等于正常窦性。P-P 间距的两倍）。

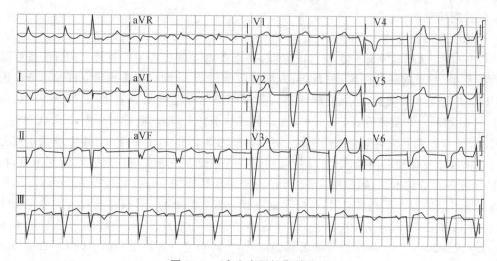

图 13-21　房室交界性期前收缩

4.单源性室性期前收缩（图 13-22）

（1）在正常的主导节律中突然出现提早的 QRS 波群。

（2）提早的 QRS 波形态宽大畸形，时间＞0.12s。

（3）提早的 QRS 波其前无 P 波。

（4）T 波方向与提早的 QRS 波相反。

（5）代偿间歇完全。

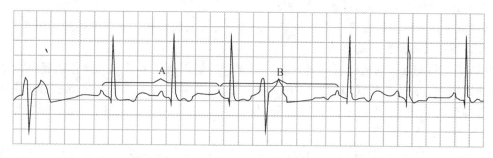

图 13-22　室性期前收缩

三、抢救原则与措施

(一)处理原则

1.对血流动力学有明显影响的急性心律失常无论何种类型都可能在短时间内致命,因此,快速的心电图判定是治疗的关键,同时,对急性致命性心律失常应给予果断处理。

2.总体治疗原则

(1)尽快使用有效的抗心律失常药物。

(2)药物治疗无效可采取紧急直流电复律或人工心脏临时起搏术。

(3)尽快查找病因并采取针对性治疗。

(二)常用药物

1.急性致命性心律失常的紧急处理

(1)室颤与无脉性室速 ①首选电除颤,在准备电除颤过程中应持续CPR;准备好除颤仪后给予360J(单向波除颤仪)或200J(双向波除颤仪)电除颤。电除颤后立即给予5个循环的CPR,并开始气管插管,建立静脉通路。②可经静脉推注肾上腺素1mg,30~60s后再给予360J电除颤。③胺碘酮、CPR、2~3次除颤或给予肾上腺素、血管加压素,VF/无脉性VT仍持续,可考虑给予胺碘酮。用药方法:初始剂量为300mg溶于20~30ml生理盐水或葡萄糖内静脉推注或骨髓腔内推注;对反复或顽固性VF或VT患者应在初始用药剂量后,再增加150mg剂量静脉推注,随后按1mg/min的速度静脉滴注6h,再减量至0.5mg/min,每日最大剂量不超过2g。④利多卡因:对电除颤或肾上腺素无效的VF或无脉性VT也可给予大剂量的利多卡因(1.5mg/kg)冲击治疗,并依病情需要可重复使用;一般用药总剂量不超过3mg/kg(或>200~300mg/h)。⑤如果除颤成功,为防止复发可给予利多卡因1~2mg/min或胺碘酮(剂量同上)持续静脉滴注。⑥若除颤不成功应注意查找原因,注意是否存在低氧血症、高碳酸血症以及电解质紊乱等,并应予以紧急纠正。⑦在难以复律时可考虑使用镁盐1~2g静推,或普鲁卡因酰胺30mg/min静脉推注。

(2)心脏停搏和无脉性电活动(PEA)的治疗 ①心肺复苏、气管插管、静脉通路建立。②心脏停搏需要至少两个导联以上确认,进行紧急经皮心脏临时起搏。③无效时给予肾上腺素1mg静推,每3~5min或按需重复使用。④阿托品1mg静脉推注,每3~5min可重复使用(总量0.04mg/kg)。

2.特殊类型的室性心动过速的处理

(1)双向性室性心动过速 ①利多卡因。②氯化钾及硫酸镁。③门冬氨酸钾镁盐。

3.尖端扭转型室性心动过速

(1)Q-T间期延长的扭转型室速处理 ①先天性病因所致者首选β受体阻断剂。②获得性病因所致者首选硫酸镁,1~8mg/min静脉滴注;或异丙肾上腺素1~4mg/min静脉滴注。③必要时试用Ⅰ_b类抗心律失常药物,如利多卡因、苯妥英钠、乙吗噻嗪。④禁用Ⅰ_a、Ⅰ_c及Ⅲ类抗心律失常药物。

(2)Q-T间期正常的扭转型室速处理 ①联律间期不短者首选Ⅰ或Ⅲ类抗心律失常药物。②联律间期极短者首选异搏定5~10mg静注;次选心脏起搏术。

（三）一时识别不清的宽 QRS 波群心动过速处理

1. 首选直流电复律。

2. 心律平 70mg 静注或乙胺碘酮 250mg 静脉滴注。

3. 慎用异搏定或洋地黄类药物。

（四）严重缓慢型心律失常的处理

1. 阿托品　一般情况下治疗心脏停搏和缓慢性无脉的电活动，给予 1mg 静注；若疑为持续性心脏停搏，应在 3～5min 内重复给药；静注 0.5～1mg/次，总量 0.04mg/kg 体重。静注阿托品极少引发 VF 和 VT。

2. 异丙肾上腺素　主要用于原发性或除颤后心动过缓的治疗，推荐剂量：以 0.5～1.0mg 加入静脉滴注的液体中，药物静滴速度为 2～10μg/min，依心率维持的具体情况调整。

3. 紧急处理时应注意的问题

（1）有起搏设备时对心跳停顿、严重心动过缓、无脉性电活动应即刻行体外经皮心脏临时起搏。

（2）无体外心脏起搏器时，可越过此程序而直接使用药物治疗。

（沈明进）

第十四章 呼吸系统危重病护理

第一节 慢性阻塞性肺疾病

慢性阻塞性肺疾病(chronic obstructive pulmonary disease,COPD),简称慢阻肺,是一种气流受限为特征的破坏性的肺部疾病,气流受限不完全可逆、呈进行性发展,与肺部对有害气体或有害颗粒的异常炎症反应有关。其症状为气流受限、气短、咳嗽、气喘并且伴有咳痰,会逐渐削弱患者的呼吸功能。慢性阻塞性肺疾病与肺气肿和慢性支气管炎密切相关。

COPD是一种常见病、多发病,病死率高,目前尚无完全治愈的方法,居世界上死亡原因的第5位。COPD患者每年平均急性加重2~3次,成为COPD患者住院和死亡的重要原因。

目前临床中没有统一的标准定义COPD患者急性加重,在2007年中华医学会新修订的诊治指南中,COPD患者急性加重(AECOPD)是指患者出现超越日常状况的持续恶化,并需改变基础的常规用药者,通常在疾病过程中患者短期内咳嗽、咳痰、气短和(或)喘息加重,痰量增多,呈脓性或黏脓性,可伴发热等炎症明显加重的表现。

一、病因及发病机制

引起慢支和肺气肿的各种因素如感染、吸烟、大气污染、职业性粉尘和有害气体的吸入、过敏等均可以导致慢性阻塞性肺疾病,其病理改变主要为慢性支气管炎和肺气肿。

1.支气管的慢性炎症,使中央气道(内径>2~4mm)杯状细胞、鳞状细胞化生、黏液分泌增加、纤毛功能障碍;使外周气道(内径<2mm)管腔狭窄,气道阻力增加,延缓肺内气体排出,造成呼气不畅,功能残气量增加。

2.肺实质组织(呼吸性支气管、肺泡、肺毛细血管)广泛破坏,导致肺弹性回缩力下降,使呼出气流驱动压降低,造成呼气气流缓慢。以上这两个因素造成COPD患者呼出气流受限,呼气时间内气体呼出不全,形成肺过度充气。

3.肺过度充气时肺泡内残气过多,呼气末肺泡内呈正压,即内源性呼气末正压存在,患者呼吸肌必须产生足够的吸气压以克服内源性呼气末正压,使肺内压低于大气压才产生吸气气流,这样患者增加氧耗,容易发生疲劳。

4.COPD急性加重时氧耗和呼吸负荷显著增加,呼吸肌的代偿能力不能维持有效的肺泡通气,从而造成缺氧及CO_2潴留,严重者发生呼吸衰竭。

二、临床表现

(一)症状

1.慢性咳嗽　通常为首发症状。咳嗽程度视病情而定,一般晨起咳嗽较重,白天较轻,晚间睡前有阵咳。

2.咳痰　咳嗽后通常咳少量黏液性痰,部分患者在清晨较多;合并感染时痰量增多常有脓性痰。

3.气短或呼吸困难　是慢阻肺的标志性症状,是使患者焦虑不安的主要原因,早期仅于劳动时出现,以后逐渐加重,以致日常活动甚至休息时也感气短。

4.喘息和胸闷　不是慢阻肺的特异性症状,部分患者特别是重度患者有喘息;胸部紧闷感通常于劳动后发生。

5.全身性症状　严重患者,可能会发生全身性症状如体重下降、食欲减退、外周肌肉萎缩和功能障碍、精神抑郁和(或)焦虑等。合并感染时可出现咳血痰或咯血。

(二)体征

胸廓形态异常,呈桶状胸,表现为胸部过度膨胀、前后径增大;肺叩诊可呈过度清音;呼吸变浅,频率增快,患者采用缩唇呼吸以增加呼出气量,呼吸困难加重时常采取前倾坐位;患者两肺呼吸音可减低,平静呼吸时可闻及干性啰音,两肺底或其他肺野可闻及湿啰音,心音遥远;低氧血症患者可出现黏膜及皮肤发绀,伴有右心衰竭者可出现双下肢水肿、肝脏增大、颈静脉充盈或怒张。

(三)COPD 严重程度分级

COPD 严重程度评估分级需根据患者的症状、肺功能改变程度、是否存在合并症(呼吸衰竭、心力衰竭)等确定,其中反映气流受限程度的 FEV_1 下降有重要参考意义。根据肺功能检测结果,将 COPD 严重性分为 4 级。

Ⅰ级(轻度 COPD):其特征为轻度气流受限,患者的 $FEV_1/FVC<70\%$,但 $FEV_1\geqslant80\%$ 预计值,通常可伴有或不伴有咳嗽、咳痰。此时患者本人可能还没认识到自己的肺功能是异常的。

Ⅱ级(中度 COPD):其特征为气流受限进一步恶化,患者的 $FEV_1/FVC<70\%$,$50\%\leqslant FEV_1<80\%$ 预计值,并有症状进展和气短,运动后气短更为明显。此时,由于呼吸困难或疾病的加重,患者常会去医院就诊。

Ⅲ级(重度 COPD):其特征为气流受限进一步恶化,$30\%\leqslant FEV_1<50\%$ 预计值,气短加剧,并且反复出现急性加重,影响患者的生活质量。

Ⅳ级(极重度 COPD):为严重的气流受限,患者的 $FEV_1/FVC<70\%$,$FEV_1<30\%$ 预计值,或者合并有慢性呼吸衰竭。此时,患者的生活质量明显下降,如果出现急性加重则可能有生命危险。

三、辅助检查

(一)肺功能检查

气流受限是以 FEV_1 和 FEV_1/FVC(第 1 秒钟用力呼气容积与用力肺活量的比值)降低来确定的。吸入支气管舒张剂后 $FEV_1/FVC<70\%$ 者,可确定为不能完全可逆的气流受限;

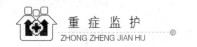

急性加重期患者,常难以满意地完成肺功能检查。当 $FEV_1 < 50\%$ 预计值时,提示为严重发作。气流受限可导致肺过度充气,使肺总量(TLC)、功能残气量(FRC)和残气容积(RV)增高,肺活量(VC)减低。

(二)胸部 X 线检查

主要 X 线征为肺过度充气:肺容积增大,胸腔前后径增长,肋骨走向变平,肺野透亮度增高,横膈位置低平,心脏悬垂狭长,肺门血管纹理呈残根状,肺野外周血管纹理纤细稀少等,有时可见肺大疱形成,并发肺动脉高压和肺源性心脏病时,除右心增大的 X 线征外,还可有肺动脉圆锥膨隆,肺门血管影扩大及右下肺动脉增宽等。

(三)胸部 CT 检查

CT 检查一般不作为常规检查。但是,对辨别小叶中心型或全小叶型肺气肿及确定肺大疱的大小和数量,有很高的敏感性和特异性,对预计肺大疱切除或外科减容手术等的效果有一定价值。

(四)动脉血气分析

血气异常首先表现为轻、中度低氧血症,随疾病进展,低氧血症逐渐加重,并出现高碳酸血症。静息状态下在海平面呼吸空气条件下,$PaO_2 < 60mmHg$ 和(或)$PaCO_2 > 50mmHg$,提示呼吸衰竭。如 $PaO_2 < 50mmHg$,$PaCO_2 > 70mmHg$,$pH < 7.30$ 提示病情危重,需进行严密监护或入住 ICU 行无创或有创机械通气治疗。

(五)其他实验室检查

低氧血症时,血红蛋白及红细胞可增高。痰培养可检出各种病原菌,常见者为肺炎链球菌、流感嗜血杆菌、卡他摩拉菌、肺炎克雷伯菌等,此后也可培养出铜绿假单胞菌、鲍曼氏不动杆菌、耐甲氧西林金黄色葡萄球菌、白色念珠菌等。

四、治疗原则

2001 年世界卫生组织制定了关于 COPD 的全球防治倡议,明确提出治疗的目标是:延缓病情进展,缓解症状,提高运动耐量,改善健康状况,防治合并症,防治急性发作,以及降低病死率。

(一)减少危险因素

戒烟、减少职业粉尘和化学品吸入及减少室内外空气污染,是预防 COPD 发生和防止病情进展的重要措施。戒烟是唯一最有效和最经济的降低 COPD 危险因素和终止其进行性发展的措施。

(二)稳定期处理

1.支气管扩张剂　支气管扩张剂是缓解 COPD 患者气流阻塞的重要药物,应首选吸入的方法。目前应用的支气管扩张剂主要包括 β_2 受体激动剂、抗胆碱能药物及茶碱类药物。

(1)β_2 受体激动剂:主要有沙丁胺醇、特布他林等,为短效定量雾化吸入剂,数分钟内开始起效,15～30min 达到峰值,持续疗效 4～5h,每次剂量 100～200μg(每喷 100μg),24h 内不超过 8～12 喷。主要用于缓解症状,按需使用。选择性长效 β_2 受体激动剂(LABA)被认为是用于 COPD 治疗的首选支气管扩张药,代表药物有福莫特罗和沙美特罗。福莫特罗作用持续 12h 以上,吸入后 1～3min 起效,常用剂量为 4.5～9.0μg,每日 2 次。

(2)抗胆碱药:主要有异丙托溴铵气雾剂,可阻断 M 胆碱受体,开始作用时间比沙丁胺

醇等短效 β_2 受体激动剂慢,30～90min 达最大效果,但可维持 6～8h,剂量为 40～80μg(每喷 20μg),每天 3～4 次。该药不良反应小,长期吸入可改善 COPD 患者健康状况。

(3)茶碱类药物:有解除气道平滑肌痉挛,促进纤毛摆动,增加呼吸肌力量等作用。因其毒副作用大,多数发达国家很少使用。

2. 长期氧疗(LTOT) 长期氧疗(LTOT)是可以提高晚期或出现低氧血症 COPD 患者生存率的重要措施。一般采用鼻导管持续低流量吸氧,氧流量 1～2L/min。

(三)COPD 急性加重期的治疗

1. 控制性氧疗 无严重合并症的 COPD 急性加重期患者氧疗后易达到满意的氧合水平 (PaO_2＞60mmHg 或 SaO_2＞90％)。但宜给予低浓度吸氧,吸入氧浓度一般不超过 35％,吸入氧浓度过高,可能发生潜在的 CO_2 潴留及呼吸性酸中毒。给氧途径包括鼻导管或 Venturi 面罩,其中 Venturi 面罩能更精确地调节吸入氧浓度。氧疗 30min 后应复查动脉血气,以确认氧合满意,且未引起 CO_2 潴留及(或)呼吸性酸中毒。

2. 抗感染治疗 当患者呼吸困难加重,咳嗽伴有痰量增多,有脓性痰时,应根据当地常见致病菌类型及药物敏感情况积极选用抗生素。通常病情较轻患者病原菌以流感嗜血杆菌、卡他莫拉菌及肺炎链球菌多见;病情严重、需接受机械通气治疗则以肠道革兰阴性菌和铜绿假单胞菌多见。可选用 β 内酰胺类/β 内酰胺酶抑制剂、第二代头孢菌素、喹诺酮类、大环内酯类,如阿莫西林/克拉维酸、头孢呋辛、左氧氟沙星、阿奇霉素等;较重患者可选用第三代头孢菌素,如头孢曲松钠,多选用静脉给药。

3. 支气管舒张剂的应用 短效 β_2 受体激动剂较适用于 COPD 急性加重期的治疗,若效果不显著,可加用抗胆碱能药物,如异丙托溴铵、噻托溴铵等。对于较严重的 COPD 急性加重者,可考虑静脉滴注茶碱类药物。β_2 受体激动剂、抗胆碱能药物及茶碱类药物由于作用机制不同,所以联合应用可获得更大的支气管舒张作用,但联合应用 β_2-受体激动剂和茶碱类药时,应注意心脏方面的副作用。

4. 糖皮质激素的应用 FEV_1＜50％预计值且反复急性加重的 COPD 患者可以规律吸入糖皮质激素治疗;COPD 急性加重期住院患者宜在应用支气管舒张剂的基础上,口服泼尼松 30～40mg/d,连续 7～10d 后逐渐减量停药;也可以静脉给予甲泼尼龙 40mg,每天 1 次,3～5d 后改为口服。

5. 机械通气治疗 可根据病情需要给予无创或有创机械通气,一般首选无创性机械通气。

(1)无创性机械通气(NIPPV):COPD 急性加重期患者应用 NIPPV 可增加潮气量,提高 PaO_2,降低 $PaCO_2$,减轻呼吸困难,从而降低气管插管和有创机械通气的使用,缩短住院天数,降低患者病死率。

NIPPV 的适应证(至少符合其中两项):①中至重度呼吸困难,伴辅助呼吸肌参与呼吸,并出现胸腹矛盾运动;②中至重度酸中毒(pH7.30～7.35)和高碳酸血症($PaCO_2$45～60mmHg);③呼吸频率＞25 次/min。

NIPPV 的禁忌证(符合下列条件之一):①呼吸抑制或停止;②心血管系统功能不稳定,如出现低血压、心律失常、心肌梗死等;③嗜睡、神志障碍及不合作者;④易误吸者(吞咽反射异常,严重上消化道出血);⑤痰液黏稠或有大量气道分泌物,不易自行排出者;⑥近期曾行面部或胃食管手术者;⑦头面部外伤,固有的鼻咽部异常;⑧极度肥胖;⑨严重的胃肠胀气。

NIPPV 应用要点:①呼吸机的选择:要求能提供双水平正压通气(BiPAP)模式,提供的吸气相气道压力(IPAP)可达 20～30cmH$_2$O,能满足患者吸气需求的高流量气体(＞100L/min)。②通气模式:持续气道正压通气(CPAP)和 BiPAP 是最常用的两种通气模式,后者最为常用。BiPAP 有两种工作方式:自主呼吸通气模式〔S 模式,相当于压力支持通气(PSV)＋PEEP〕和后备控制通气模式(T 模式,相当于 PCV＋PEEP)。COPD 急性加重期患者应首选CPAP,如果存在高碳酸血症或呼吸困难不缓解时可考虑换用 BiPAP。③参数调节:IPAP、EPAP 均从较低水平开始,患者耐受后再逐渐上调,直到达满意的通气和氧合水平。IPAP10～25cmH$_2$O;EPAP3～5cmH$_2$O;吸气时间 0.8～1.2s;后备控制通气频率(T 模式)10～20 次/min。④及时改为有创通气时机:应用 NPPV1～2h(短期),动脉血气和病情不能改善应转为有创通气。

(2)有创性机械通气:对于痰液黏稠、气道分泌物多,容易误吸者等不适合进行无创通气者,或在积极药物和 NIPPV 治疗后,患者呼吸衰竭仍进行性恶化,出现危及生命的酸碱失衡和(或)神志改变时宜用有创性机械通气治疗。

有创机械通气的应用指征:①严重呼吸困难,辅助呼吸肌参与呼吸,并出现胸腹矛盾运动;②呼吸频率＞35 次/min;③危及生命的低氧血症(PaO$_2$＜40mmHg 或 PaO$_2$/FiO$_2$＜200);④严重的呼吸性酸中毒(pH＜7.25)及高碳酸血症;⑤呼吸抑制或停止;⑥嗜睡、神志障碍;⑦严重心血管系统并发症(低血压、心律失常、心力衰竭);⑧其他并发症,如代谢紊乱、脓毒血症、肺炎、肺血栓栓塞症、气压伤、大量胸腔积液等;⑨无创通气失败或存在无创通气的禁忌证。

有创机械通气临床应用要点:①采用经鼻气管插管,可改善患者的耐受性和减少气管切开的几率。②使用最广泛的三种通气模式为辅助控制通气(A－CMV)、同步间歇指令通气(SIMV)与 PSV 联合模式(SIMV＋PSV)、压力支持通气(PSV)。③因 COPD 患者广泛存在内源性呼气末正压(PEEPi),为减少因 PEEPi 所致吸气功耗增加和人机不协调情况,可常规加用一适度水平(约为 PEEPi 的 70%～80%)的外源性呼气末正压(PEEP)。④应严密监测和限制气道峰压(＜35～40cmH$_2$O)和平台压(＜30cmH$_2$O),以避免气压伤的发生。对于AECOPD 患者,若在机械通气过程中若出现气道峰压和平台压的同步增加,提示患者气道阻力的增加,必须解除气道痉挛或阻塞,调节呼吸机参数,防治气胸等气压伤。⑤有创正压通气的撤离:当患者满足以下条件时,可考虑进行撤机:A. 呼吸衰竭的诱发因素得到有效控制;B. 神志清楚;C. 自主呼吸能力有所恢复;D. 通气及氧合功能良好:氧合指数 PaO$_2$/FiO$_2$＞250mmHg,PEEP＜5～8cmH$_2$O,pH＞7.35,PaCO$_2$ 达缓解期水平;E. 血流动力学稳定:无活动性心肌缺血,未使用升压药治疗或升压药剂量较小。⑥通常采用 SIMV＋PSV,或者单纯 PSV 模式撤机,再拔出气管插管。⑦掌控 IPPV 转为 NPPV 的切换点,有创—无创序贯机械通气被用于帮助脱机和拔出气管插管患者,避免再次气管插管的可能。插管时间延长可并发呼吸机相关性肺炎(VAP)。⑧充分进行痰液引流、加强营养支持、增强机体免疫功能、合理应用抗生素,为脱离呼吸机及拔出气管插管,奠定良好基础。

撤机困难:慢性阻塞性肺疾病(COPD)患者存在撤机困难问题。其一是因肺过度膨胀、肺大疱、肺气肿形成,肺功能差;其二是撤机过程发生高碳酸血症;其三是呼吸肌泵力量的衰竭导致呼吸衰竭;其四是人工气道细而长或痰痂阻塞管腔、患者咬管等加重呼吸负荷;其五是再次支气管肺感染;其六是精神依赖等。因此,要事先设计一系列撤机计划,争取撤机成功。

6.其他治疗措施 在严密监测出入量和血电解质的情况下,适当补充液体和电解质,注意维持液体和电解质平衡;注意补充营养,对不能进食者需经胃肠补充要素饮食或给予静脉高营养;对卧床、红细胞增多症或脱水的患者,无论是否有血栓栓塞性疾病史,均需考虑使用肝素或低分子肝素,预防深静脉血栓形成和肺栓塞;注意痰液引流,采用物理方法排痰和应用化痰排痰药物,积极排痰治疗;识别并治疗冠心病、糖尿病、高血压等伴随疾病和其他合并症,如休克、弥漫性血管内凝血、上消化道出血、胃肠功能不全等。

五、护 理

(一)休息与活动

病人采取舒适卧位,晚期病人采取身体前倾位。视病情安排适当活动,以不感到疲劳、不加重症状为宜。室内保持合适的温湿度,冬季注意保暖,避免直接吸入冷空气;病情稳定者可以指导缩唇腹式呼吸,进行呼吸肌锻炼。

(二)病情观察

注意观察咳嗽、咳痰,包括痰液的颜色、量及性状,以及咳痰是否顺畅;观察呼吸困难的程度和脉搏氧饱和度,监测动脉血气分析和水、电解质、酸碱平衡情况。

(三)保持呼吸道通畅

指导痰多黏稠、难咳的病人多饮水,以稀释痰液;指导有效咳痰,必要时给予胸部叩击、体位引流和超声雾化吸入。

(四)氧疗及机械通气的护理

采用持续 $1\sim2L/min$ 低流量吸氧,避免吸入氧浓度过高而引起二氧化碳潴留,提倡每天持续 15h 以上。氧疗有效的指标:病人呼吸困难减轻、呼吸频率减慢、发绀减轻、心率减慢、活动耐力增加。无创及有创机械通气护理见第五章。

(五)用药的护理

注意观察用药的疗效和副反应。$β_2$ 受体激动剂喷雾剂可见肌肉震颤、心率加速等副反应;静脉应用茶碱类药物可出现恶心、呕吐、心律失常、血压下降、呼吸中枢兴奋、抽搐、甚至死亡等副作用,故应控制静脉注射速度在 10min 以上;糖皮质激素吸入可出现口腔念珠菌感染、声音嘶哑或呼吸道不适,可指导喷雾后立即清水漱口;长期应用广谱抗生素和糖皮质激素还易继发深部真菌感染,应密切观察真菌感染的临床征象,如高热、痰液呈胶冻状(可拉长丝)、尿液混浊、腹泻等,并及时采用防治措施。

(六)饮食护理

呼吸功的增加可使热量和蛋白质消耗增多,导致营养不良,应制定出高热量、高蛋白、高维生素的饮食计划,以增强营养,增加免疫力。忌肥腻、辛辣、刺激性和易产气的食物,不宜进食过饱。正餐进食量不足,应安排少量多餐,避免餐前餐后饮水过多,餐后避免平卧,以利消化。

(七)心理护理

COPD 患者长期患病,社会活动少,容易焦虑或压抑心理。护理人员应关心体贴病人,了解病人心理、性格、生活方式以及家庭对其疾病的态度,使其保持心情舒畅,避免情绪激动和紧张。

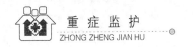
第二节　急性肺损伤与急性呼吸窘迫综合征

急性肺损伤(acute lung injury，ALI)和急性呼吸窘迫综合征(acute respiratory distress syndrome，ARDS)是在严重感染、休克、创伤及烧伤等非心源性疾病过程中，肺毛细血管内皮细胞和肺泡上皮细胞损伤造成弥漫性肺间质及肺泡水肿，导致的急性低氧性呼吸功能不全或衰竭。以肺容积减少、肺顺应性降低、严重的通气/血流比例失调为病理生理特征，临床上表现为进行性低氧血症和呼吸窘迫，肺部影像学上表现为非均一性的渗出性病变。

目前 ALI/ARDS 诊断仍广泛沿用 1994 年欧美联席会议提出的诊断标准：①急性起病；②氧合指数(PaO_2/FiO_2)≤200mmHg(不管呼气末正压水平)；③正位 X 线胸片显示双肺均有斑片状阴影；④肺动脉嵌顿压≤18mmHg，或无左心房压力增高的临床证据。如 PaO_2/FiO_2≤300mmHg，且满足上述其他标准，则诊断为 ALI。

一、病因与发病机制

(一)病因

ALI/ARDS 不是孤立的疾病，而是连续的病理过程，也是多器官功能障碍综合征(MODS)在肺部的表现。多种危险因素可诱发 ALI/ARDS，主要包括：①直接肺损伤因素：严重肺部感染，胃内容物吸入，肺挫伤，吸入有毒气体，淹溺、氧中毒等；②间接肺损伤因素：严重全身性感染，严重的非胸部创伤，急性重症胰腺炎，大量输血，体外循环，弥漫性血管内凝血等。

(二)病理生理

ALI/ARDS 的发病机制错综复杂，目前认为主要是致病因素引起的炎症反应。首先，多种炎症细胞(巨噬细胞、中性粒细胞、血小板)及其释放炎性介质和细胞因子，如肿瘤坏死因子、白细胞介素、过氧化物、白三烯、蛋白酶、血小板活化因子等，介导参与肺炎症反应，同时，肺泡上皮细胞和成纤维细胞也产生多种细胞因子，加剧肺部炎症反应，最终引起肺泡膜损伤、通透性增加和微血栓形成，并可造成肺泡上皮损伤，表面活性物质减少或消失，加重肺水肿或肺不张，从而引起肺的氧合功能障碍，导致顽固性低氧血症。

ARDS 的主要病理改变是广泛性充血水肿和肺内透明膜形成。病理过程可分为三个阶段：渗出期、增生期和纤维化期，三个阶段常重叠存在。ALI/ARDS 的病理生理改变主要表现为：

1.肺毛细血管通透性增加　表现为肺间质和肺泡水肿，大量富含蛋白的液体从肺毛细血管渗出，肺淋巴液引流量增加。肺毛细血管通透性增加的原因主要是肺毛细血管内皮细胞及肺泡上皮细胞的损害。

2.肺容积明显减少　ARDS 存在广泛的肺泡塌陷和水肿，导致不同程度的肺容积降低。严重者可能仅有 20%～30% 的肺泡参与通气。表现为肺总量、肺活量、潮气量和功能残气量明显低于正常，其中以功能残气量减少最为明显。导致肺泡塌陷的原因主要有：①表面活性物质减少导致肺泡表面张力增加，引起肺泡塌陷；②小气道痉挛和肺泡间质水肿压迫导致细支气管塌陷，远端肺单位闭陷；③肺水肿液充满肺泡，使肺泡功能丧失。

3.肺顺应性降低 肺顺应性降低是 ARDS 的病理生理特征之一。主要原因是肺泡塌陷引起的肺不张、肺水肿和肺出血,其中肺泡塌陷引起的肺不张是最主要的原因。在 ARDS 后期,肺纤维化可导致肺顺应性明显降低。肺顺应性下降表现需要较高的气道压力才能维持正常的潮气量,病人出现明显的呼吸困难。

4.肺内分流增加及通气/血流比例失调 肺内分流增加及通气/血流比例失调是 ARDS 发生顽固性低氧血症的根本原因。肺泡萎陷使相应肺单位通气不足,从而使通气/血流比值降低,产生肺内分流。ARDS 早期分流率可达 10%～20%,后期高达 30%。ARDS 通气/血流比例失调的另一个原因是无效通气增加,主要与肺毛细血管痉挛、狭窄、广泛肺栓塞和血流缓慢造成通气/血流比值升高有关。ARDS 后期无效腔率可高达 60%。

二、临床表现

(一)症状

一般多在原发致病因子(如休克、感染、创伤、胃内容物误吸等)发生后约 24～48h 出现呼吸困难等症状,但也有在 24h 内迅即出现严重呼吸衰竭者(即暴发型),也有起病较缓慢者,损伤发生数日内。

除原发病表现外,ARDS 典型的临床表现是起病急,呼吸急促,大于 20 次/min,可达 30～50 次/min,进行性呼吸困难,呼吸窘迫,一般鼻导管或面罩吸氧方法难以纠正。患者可有明显的缺氧征象,如口唇、甲床发绀,病人烦躁不安、心率加快、神志恍惚或淡漠。

(二)体征

疾病初期除呼吸急促外,可无明显呼吸系统体征,随着病情进展,出现唇及指甲发绀,两肺部听诊可闻及干湿啰音、哮鸣音、后期可出现肺实变体征,如呼吸音减低或水泡音。

三、辅助检查

(一)胸部 X 线摄片

胸部 X 线早期可无明显变化或只表现纹理增粗;进而出现大小不等,边缘模糊的斑片状阴影;后期为大片实变阴影。

(二)CT 扫描

CT 扫描更能准确地反映病变区域的大小。通过病变的范围可较准确地判定气体交换异常和肺顺应性改变的程度。CT 扫描亦能发现气压伤及小灶性肺部感染。

(三)肺气体交换障碍的监测

动脉血气分析是评价肺气体交换的主要临床手段。早期常表现为代偿性 $PaCO_2$ 下降、呼吸性碱中毒和不同程度的低氧血症,PaO_2 呈进行性下降,一般低于 60mmHg,晚期 $PaCO_2$ 升高,提示病情危重。氧和指数 PaO_2/FiO_2 进行性下降可反映 ARDS 低血氧程度,与预后直接相关。

(四) 肺力学监测

反映肺机械特征改变,可通过床边呼吸功能监测仪监测。主要改变包括顺应性降低和气道阻力增加。

(五)血流动力学监测

肺毛细血管楔压(PCWP)正常或降低。肺毛细血管楔压的监测有助于与心源性水肿的鉴别,可直接指导液体治疗,防止输液过量或不足。

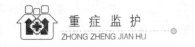
四、治疗原则

(一)原发病治疗

全身性感染、创伤、休克、烧伤、急性重症胰腺炎等是导致 ALI/ARDS 的常见病因。严重感染患者有 25%～50% 发生 ALI/ARDS,而且在感染、创伤等导致的多器官功能障碍(MODS)中,肺往往也是最早发生衰竭的器官。因此,控制原发病,积极控制感染(包括有效清创、感染灶充分引流、抗生素合理选用),早期纠正休克,改善微循环,遏制其诱导的全身失控性炎症反应,是预防和治疗 ALI/ARDS 的必要措施。

(二)呼吸支持

1.氧疗　ALI/ARDS 患者进行氧疗的目的是改善低氧血症,使动脉氧分压(PaO_2)达到 60～80mmHg;但吸入氧浓度尽可能<60%,一旦氧合改善就应尽快调整吸入氧浓度。可根据低氧血症改善的程度和治疗反应调整氧疗方式,首先使用鼻导管,当需要较高的吸氧浓度时,可采用可调节吸氧浓度的文丘里面罩或带贮氧袋的非重吸式氧气面罩。大多数 ARDS 患者常规的氧疗常常难以奏效,一旦诊断明确机械通气仍然是最主要的呼吸支持手段。

2.机械通气　机械通气能有效改善低氧血症,降低呼吸功,缓解呼吸窘迫,并能改善全身缺氧,防止肺外器官功能损害。早期轻症可采用无创机械通气,当疗效不理想或病情进展,应果断实施气管插管或气管切开与机械通气。

ARDS 病人残存的有通气功能的肺泡数量明显减少,严重者只有 30% 的肺泡参与通气,其容量犹如"婴儿肺"。因此给予正常肺相当量的潮气量会导致气道峰压过高、有通气的肺区过度膨胀而导致气压伤和容积伤,又称呼吸机相关的肺损伤(ventilator associated lung injury,VALI)。为了防止医源性肺损伤,应实施保护性通气策略。

(1)小潮气量和允许性高碳酸血症:采取小潮气量(6～8ml/kg)通气(常规潮气量 8～12ml/kg),允许一定的二氧化碳潴留($PaCO_2$ 60～80mmHg)和呼吸性酸中毒(pH7.25～7.30),可防止肺泡过度膨胀而导致的气压伤,避免肺损伤进一步加重。但因酸中毒对脑血管的扩张,清醒病人多难以耐受而需使用镇静、肌松药。

(2)呼气末正压通气:目前治疗 ARDS 的呼吸模式几乎都与 PEEP 联用。PEEP 能扩张萎陷的肺泡,防止肺"剪切伤",并纠正通气/血流比例失调,增加功能残气量和肺顺应性,有利于气体弥散。因此,PEEP 能有效提高 PaO_2,改善动脉氧合,降低 FiO_2,改善通气效果。一般从低水平($3～5cmH_2O$)开始,根据情况逐渐增加,常用水平为 $5～15cmH_2O$,吸气峰压不应太高,以免影响静脉回流与心功能,并减少气压伤。

(3)肺复张:充分复张 ARDS 塌陷的肺泡是纠正低血氧和保证 PEEP 效应的重要手段。临床常用的肺复张手段包括控制性肺膨胀、PEEP 递增法、压力控制法。实施控制性肺复张采用恒压通气方式,推荐吸气压力为 $30～45cmH_2O$,持续时间 30～40s。肺复张手法能有效促进塌陷肺泡复张、改善氧合和减低肺内分流。一般肺外源性 ARDS 对肺复张治疗反应优于肺内源性 ARDS,早期 ARDS 肺复张效果优于晚期。值得注意的是,肺复张手法可影响循环状态,实施过程中应密切监测。

(4)俯卧位通气:俯卧位通气可使胸膜腔内压力梯度减少,ARDS 病人闭陷的背侧肺泡重新开放,使气体在不同区域内更为均一的分布,从而改善通气/血流比例,改善动脉氧合水平。此法对危重病人较难实施,需多人配合,实施过程中要严密观察病情。严重的低血压休克、室性心律失常、颜面部创伤及未处理的不稳定性骨折为俯卧位通气的相对禁忌证。

（5）反比通气：延长吸气时间，使吸呼时间比＜1，反比通气可降低气道峰压和平台压增加气道平均压及功能残气量，增进肺部气体交换。意识清醒患者常需配合使用镇静和肌松剂。

（6）高频震荡通气：高频震荡通气通过高频率、小容积的形式向肺内输送气体，即保证气体供应，减少肺压力伤、容积伤的发生，同时较高的平均气道压可使萎陷的肺泡复张并维持开放状态，从而减少肺泡周期性复张和萎陷所导致的肺剪切伤的发生。

（7）镇静镇痛与肌松：机械通气患者应考虑使用镇静镇痛剂，以缓解焦虑、疼痛，减少过度的氧耗。合适的镇静状态、适当的镇痛可保证患者安全和舒适，改善人机同步性。

（三）维持液体平衡

液体管理是 ARDS 的重要环节。通透性肺水肿是 ALI/ARDS 的病理生理特征，肺水肿的程度与 ALI/ARDS 的预后呈正相关。因此，在保证有效循环血量、心输出量和供氧的情况下，尽可能限制补液量，维持液体负平衡，使 PAWP 维持较低水平（$1\sim18cmH_2O$）。在血流动力学稳定的前提下可以使用利尿药以减轻肺水肿的发生。但利尿药可能会导致心输出量下降和器官灌注不足，因此，ALI/ARDS 病人进行液体管理时必须考虑两者的平衡，在保证脏器灌注的前提下才使用利尿药。早期，肺毛细血管通透性明显增加的情况下，宜输注晶体液，当血清蛋白浓度降低时，可输注白蛋白、血浆等。

（四）营养支持

ALI/ARDS 病人常处于高代谢状态，且通常不能进食，容易导致营养缺乏、免疫力低下和呼吸肌疲劳。应尽早开始营养代谢支持，并根据患者肠道功能情况选择营养途径。胃肠道功能障碍者，可采用肠道外营养，肠道功能正常或部分恢复的病人应尽早开始肠内营养，有助于肠道功能的恢复和保持肠黏膜屏障，防止毒素和细菌易位。一般每日供应总热量 $25\sim30kcal/kg$，其中蛋白质 $1.5\sim3.0mg/kg$，脂肪应占总热量的 $20\%\sim30\%$。

（五）肺外脏器功能支持

近年来，呼吸支持技术的进步可使多数 ARDS 患者不死于低氧血症，而主要死于多脏器功能衰竭（MODS）。ARDS 可使肺外脏器功能受损，而肺外脏器功能受损又能反过来加重 ARDS。因此加强液体管理、尽早开始肠内营养、注意循环功能、肾功能和肝功能的支持对于防止 MODS 的发生有重要意义。

（六）其他治疗

ARDS 是集体过度炎症反应的结果，因此调控炎症反应，不但是 ARDS 病因治疗的重要手段，还可能是控制 ARDS、降低病死率的关键。常用的药物有糖皮质激素、肺泡表面活性物质、前列腺素 E1、环氧化酶抑制剂（如布洛芬、吲哚美辛等）、吸入一氧化氮、细胞因子单克隆抗体或拮抗剂，如肿瘤坏死因子（TNF）、白细胞介素（IL-1、IL-8）受体拮抗药。糖皮质激素对防止晚期肺纤维化有一定作用。另外，体外膜肺氧合（ECMO）及体外 CO_2 排除技术（$ECCO_2R$）已用于 ALI/ARDS 中顽固性低氧血症的治疗，然而由于费用昂贵、仪器设备复杂、创伤大，使用受到限制。

五、护　理

（一）观察病情变化

密切监测生命体征，尤其是监测呼吸频率、节律、深度的变化，当安静平卧时呼吸频率＞

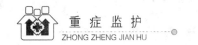

25 次/min,常提示呼吸功能不全,是 ALI 先兆期的表现。监测 SpO₂、氧合指数及血气情况;准确记录每小时出入量,合理安排输液速度,避免入量过多加重肺水肿。肠内营养应注意观察有无胃内潴留,对有消化道出血的患者可进行肠外营养,注意监测血糖变化。

(二)机械通气的护理

1.选择合适的通气模式　在机械通气时应适时调节压力水平,尽可能使 ARDS 患者保留一定程度的自主呼吸,与控制通气相比,能显著改善肺重力通气依赖区的通气,避免肺不张的发生,改善通气血流比例,减少正压通气对血流动力学的影响,减少镇静肌松剂的应用,并一定程度上影响机械通气及入住 ICU 时间。

2.合理调节通气参数　呼气末正压(PEEP)和潮气量(VT)的调节在机械通气中最为重要,是实施保护性通气策略的最主要参数。在 ARDS 患者中应强调低潮气量通气,避免肺泡过度扩张,即潮气量可常规设为 $6\sim8ml/kg$,或在调节 PEEP 后再调节 VT,使平台压不超过 $30\sim35cmH_2O$。

3.密切监测　机械通气期间要严密监测呼吸机工作状况,根据患者病情变化及时判断和排除故障,保证有效通气。严格限制潮气量和气道压,密切注意患者的自主呼吸频率、节律、是否与呼吸机同步;观察实际吸入气量、有效潮气量、吸气压力水平等指标。密切监测氧合指标及呼吸窘迫改善情况。密切观察有无呼吸机相关肺损伤的发生。

4.严格掌握吸痰时机　评估吸痰指征,按需吸痰。在进行肺复张前,应先给予吸痰,肺复张后,为避免开放的肺泡塌陷,应尽量间隔一段时间再进行吸痰。另外,PEEP 对维持肺泡的开放状态具有重要意义,吸痰时最好不要断开呼吸机,应采用密闭式吸痰。

(三)心理护理

由于患者健康状况发生改变,患者易出现紧张不安、忧郁、悲痛、易激动及治疗不合作。在护理患者时应注意:同情、理解患者的感受,和患者一起分析产生焦虑的原因及表现,并对焦虑的程度做出评价。对于机械通气不能讲话的患者,可应用图片、文字、手势等多种方式与患者交流。

第三节　呼吸衰竭

呼吸衰竭(respiratory failure,RF)是由各种原因引起的肺通气和(或)换气功能严重障碍,以至在静息状态下亦不能维持足够的气体交换,导致缺氧伴(或不伴)二氧化碳潴留,从而引起一系列生理功能和代谢紊乱的综合征。呼吸衰竭的诊断主要是根据动脉血气分析结果:在海平面、静息状态和呼吸空气的条件下,动脉血氧分压(PaO_2)低于 60mmHg,伴或不伴二氧化碳分压($PaCO_2$)高于 50mmHg,并排除心内解剖分流和原发于心排除量降低等所致的低氧因素,可诊为呼吸衰竭。

一、病　因

肺通气和肺换气的任何一个环节的严重病变都可导致呼吸衰竭。临床上常见的病因有以下几个方面。

1.呼吸道阻塞性病变　常见于气管—支气管的炎症、痉挛、肿瘤、异物、纤维化瘢痕,如慢性阻塞性肺病、重症支气管哮喘等引起的气道阻塞和肺通气不足,或伴有通气/血流比例失调,导致低氧血症及高碳酸血症。

2.肺部病变　常见如肺炎、阻塞性肺气肿、弥漫性肺纤维化、肺不张、肺水肿、重度肺结核等引起肺容量、通气量和有效弥散面积减少,通气/血流比例失调,导致低氧血症。

3.肺血管病变　肺栓塞、肺血管炎、肺毛细血管瘤、多发性微血栓形成等可使肺通气/血流比例失调,损害换气功能,引起低氧血症。

4.胸廓病变　胸廓畸形、外伤、手术创伤等影响胸廓运动和肺扩张,导致肺通气减少及气体分布不均,导致通气和换气功能障碍。

5.神经肌肉病变　脑血管病变、脑炎、脑外伤、电击、药物中毒等直接或间接抑制呼吸中枢。脊髓灰质炎、多发性神经炎、重症肌无力、肌肉萎缩等均可以累及呼吸肌功能,造成呼吸肌无力、疲劳、麻痹,导致呼吸动力下降而引起肺通气不足。

二、分　类

(一)根据血气分析结果,呼吸衰竭可分为Ⅰ型和Ⅱ型

1.Ⅰ型呼吸衰竭　当 $PaO_2 < 60mmHg$,而 $PaCO_2$ 正常或降低,称为Ⅰ型呼吸衰竭。主要见于肺换气障碍性疾病。如严重肺部感染性疾病、间质性肺病、急性肺栓塞、ARDS 等。

2.Ⅱ型呼吸衰竭　当 $PaO_2 < 60mmHg$,同时伴有 $PaCO_2 > 50mmHg$,称为Ⅱ型呼吸衰竭。系肺泡通气不足所致,如 COPD 等。

(二)根据发病的缓急,可分为急性呼吸衰竭和慢性呼吸衰竭

1.急性呼吸衰竭　原来肺功能正常,因突发的病因如休克、创伤、溺水、电击、溺水、药物中毒等引起的肺通气和(或)换气功能严重障碍,在短时间内导致呼吸衰竭,如不及时抢救,将危及生命。

2.慢性呼吸衰竭　指一些慢性疾病如慢性阻塞性肺疾病、肺纤维化、重度结核等造成呼吸功能逐渐加重,经过较长时间发展为呼吸衰竭。另一种临床常见的情况是在慢性呼吸衰竭的基础上合并呼吸系统感染、气道痉挛或并发气胸等,病情加重,短时间内出现 PaO_2 显著下降,$PaCO_2$ 显著升高,称为慢性呼衰急性加重。

三、发病机制

(一)低氧血症和高碳酸血症的发病机制

1.肺泡通气功能障碍　空气中的氧气不能进入肺泡进行气体交换,机体代谢产生的 CO_2 不能充分排出,产生缺氧和 CO_2 潴留,从而出现低氧血症和高碳酸血症,导致Ⅱ型呼吸衰竭。通气功能障碍产生的原因主要有两种:因肺泡扩张受限引起的称为限制性通气功能障碍,因气道阻力增高引起的称为阻塞性通气功能障碍。

2.通气/血流比例失调　正常人安静状态下肺泡通气量为 $4L/min$,肺循环血量约为 $5L/min$,从理论上说,肺泡通气与血流比例(V/Q)为 0.8 时才能发挥最高效率。如肺泡通气量大于血流量(V/Q>0.8),则生理死腔增加,即为无效腔效应;肺泡通气量小于血流量(V/Q<0.8),使肺动脉的混合静脉血未经充分氧合就进入肺静脉,则形成功能性动—静脉分流。通气/血流比例失调时通常表现为缺氧,而无 CO_2 潴留。

3.气体弥散障碍　肺气体弥散面积减少及弥散距离增大,导致气体弥散障碍,使动脉血

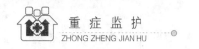
的氧分压降低。由于 CO_2 的弥散能力是氧的 20 倍,因此肺泡膜病变最易导致缺氧而不易发生 CO_2 潴留。若无通气功能障碍,临床上一般只出现低氧血症而无 CO_2 潴留,表现为 Ⅰ 型呼吸衰竭。

4.肺内动—静脉解剖分流增加 某些病理状态如支气管扩张可伴支气管血管扩张和肺内动—静脉短路开放,导致肺内解剖分流增加;在肺实变和肺不张时,病变肺泡完全失去通气功能,但仍有血流,类似于解剖分流。这两种情况均可使静脉血未经氧合直接进入肺静脉,造成低血氧。

(二)缺 O_2 和 CO_2 潴留对机体的影响

1.对中枢神经系统的影响 脑对缺氧十分敏感,通常完全停止供氧 4～5min 即可引起不可逆的脑损害。急性缺氧可引起头痛、烦躁不安、谵妄、抽搐等,短时间内可引起死亡;逐渐出现的缺氧,症状出现缓慢,轻度缺 O_2 时,注意力不集中,嗜睡、智力减退、定向力障碍,随着缺 O_2 的加重($PaO_2 < 50mmHg$ 时),可导致烦躁不安、神志恍惚、谵妄,甚至昏迷。轻度 CO_2 增加,对皮质下层刺激增加,间接引起皮质兴奋,患者出现失眠、精神兴奋、烦躁不安等兴奋症状。若 $PaCO_2$ 继续升高,可使中枢神经处于麻醉状态。严重的缺 O_2 和 CO_2 潴留均会使脑血管扩张、脑血管通透性增加,引起脑细胞、脑间质水肿,导致颅内压升高,压迫脑组织和血管,使缺氧更加严重。

2.对心脏、循环的影响 缺 O_2 和 CO_2 潴留均可刺激心脏,使心率加快,心排出血量增加,血压上升。缺氧可引起肺小动脉收缩,肺循环阻力增加,导致肺动脉高压,右心负荷加重,最终导致肺源性心脏病。心肌缺氧可使心肌舒缩功能下降,导致心力衰竭。严重缺氧可引起心动过缓、期前收缩,甚至心室颤动致死。CO_2 轻中度升高时,脑血管及冠状血管舒张,皮下浅表毛细血管和静脉扩张,因此患者四肢红润、温暖、多汗,而肾、脾和肌肉血管收缩。

3.对呼吸的影响 当 $PaO_2 < 60mmHg$ 时,可作用于颈动脉窦和主动脉体化学感受器,反射性兴奋呼吸中枢,但若缺氧缓慢加重,这种反射作用迟钝。CO_2 对呼吸中枢有强大的兴奋作用,CO_2 浓度增加时,通气量明显增加;但当 $PaCO_2 > 80mmHg$ 时,会对呼吸中枢产生抑制和麻痹作用,通气量下降,这时呼吸运动主要依靠缺氧的反射性兴奋作用维持。

4.对肝肾功能、消化及造血系统的影响 缺氧可直接或间接损害肝细胞使丙氨酸氨基转移酶上升,也可使肾血管痉挛,肾血流减少,导致肾功能不全;严重缺氧可使胃壁血管收缩,胃黏膜屏障作用降低,而 CO_2 潴留可增强胃壁细胞碳酸酐酶活性,使胃酸分泌增多,出现胃肠黏膜糜烂、坏死、溃疡和出血;组织氧分压低可使红细胞生成素增加,促进红细胞增生,有利于血液携氧,但也增加了血液黏稠度,加重肺循环和右心负担。

5.对酸碱平衡和电解质的影响 严重缺氧可抑制细胞能量代谢的中间过程,这不仅降低产生能量的效率,还产生大量乳酸和无机磷,引起代谢性酸中毒;由于能量不足,导致钠泵功能障碍,细胞内钾转移至血液,而钠和氢进入细胞内,造成细胞内酸中毒和高钾血症。

四、临床表现

(一)呼吸困难

呼吸困难是呼吸衰竭最早出现的症状。可表现为呼吸频率、节律和幅度的改变。较早表现为呼吸频率增快,病情加重时出现呼吸困难,辅助呼吸肌活动加强,如三凹征。中枢性疾病或中枢神经抑制性药物所致的呼吸衰竭,表现为呼吸节律改变,如陈—施呼吸、比奥呼吸等。COPD 所致呼吸衰竭病情较轻时表现为呼吸费力伴呼气延长,严重时发展为浅快呼吸,若并发 CO_2 潴留,发生 CO_2 麻醉时患者可由呼吸过速转为浅慢呼吸或潮式呼吸。

(二)发绀

发绀是缺氧的典型表现。当动脉血氧饱和度<90%时(表 14-1),可在口唇、指甲出现发绀。此外还应注意,因发绀的程度与还原血红蛋白含量相关,所以红细胞增多者发绀更明显,贫血者则发绀不明显或不出现。

表 14-1 发绀与低氧血症的关系

SaO_2	PaO_2	发绀
>85%	>55mmHg	无
70%~85%	40~55mmHg	有或无
<70%	<40mmHg	有

(三)精神神经症状

急性呼吸衰竭可迅速出现精神错乱、躁狂、昏迷、抽搐等症状;慢性呼吸衰竭伴 CO_2 潴留时,随着 $PaCO_2$ 升高可表现为先兴奋后抑制现象。兴奋症状包括失眠、烦躁、夜间失眠、白天嗜睡。此时切忌用镇静剂或催眠药,以免加重 CO_2 潴留,发生肺性脑病。肺性脑病表现为神志淡漠、肌肉震颤或扑翼样震颤、间歇抽搐、昏睡、甚至昏迷,亦可出现腱反射减弱或消失,锥体束征阳性等。

(四)循环系统表现

早期血压升高,脉压增加、心动过速,严重低氧血症、酸中毒可引起心肌损害,可引起周围循环衰竭、血压下降、心律失常、心搏停止。CO_2 潴留使外周体表静脉充盈、皮肤充血、温暖多汗、血压升高、心排血量增多而致脉搏洪大;脑血管扩张可产生搏动性头痛。

(五)消化和泌尿系统表现

严重呼吸衰竭可有谷丙转氨酶升高、上消化道出血、蛋白尿、红细胞尿、尿素氮升高等症状,若治疗及时,随着缺氧和 CO_2 潴留的改善,上述症状可消失。

五、辅助检查

(一)动脉血气分析

动脉血气分析是诊断呼吸衰竭的主要指标。海平面吸空气时,PaO_2<60mmHg,而 $PaCO_2$ 正常或降低,为Ⅰ型呼吸衰竭;若 PaO_2<60mmHg,同时伴有 $PaCO_2$>50mmHg,为Ⅱ型呼吸衰竭。pH 值反映机体代偿情况,有助于对急性或慢性呼吸衰竭加以鉴别。当 $PaCO_2$ 升高、pH 值正常,为代偿性呼吸性酸中毒;若 $PaCO_2$ 升高、pH<7.35,则为失代偿性呼吸性酸中毒。

肺功能监测:尽管某些重症患者,肺功能监测受到限制,但肺功能监测有助于判断原发疾病的种类、气道阻塞程度和严重程度。监测项目包括肺活量(VC)、用力肺活量(FVC)、第一秒用力呼气量(FEV_1)、呼气峰流速等(PEF)。

(二)肺部影像学检查

呼吸衰竭是一种病理学过程,而不是独立的疾病,影像学检查对明确病因有很大帮助作用,并可指导治疗,观察治疗效果。

(三)纤维支气管镜检查

对于明确大气道情况和取得病理学证据有重要作用。

六、治疗原则

呼吸衰竭总的治疗原则是在保持呼吸道通畅的条件下,纠正缺氧、CO_2 潴留和酸碱失衡

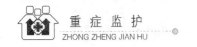

所致的代谢功能紊乱,积极治疗原发病和去除诱因,维持心脑肾等重要器官功能,预防和治疗并发症。

(一)保持呼吸道通畅

保持呼吸道通畅是治疗呼吸衰竭最基本、最重要的措施。保持气道通畅的方法有:①应及时清除呼吸道分泌物和异物;②昏迷患者应使其气道处于开放状态;③必要时建立人工气道,人工气道的建立有三种方法:简便人工气道、气管插管及气管切开。后两种为气管内导管,是重建呼吸道最可靠的方法。简便人工气道有口咽通气管、鼻咽通气管和喉罩。

若有支气管痉挛应积极使用支气管扩张剂,可选 β_2 受体激动剂、抗胆碱药、糖皮质激素或茶碱类药物。

(二)合理氧疗

确定吸氧浓度的原则是保证 PaO_2 提高到 60mmHg 或脉搏血氧饱和度 SpO_2 达 90% 以上的前提下,尽量减低吸氧浓度。常用给氧途径有鼻塞、鼻导管、面罩吸氧。鼻塞或鼻导管吸入氧浓度和吸入氧流量的关系为:吸入氧浓度=21+4×吸入氧流量(L/min)。不同呼吸衰竭的氧疗方法有所不同。

1.型呼吸衰竭 主要为氧合功能障碍而通气功能基本正常。较高浓度(>35%,一般不>50%)给氧可以迅速缓解低血氧,而不会引起 CO_2 潴留。

2.Ⅱ型呼吸衰竭 因 CO_2 潴留,呼吸中枢对 CO_2 刺激的敏感性降低,呼吸主要靠低氧血症对颈动脉体、主动脉体化学感受器的刺激来维持。若吸入高浓度氧气,使血氧迅速上升,解除了低氧对外周化学感受器的刺激,便会抑制患者呼吸,造成通气状况恶化,CO_2 上升,严重时陷入 CO_2 麻醉状态。因此,必须实施控制性氧疗,一般吸入氧浓度<35%。

(三)增加通气量,改善 CO_2 潴留

1.机械通气 可以维持适当的通气、改善气体交换、减少呼吸功耗。各种类型呼吸衰竭只要氧疗和药物治疗无效就应及时机械通气。根据病情可以选用无创机械通气或有创机械通气。具体通气模式、参数应根据病人的病情设置。

2.呼吸兴奋药 在不能进行机械通气的情况下,可尝试应用呼吸兴奋药,但必须保持气道通畅,否则会促发呼吸肌疲劳,加重 CO_2 潴留。主要适用于以中枢抑制为主、通气量不足引起的呼吸衰竭,对于以肺换气障碍为主的呼吸衰竭不宜使用呼吸兴奋剂。常用药物为尼可刹米、洛贝林,用量过大可引起不良反应,近年来这两种药物国外几乎已被淘汰。

(四)纠正酸碱失衡和电解质紊乱

电解质和酸碱平衡失调的存在,可以进一步加重呼吸系统乃至其他系统器官功能,并可干扰呼吸衰竭治疗效果,因此应及时加以纠正。呼吸性酸碱失衡可通过呼吸机参数来纠正,而代谢性酸碱失衡,则需要通过药物或其他治疗手段来纠正,如小剂量碱性药物、血液透析或持续血液净化;电解质紊乱以高钾、低氯、低钠、低钾常见,应及时纠正。

(五)病因治疗

积极治疗引起呼吸衰竭的肺内外疾病是治疗呼吸衰竭的根本所在,如全身性感染性疾病者应积极控制感染,外伤时应控制或纠正休克,必要时进行手术,重症哮喘时合理使用支气管解痉剂和肾上腺皮质激素等;呼吸道感染是呼吸衰竭最常见的诱因,应结合痰培养和药敏试验选择合适抗生素,但通常需使用广谱高效的抗菌药,以迅速控制感染。

(六)对症支持疗法

呼吸衰竭导致的肺性脑病、消化道出血、肝肾功能障碍者,需及时给予监测和对症支持处理。

七、护　理

(一)观察病情变化

观察患者的呼吸频率、节律和深度,呼吸困难的程度,缺氧及 CO_2 潴留情况,如有无发绀、球结膜水肿、肺部有无异常呼吸音及啰音;密切监测生命体征,尤其是血压、心率和心律失常情况;监测动脉血气分析及血电解质;密切观察患者的意识状况,观察有无肺性脑病的表现。

(二)保持呼吸道通畅

指导并协助患者进行有效的咳嗽咳痰;痰液黏稠不易咳出时,协助翻身拍背,嘱其适量饮水;意识不清或咳痰无力者可使用吸痰管经口或鼻吸痰,气管切开或气管插管者,则给予气管内吸痰。

(三)氧疗护理

根据病人的病情决定吸氧流量,记录吸氧方式(鼻导管、鼻塞、面罩等)、吸氧浓度及吸氧时间。吸氧过程中注意观察氧疗效果,如吸氧后呼吸困难缓解、发绀减轻、心率减慢、表示氧疗有效;如果意识障碍加深或呼吸过度表浅、缓慢,可能为 CO_2 潴留加重;应根据动脉血气分析结果和病人的临床表现,及时调整吸氧流量或浓度。注意保持吸入氧气的湿化,吸氧管路的妥善固定、定时更换消毒。

(四)机械通气的护理

1.记录上机时间、设置的参数,观察呼吸机工作状况及病人情况,如气道压、呼吸频率、潮气量、呼吸音等,防止人机对抗、气压伤(如气胸、皮下气肿)等并发症。

2.注意加强人工气道的管理,如湿化、吸痰、气管切开护理、监测气囊的压力等。

3.吸痰注意无菌操作,吸痰前后检查肺部体征,以判断吸痰效果。

4.注意气管插管或套管的固定,避免脱管。

5.严密监测 PaO_2、$PaCO_2$、SpO_2 变化,根据病情及时调整各种呼吸参数。

(五)营养支持

呼吸衰竭病人多存在高分解代谢,而因发热、呼吸做功增加及能量摄入不足等原因使机体处于负代谢状态,较长时间的负代谢状态会导致机体免疫力低下和呼吸肌疲劳,从而加重呼吸衰竭。因此,应鼓励能进食的病人摄入高蛋白易消化的食物,适当补充碳水化合物,避免二氧化碳产生过多而加重呼吸衰竭。禁食或不能自主进食的病人,应考虑经鼻胃管或静脉营养。

(六)心理护理

呼吸衰竭患者病情危重,患者容易产生忧虑和恐惧心理,护理人员应认真细致、紧张而有序地进行各项抢救工作;向患者解释各项操作、监护仪、报警声音;机械通气患者采用积极有效的非语言沟通形式,加强与病人交流,及时了解并满足患者的生理需求。

(陈凌玉)

第十五章　泌尿系统危重病护理

急性肾损伤

急性肾衰竭(acute renal failure,ARF)指突然发生的肾脏功能减退,即溶质清除能力及肾小球滤过虑(GRF)下降,从而导致水、电解质和酸碱平衡紊乱及氮质代谢产物蓄积为主要特征的一组临床综合征。肾功能下降可发生在原来无肾脏病的患者,也可发生在慢性肾脏病(chronic kidney disease,CKD)患者。ARF 主要表现为氮质废物血肌酐(Cr)和尿素氮(BUN)升高,水、电解质和酸碱平衡紊乱,及全身各系统并发症。常伴有少尿,但也可以无少尿表现。

2002 年以后,ADQI(Acute Dialysis Quality Initiative)组织提出了急性肾损伤(Acute Kidney Injury,AKI)取代 ARF 的概念,把急性轻度肾功能降低的情况也包含其中,并提出 RIFLE(Risk-Injury-Failure-Loss-End stage renal disease)分级的新诊断标准,见表 15-1。

表 15-1　RIFLE 标准

	肾 小 球 滤 过 率 标 准	尿 量 标 准
危险	血肌酐值达到基础肌酐值 1.5 倍或肾小球滤过率较基础下降大于 25%	尿量持续 6h 少于 0.5ml/(kg·h)
损伤	血肌酐值达到基础肌酐值 2 倍或肾小球滤过率较基础下降大于 50%	尿量持续 12h 少于 0.5ml/(kg·h)
衰竭	血肌酐值达到基础肌酐值 3 倍或肾小球滤过率较基础下降大于 75% 或血肌酐值急性上升至少大于 0.5mg/dl 且绝对值大于 4mg/dl	尿量持续 24h 少于 0.3ml/(kg·h) 或持续 12h 无尿
肾功能丧失	需要肾脏替代治疗 4 周以上	
终末期肾病	需要透析治疗 3 月以上	

一、病因和分类

广义上 AKI 可分为肾前性、肾性和肾后性三类。狭义的 AKI 是指急性肾小管坏死(acute tubular necrosis,ATN)。

1.肾前性 AKI　由各种原因引起的低血容量、低心排出量所导致。患者肾脏组织结构尚正常,恢复肾脏血液灌注后,肾小球滤过率也很快恢复。常见病因:

(1)急性血容量不足:在正常情况下肾脏的血流 93% 供应肾皮质,7% 供应肾髓质,在肾缺血时肾脏血流重新分配,主要转供肾髓质,使肾小管、肾小球功能丧失。具体原因有:①消化道失液:如呕吐、腹泻等;②各种原因引起的大出血:大量出血引起休克和血容量不足,致肾灌注不足引起肾小球滤过率下降及肾小管变性、坏死,是常见 AKI 的原因;③皮肤大量失液,见于中暑及大量出汗未及时补充血容量;④过度利尿:引起血容量不足、电解质紊乱等。

(2)心血管疾病:主要由于心排血量严重不足而致肾灌注不足。常见于充血性心力衰竭;急性心肌梗死;合并心源性休克或严重心律失常者更易发生AKI;心包填塞:心脏充盈受限,体循环瘀血,严重影响心排血量;肾动脉栓塞或血栓形成;大面积肺梗死;严重心律失常。

(3)周围血管扩张:感染性休克或过敏性休克时有效循环血量重新分布,造成肾灌注减低。

(4)肾血管阻力增加:见于应用血管收缩药如大剂量去甲肾上腺素;大手术后及麻醉时;肝肾综合征;前列腺素抑制剂引起前列腺素分泌减少。

2.肾性AKI　指肾缺血和肾毒素所造成的肾实质性病变,约75%发生急性肾小管坏死。病变可以发生在肾小球、肾小管、肾间质、肾血管。

(1)急性肾小管坏死,包括缺血性、肾毒性、溶血性等病因。

(2)急性肾小球及肾小血管疾病,如急性感染后肾小球肾炎、急进性肾小球肾炎、肾病综合征等。

(3)急性间质性疾患,如肾脏感染性疾病、肾脏毒性物质、各种药物中毒引起的间质性损害。

(4)肾血管性疾患:如恶性或急进性高血压,肾动脉栓塞和血栓形成,腹主动脉瘤,肾静脉血栓形成等。

3.肾后性AKI　是指肾水平面以下尿路梗阻或排尿功能障碍(如肿瘤、结石、前列腺增生等)所致的急性肾小管坏死。常见病因:输尿管结石、尿道梗阻、膀胱颈梗阻、前列腺增生肥大或癌、膀胱肿瘤或膀胱内有较大的积血块、盆腔肿瘤蔓延、转移或腹膜后纤维化所致的粘连、压迫输尿管、膀胱、尿道等。

二、发病机制

以急性肾小管坏死(ATN)为代表进行叙述。不同病因、不同程度的急性肾小管坏死,可以有不同的始动因素和持续发展因素。人类中毒性和缺血性ATN可是多因素的,如中毒性ATN可发生在老年、糖尿病等多种因素基础之上,也可有缺血因素参与。中毒性和缺血性损害也可一起引起ATN。

肾前性AKI是肾灌注减少导致血流动力学介导的肾小球滤过率降低,并无明显的肾实质损伤。如果肾灌注量减少能在6h内得到纠正,则血流动力学损害可以逆转,肾功能也可迅速恢复。但若低灌注持续,则可发生肾小管上皮细胞明显损伤,继而发展为ATN。

ATN的发病机制仍未完全阐明,涉及肾血流动力学改变、肾毒素或肾缺血—再灌注所致肾小管上皮细胞损伤及上皮细胞脱落、管型形成和肾小管腔阻塞等。

(一)小管因素

低氧/缺血、肾毒性物质可引起近端肾小管损伤,包括亚致死性可逆性功能紊乱、小管上皮细胞凋亡或坏死,并导致小管对钠重吸收减少,管—球反馈增强,小管管型形成导致小管梗阻,管内压增加,GFR下降。小管严重受损可导致肾小球滤过液的反漏,通过受损的上皮或小管基底膜漏出,致肾间质水肿和肾实质进一步损伤。

(二)血管因素

肾缺血既可通过血管作用使入球小动脉细胞内Ca^{2+}离子增加,从而对血管收缩刺激和肾自主神经刺激敏感性增加,导致肾自主调节功能损害、血管舒缩功能紊乱和内皮损伤,也可产生炎症反应。血管内皮损伤和炎症反应均可引起血管收缩因子(如内皮素、肾内肾素—血管紧张素系统、血栓素 A_2 等)产生过多,而血管舒张因子,主要为一氧化氮(NO)、前列腺素(PGI_2、PGE_2)合成减少。这些变化可进一步引起血流动力学异常,包括肾血浆流量下降,肾内血流重新分布,表现为肾皮质血流量减少、肾髓质充血等,这些均可引起 GFR 下降。

(三)炎症因子的参与

缺血性 ARF 也被称之为一种炎症性疾病,肾缺血可通过炎症反应直接使血管内皮细胞受损,也可通过小管细胞产生炎症介质(IL-6、IL-18、TNFα、TGFβ、MCP-1、RANTES)等使内皮细胞受损,并通过 ICAM-1 增加和 P 选择素增加,使白细胞黏附及移行增加,炎症反应导致肾组织的进一步损伤,GFR 下降。

三、临床表现

(一)少尿或无尿期

典型的为 7~14d,但也可短至几天,长至 4~6 周。肾小球滤过率保持在低水平。许多患者可出现少尿(<400ml/d)。但也有些患者可没有少尿,尿量在 400ml/d 以上,称为非少尿型 AKI,其病情大多较轻,预后较好。

1.尿量减少 尿量骤减或逐渐减少,24h 尿量维持少于 400ml 者为少尿,少于 100ml 者为无尿。一般为 1~2 周,少数病例少尿可持续 3 个月以上,需注意充血性心力衰竭、水潴留、高钾血症、高血压等各种并发症的发生。由于肾小球滤过功能障碍和肾小管上皮坏死脱落,尿中含有蛋白,红、白细胞和各种管型。这些改变与肾前性 AKI 时的尿液变化有明显差别,见表 15-2。

表 15-2 功能性 AKI 与急性肾小管坏死少尿期尿液变化的比较

	功能性 AKI	急性肾小管坏死
尿比重	>1.020	<1.015
尿渗透压(mmol/L)	>500	<350
尿钠含量(mmol/L)	<20	>20
尿/血肌酐比值	>40	<20
尿蛋白含量	阴性至微量	+
尿沉渣镜检	基本正常	透明、颗粒、细胞管型、红、白细胞和变形坏死上皮细胞

非少尿型 ATN,指患者在进行性氮质血症期内每日尿量维持在 400ml 以上,甚至 1000~2000ml。

2.进行性氮质血症 由于肾小球滤过率降低引起少尿或无尿,致使排出氮质和其他代谢产物减少,血浆肌酐和尿素氮升高。治疗准确且无并发症病例,每日血尿素氮上升速度较慢,约为 3.6~7.1mmol/L(10~20mg/ml),血浆肌酐浓度上升仅为 44.2~88.4μmol/L(0.5~1.0mg/ml),但在高分解状态,如伴广泛组织创伤,每日血尿素氮可升高 10.1mmol/L(30mg/ml),血浆肌酐浓度每日升高 176.8μmol/L(2mg/ml)。

3.水、电解质和酸碱平衡紊乱,可表现为:

(1)代谢性酸中毒:主要因为肾排酸能力减低,同时又因 ARP、常合并高分解代谢状态,使酸性产物明显增多。

(2)高钾血症:除肾排泄钾减少外,酸中毒、组织分解过快也是主要原因。在严重创伤、烧伤等所致横纹肌溶解(rhabdomyolysis)引起的 ARF,有时每日血钾可上升 1.0~2.0mmol/L 以上。高钾血症有时表现隐匿,可无特征性临床表现。可出现恶心、呕吐、四肢麻木等感觉异常,或出现心率减慢,严重者出现神经系统症状,如恐惧、烦躁、意识淡漠,直到后期出现房室传导阻滞、窦性静止、室内传导阻滞甚至心室颤动。

(3)水过多:见于水分控制不严格,摄入量或补液量过多,再加体内本身的内生水。随少尿期延长,易发生水过多,表现为稀释性低钠血症、软组织水肿、体重增加、高血压、急性心力衰竭、肺水肿和脑水肿等。

(4)低钠血症和低氯血症,主要由水潴留引起的稀释性低钠。此外,还可有低钙、高磷血症,但远不如慢性肾衰竭时明显。

4.心血管系统表现

(1)高血压:除肾缺血时神经体液因素作用促使收缩血管的活性物质分泌增多因素外,水过多引起容量负荷过多可加重高血压。ATN 早期发生高血压不多见,但若持续少尿,约 1/3 患者发生轻、中度高血压,一般 18.62~23.94/11.97~14.63kPa(140~180/90~110mmHg),有时可更高,甚至出现高血压脑病,伴有妊娠者尤应严密观察。

(2)急性肺水肿和心力衰竭:是少尿期常见死因。主要为体液潴留引起,但高血压、严重感染、心律失常和酸中毒等均为影响因素。早年发生率较高,采取纠正缺氧、控制水分和早期透析措施后发生率已明显下降。但仍是严重型 ATN 的常见死因。

(3)心律失常:高钾血症会引起窦房结暂停、窦性停止、窦室传导阻滞、不同程度房室传导阻滞和束支传导阻滞、室性心动过速、心室颤动,也可因病毒感染和洋地黄应用等而引起室性早搏和阵发性心房颤动等异位心律发生。

(4)心包炎:多表现为心包摩擦音和胸痛。

5.消化系统表现 常见症状为食欲显著减退、恶心、呕吐、腹胀、呃逆或腹泻等,也可出现消化道出血、黄疸等。在早期氮质血症不明显时,消化道症状尚与原发病和水、电解质紊乱或酸中毒等有关。持续、严重的消化道症状常易出现明显的代谢紊乱,增加治疗的复杂性。

6.神经系统表现 轻型患者可无神经系统症状。部分患者早期表现疲倦、精神较差。若早期出现意识淡漠、嗜睡或烦躁不安甚至昏迷,病情较重,应早期透析。神经系统表现与严重感染、流行性出血热、严重创伤、多脏器衰竭等病因有关。

7.血液系统表现 贫血是部分患者较早出现的征象,其程度与原发病因、病程长短、有无出血并发症等密切相关。严重创伤、大手术后失血、溶血性贫血、严重感染和急性 ATN 等情况,贫血多较严重。可发生 DIC,临床表现为出血倾向、血小板减少、消耗性低凝血症及纤维蛋白溶解等征象。

(二)多尿期

每日尿量达 2.5L 为多尿,进行性尿量增多是肾功能恢复的一个指标。每日尿量成倍增加,3~5 日可达 1000ml。进入多尿期后,肾功能并不立即恢复。有时每日尿量在 3L 以上而 GFR 仍在 10ml/min 或以下。存在高分解代谢的患者血浆肌酐和尿素氮仍可上升。当 GFR 明显增加时,血氮质逐渐下降。多尿期早期仍可发生高钾血症,有时多尿期可持续 2~3 周或更久。持续多尿可发生低钾血症、失水和低钠血症。仍易发生感染、心血管并发症和上消

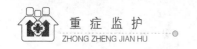

化道出血等。应注意观察水、电解质和酸碱平衡情况。

（三）恢复期

肾小管细胞再生、修复,肾小管完整性恢复。肾小球滤过率逐渐回复正常或接近正常范围。少尿型患者开始出现利尿,可有多尿表现,在不使用利尿剂的情况下,每日尿量可达3000～5000ml,或更多。通常持续1～3周,继而逐渐恢复。与肾小球滤过率相比,肾小管上皮细胞功能(溶质和水的重吸收)的恢复相对延迟,常需数月后才能恢复。少数患者可最终遗留不同程度的肾脏结构和功能缺陷。

四、实验室检查

（一）血液检查

可有轻度贫血、血肌酐和尿素氮进行性上升,血肌酐每日平均增加$\geqslant 44.2\mu mol/L$,高分解代谢者上升速度更快,每日平均增加$\geqslant 176.8\mu mol/L$。血清钾浓度升高,常大于5.5mmol/L。血pH值常低于7.35。碳酸氢根离子浓度多低于20mmol/L。血清钠浓度正常或偏低。血钙降低,血磷升高。

血浆尿素氮(mg/dl)与肌酐(mg/dl)的比值正常为10～15：1。肾前性少尿时由于肾小管功能未受损,低尿流速率导致肾小管重吸收尿素增加,使肾前性少尿时血浆BUN/Cr不成比例增加,可达20：1或更高。BUN/Cr比值增加应注意排除消化道出血及其他应激伴有的尿素氮产生增多的情况。而急性肾小管坏死患者因肾小管重吸收尿素氮的能力下降,该比值小于10～15：1。

（二）尿液检查

尿蛋白多为±～＋,常以小分子蛋白为主。尿沉渣检查可见肾小管上皮细胞、上皮细胞管型和颗粒管型及少许红、白细胞等;尿比重降低且较固定,多在1.015以下,因肾小管重吸收功能损害,尿液不能浓缩所致;尿渗透浓度低于350mmol/L,尿与血渗透浓度之比低于1.1;尿钠含量增高,多在20～60mmol/L肾衰指数和滤过钠分数常大于1。应注意尿液指标检查须在输液、使用利尿药、高渗药物前进行,否则会影响结果。

（三）影像学检查

尿路超声显像对排除尿路梗阻很有帮助。必要时CT等检查显示是否存在着与压力相关的扩张,如有足够的理由怀疑由梗阻所致,可做逆行性或下行性肾盂造影。CT血管造影、MRI或放射性核素检查对检查血管有无阻塞有帮助,但要明确诊断仍需行肾血管造影。

（四）肾活检

是重要的诊断手段。在排除了肾前性及肾后性原因后,没有明确致病原因(肾缺血或肾毒素)的ARF都有肾活检指征。活检结果可确定包括急性肾小球肾炎、系统性血管炎、急进性肾炎及急性过敏性间质性肾炎等肾脏疾病。

五、诊 断

根据原发病因,肾功能进行性减退,结合相应临床表现和实验室检查可做出诊断。基于对AKI病理生理的认识,目前比较接受的为ADQI(Acute Dialysis Quality Intiative)小组提出的RIFLE分级诊断标准。

1.肾损害危险期 第1级,高危阶段(risk),Scr↑×1.5或GFR(肾小球滤过率)↓>

25％,尿量<0.5ml/kg·h 持续 6h;

2.肾损害期　第 2 级,损伤阶段(injury),Scr↑×2 或 GFR↓>50％,尿量<0.5ml/(kg·h)持续 12h;

3.肾功能衰竭期　第 3 级,衰竭阶段(failure),Scr↑×3 或 GFR↓>75％或 Scr≥4mg/dl(或 Scr↑≥0.5mg/dl),尿量<0.3ml/(kg·h)持续 24h 或无尿超过 12h;

4.肾功能丧失期　第 4 期,丢失阶段(loss),肾功能丧失持续 4 周以上;

5.终末肾脏病期　第 5 期,终末期肾脏病(ESKD),肾功能丧失持续 3 个月以上。

前 3 期是急性病变期,后 2 期是病变结局期。

六、治　疗

AKI 的治疗包括非透析治疗和透析治疗。

(一)纠正可逆的病因

早期干预治疗 AKI 首先要纠正可逆的病因。对于各种严重外伤、心力衰竭、急性失血等都应进行相关治疗,包括输血、等渗盐水扩容、处理血容量不足、休克和感染等。停用影响肾灌注或肾毒性的药物。

(二)维持体液平衡

每日补液量应为显性失液量加上非显性失液量减去内生水量。由于非显性失液量和内生水量估计常有困难,因此每日大致的进液量,可按前一日尿量加 500ml 计算。发热患者只要体重不增加可增加进液量。

一度流行在 AKI 时应用小剂量多巴胺[0.5～2μg/(kg·min)],认为它可扩张肾血管,增加肾血浆流量而增加尿量,但没有循证医学证据表明其在预防或治疗 ARF 上有效。加之使用小剂量多巴胺也会增加包括心律失常、心肌缺血、肠缺血(伴革兰阴性菌菌血症发生增加)等危险,故临床上已不推荐使用。

在容量控制治疗中应用袢利尿药可能会增加尿量,从而有助于清除体内过多的液体。但在一项大剂量呋塞米的随机、双盲、安慰剂对照的多中心试验中证实它对已发生的、需透析的 ARF 患者生存率和肾功能恢复无效。因此当使用后尿量并不增加时,应停止使用以防止不良反应发生。

(三)饮食和营养

补充营养以维持机体的营养状况和正常代谢,这有助于损伤细胞的修复和再生,提高存活率。AKI 患者每日所需能量应为每公斤体重 147kJ(35kcal),主要由碳水化合物和脂肪供应;蛋白质的摄入量应限制为 0.8g/(kg·d),对于有高分解代谢或营养不良以及接受透析的患者蛋白质摄入量可放宽。尽可能地减少钠、钾、氯的摄入量。不能口服的患者需静脉营养补充必需氨基酸及葡萄糖。

(四)高钾血症

血钾超过 6.5mmol/L,心电图表现为 QRS 波增宽等明显变化时,应予以紧急处理:①钙剂(10％葡萄糖酸钙 10～20ml)稀释后静脉缓慢(5min)注射;②11.2％乳酸钠或 5％碳酸氢钠 100～200ml 静滴,以纠正酸中毒并同时促进钾离子向细胞内流动;③50％葡萄糖溶液 50～100ml 加普通胰岛素 6～12U 缓慢静脉注射,可促进糖原合成,使钾离子向细胞内移动;④口服离子交换(降钾)树脂(15～30g,每日 3 次)。以上措施无效或为高分解代谢型 ATN

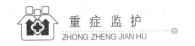
的高钾血症患者,透析是最有效的治疗。

(五)代谢性酸中毒

应及时治疗,如 HCO_3^- 低于 15mmol/L,可选用 5‰碳酸氢钠 100～250ml 静滴。对于严重酸中毒患者,应立即开始透析。

(六)感染

是常见并发症,也是死亡主要原因之一。应尽早使用抗生素。根据细菌培养和药物敏感试验选用对肾无毒性或毒性低的药物,并按肌酐清除率调整用药剂量。

(七)对脓毒血症合并急性肾衰竭患者的一些干预性治疗

包括针对存在的血管内皮细胞损伤,肾小球内微血栓的抗凝;维持平均动脉血压≥65mmHg;维持血细胞比容≥30‰;严格控制血糖;在脓毒血症难治性休克患者适度应用糖皮质激素及尽可能缩短机械通气时间,均为降低脓毒血症 ARF 死亡率的治疗措施。

(八)透析疗法

明显的尿毒症综合征,包括心包炎和严重脑病、高钾血症、严重代谢性酸中毒、容量负荷过重对利尿药治疗无效者都是透析治疗指征。对非高分解型、尿量不少的患者,可试行内科综合治疗。但在少数回顾性研究中提示早期进行透析者存活率似较高,故重症患者倾向于早期进行透析,其优点是:①对容量负荷过重者可清除体内过多的水分;②清除尿毒症毒素;③纠正高钾血症和代谢性酸中毒以稳定机体的内环境;④有助于液体、热量、蛋白质及其他营养物质的摄入;⑤有利于肾损伤细胞的修复和再生。

ARF 的透析治疗可选择腹膜透析(PD)、间歇性血液透析(IHD)或连续性肾脏替代治疗(continuous renal replacement therapy,CRRT)。腹膜透析无需抗凝和很少发生心血管并发症,适合于血流动力学不稳定的患者,但其透析效率较低,且有发生腹膜炎的危险,在重症 ARF 已少采用。血液透析的优点是代谢废物的清除率高、治疗时间短,但易有心血管功能不稳定和症状性低血压,且需要应用抗凝药,对有出血倾向的患者增加治疗的风险。CRRT 包括连续性动静脉血液滤过(CAVH)和连续性静静脉血液滤过(CVVH)等一系列方法,适用于多器官功能衰竭患者,具有血流动力学稳定,每日可清除水 10～14L 或更多,保证了静脉内高营养。但要注意监护,注意肝素用量。有关 ARF 的肾脏替代治疗方法,至今尚无足够资料提示 IHD 更好还是 CRRT 更好,但在血流动力学不稳定的患者使用 CRRT 较为安全。

(九)多尿的治疗

多尿开始时,由于肾小球滤过率尚未恢复,肾小管的浓缩功能仍较差,治疗仍应维持水、电解质和酸碱平衡,控制氮质血症和防止各种并发症。已施行透析的患者,仍应继续透析。多尿期 1 周左右后可见血肌酐和尿素氮水平逐渐降至正常范围,饮食中蛋白质摄入量可逐渐增加,并逐渐减少透析频率直至停止透析。

(十)恢复期的治疗

一般无需特殊处理,定期随访肾功能,避免使用对肾有损害的药物。

七、护 理

(一)少尿期

1.卧床休息:绝对卧床休息,保持环境安静以降低新陈代谢,减轻肾脏负担。

2.饮食：尽量利用胃肠道补充营养，可进食清淡、低盐、低脂、低磷、高钙、优质低蛋白饮食，如牛奶、鱼；少食动物内脏和易过敏的食物等；并酌情限制水分、钠盐和含钾食物摄入。

3.病情观察：持续心电监护，定时测量体温、血压等生命体征；密切观察血生化各项指标的动态变化，及时发现水、电解质紊乱；及时留验各种尿标本、及时送检；注意意识状态的改变，发现意识混乱或抽搐现象时，应保护患者的安全。

4.维护体液平衡：准确记录24h出入量，每日测体重，以了解水分潴留情况；严格控制补液的量和速度。

5.预防感染：口腔护理2～4次/日，定时翻身拍背，保持皮肤清洁，减轻瘙痒不适；昏迷或尿失禁留置导尿或膀胱穿刺病人，定时1：1000呋喃西林冲洗，2次/日，更换引流袋1次/日。

(二)多尿期

1.可逐渐增加活动量，以不感到疲劳为宜。

2.准确记录24h出入量，补充适量液体，保持液体出入平衡。

3.监测生化指标动态变化，及时发现水电解质紊乱。

4.给予高糖、高维生素、高热卡食物。尿量＞3000ml/d，可多食含钾食物，如橘子、榨菜等。

5.增加机体抵抗力，预防感染。

对急性肾损伤患者，应给予适当的心理护理，解释各种疑问，恰当解释病情，用成功的病例鼓励患者，为患者创造安静、整洁、舒适的治疗环境；保证充足的睡眠，每天应在8h以上。加强皮肤护理，保持皮肤完整，以减少感染因素。嘱患者常洗澡勤换内衣，修剪指(趾)甲；帮助患者选择无刺激或刺激性小的洗护用品。在疾病不同阶段，实施不同的护理对策。

八、预后与预防

近年调查显示无论是需透析的或不需透析的AKI死亡率有下降趋势。ATN的结局与合并症的严重程度密切相关，例如无并发症的ATN死亡率为7％～23％，而手术后或危重病合并多器官功能衰竭的ATN死亡率高达50％～80％，死亡率随衰竭器官数的增加而增加。AKI如能存活出院，长期存活率好。近年研究发现有部分AKI患者肾功能不能完全恢复，特别是原有CKD的患者，这也是导致ESRD的一个主要原因。

积极治疗原发病，及时发现导致急性肾小管坏死的危险因素并加以去除，是防止发生ARF的关键。在老年人、糖尿病、原有CKD及危重病患者，尤应注意避免肾毒性药物、造影剂、肾血管收缩药物的应用及避免肾缺血和血容量缺失。高危患者若必须造影检查应注意水化。

(饶　艳)

第十六章 消化系统危重病护理

第一节 上消化道大出血

上消化道出血（upper gastrointestinal hemorrhage）是指 Treitz 韧带以上的消化道，包括食管、胃、十二指肠、胰、胆道病变引起的出血，以及胃空肠吻合术后的空肠病变出血。上消化道大量出血一般指在数小时内失血量超过 1000ml 或循环血量的 20%，主要表现为呕血、黑便，常伴失血性周围循环衰竭，是临床常见急症，如不及时抢救，可危及生命。

一、病　因

上消化道疾病和全身性疾病均可以引起上消化道出血。临床上最常见的病因是消化性溃疡、食道胃底静脉曲张破裂、胃癌、急性糜烂出血性胃炎。

1. 上消化道疾病　包括食管疾病，如食管炎、食管癌、食管损伤等；胃十二指肠疾病，如消化性溃疡、胃泌素瘤、急性糜烂出血性胃炎、胃癌、胃血管异常、急性胃扩张、急性糜烂性十二指肠炎、胃手术病变以及其他病变等。

2. 门静脉高压引起的食管胃底静脉曲张破裂或门脉高压性胃病。

3. 上消化道邻近器官或组织疾病　如胆道出血、胰腺疾病累及十二指肠，纵隔肿瘤或脓肿破入食管等以及主动脉瘤破入食管、胃或十二指肠。

4. 全身性疾病　如血液病（白血病、血小板减少性紫癜、血友病、弥散性血管内凝血及其他凝血机制障碍）、血管性疾病（过敏性紫癜、遗传性出血性毛细血管扩张、动脉粥样硬化等）、尿毒症性胃炎、结缔组织病（结节性多动脉炎、系统性红斑狼疮等）、急性感染（流行性出血热、钩端螺旋体病等）以及应激相关的胃黏膜损伤。

二、病理生理

当上消化道大量出血导致血压下降时，交感神经兴奋，使小动脉收缩，周围血管阻力增加，心率加快，心收缩力增强，心排血量增加。静脉张力增加使大量贮血回到循环中，增加有效循环血量。低血容量休克时，交感神经兴奋，促使血液重新分布，肢体、胃肠道、肾脏的血管收缩，血流减少，血流转向心和脑，使心脑得到保护。

三、临床表现

(一)呕血与黑便

上消化道出血的临床表现取决于出血的速度和出血量的多少。如果出血很急，而且血量很多,则既有呕血也有便血;由于血液在胃肠道内停留的时间很短,呕出的血多为鲜血或血块,由于肠道蠕动过速,大便呈鲜红色。反之,出血不急,出血量不多,血液在胃内停留时间较长,经胃酸作用形成正铁血红素,则呕出物呈咖啡色,大便则常为柏油样,系血红蛋白的铁经肠内硫化物作用形成硫化铁所致。

(二)失血性周围循环衰竭

出血量不超过 400ml,循环血容量的减少很快可被肝脾贮血和组织液补充,可无临床表现;如果出血量较大、失血较快,循环血量迅速减少,可出现一系列临床症状,如头晕、心悸、乏力、直立性晕厥、恶心、口渴、肢体冷感、心率加快、血压降低等;当出血量进一步加大,患者会出现休克症状,主要表现为烦躁不安或神志不清、面色苍白、四肢湿冷、口唇发绀、呼吸急促、血压下降(收缩压<80mmHg),脉压减小(脉压<20～30mmHg)、心率加快(心率>120 次/min)。

(三)血象的变化

由于消化道出血丧失的是全血,在呕血和黑便后血红蛋白浓度、血细胞比容、红细胞计数的变化不会立即反映出来。血小板计数在活动性出血后 1h 开始升高,白细胞计数在 2～5h 内增多,可达(10～20)×10^9/L,2～3d 恢复正常,但食管胃底静脉破裂出血患者,如同时有脾功能亢进,则白细胞计数可不升高;贫血在在出血后 3～4h 才出现,其程度取决于失血量、出血前有无贫血、出血后液体平衡状况,一般为正色素性贫血,可暂时出现大细胞性贫血;网织红细胞出血后 24h 升高,4～7d 可高达 5％～15％,以后逐渐降至正常,若出血未止,网织红细胞可持续升高。

(四)发热

上消化道出血患者常在 24h 内出现低热,一般不超过 38.5℃,持续 3～5d 降至正常。这可能与循环血容量减少、周围循环衰竭、贫血等导致体温调节中枢功能不稳定有关。

(五)氮质血症

多数患者出血后数小时血中尿素氮常可升高,24～48h 内达高峰,一般不超过 6.7mmol/L,3～4d 降至正常。主要因大量血液进入肠道,其蛋白消化产物在肠腔中被吸收而引起。如病人血尿素氮持续增高超过 3～4d,血容量已经基本纠正,且出血前肾功能正常,则提示有上消化道持续出血或再次出血。

四、诊　断

(一)上消化道出血诊断的确立

凡符合以下三点同时结合临床表现多可以诊断:呕血、黑便和失血性周围循环衰竭的临床表现;呕吐物或粪便隐血试验强阳性;血红蛋白浓度、红细胞计数及血细胞比容下降。但应注意排除消化道以外的出血:口、鼻、咽喉部、下呼吸道出血及进食引起的黑便。

(二)出血原因的诊断

1.临床表现和病史提供线索　根据临床表现及追问病史,可初步估计出血的原因和部位,如有消化道溃疡表现者,考虑消化性溃疡出血;如有黄疸、蜘蛛痣、脾大、腹壁静脉曲张及腹水等,考虑肝硬化导致食管胃底静脉曲张破裂出血;如呕吐物为咖啡色、厌食、恶液质、贫血,考虑胃癌;如呕血、黑便前剧烈上腹痛,同时伴寒战、发热、黄疸或有胆道疾病史者,考虑胆道出血;如呕血、黑便伴全身其他部位出血,考虑为血液病。

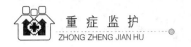

2. 辅助检查帮助诊断

(1) 实验室检查:测定红细胞、白细胞和血小板计数。血红蛋白浓度、血细胞比容、肝功能、肾功能、大便隐血等可以协助病因诊断,还有助于估计失血量及有无活动性出血,判断治疗效果。

(2) 内镜检查:早期内镜检查是大多数上消化道出血诊断的首选方法。如果没有严重的伴发症状,血流动力学相对稳定,应在出血后 24~48h 内行内镜检查,可以明确出血原因。

(3) 其他:X 线造影适用于不宜或不愿进行内镜检查者;放射性核素扫描或选择性动脉造影如腹主动脉、肠系膜上动脉造影帮助确定出血部位,适用于内镜及 X 线造影未能确诊而又反复出血者。

(三)出血量的估计

通过估计出血量判断出血的严重程度并以此来决定患者需补充多少血容量。

1. 根据临床表现估计 一般大便隐血呈阳性,提示每天出血量在 5~10ml;如果出现黑便,则提示每天出血量在 50~100ml;胃内积血达 250~300ml 可引起呕血;一次出血量不超过 400ml,一般不引起全身症状;出血量超过 400~500ml,可出现头晕、乏力、心悸等症状;出血量超过 1000ml,即出现周围循环衰竭的表现,严重者引起休克。上消化道出血程度的分级标准见表 16-1。

表 16-1　上消化道出血程度的分级标准

分级	失血量	血压	脉搏	血红蛋白	症状
轻度	全身总血量的 10%~15%	基本正常	正常	无变化	可有头晕
中度	全身总血量的 20% 左右	下降,收缩压 <90mmHg	100~120 次/min	70~100g/L	一时性头晕、口渴、心悸、少尿
重度	全身总血量的 30% 以上	收缩压 <90mmHg,或血压降低 25% 以上	>120 次/min	<70g/L	心悸、冷汗、四肢厥冷、少尿或无尿、意识模糊

2. 根据休克指数估计失血量 休克指数=脉率/收缩压,正常为 0.54。休克指数=1,提示失血量约 1000ml;休克指数=2,提示失血量约 2000ml。

(四)出血是否停止的判断

出血是否停止不能单凭粪便的颜色进行判断,一次出血后约经 1~3d 后才能排尽肠道的积血,黑便排尽的天数还受患者排便次数的影响。临床上出现以下情况应考虑是否继续出血:反复呕血或黑便次数增多,粪便稀薄伴肠鸣音亢进;周围循环衰竭的表现经充分补液输血后未见明显改善,或暂时好转后又出现恶化;血红蛋白浓度、红细胞计数和血细胞比容持续下降,网织红细胞持续升高;无肾功能不全的证据,补液和尿量足够的情况下,血尿素氮持续或再次升高。

五、治疗原则

(一)一般措施

只要确定有呕血和黑粪,都应视为紧急情况。不管出血的原因如何,对严重的上消化道出血患者都应遵守下列基本处理原则。

1.三保持:保持静脉通路通畅、保持呼吸道通畅、患者保持镇静。

2.严密监测生命体征,予心电监护、吸氧,必要时中心静脉压测定。

3.查血型、配血,定期检查血红蛋白浓度、红细胞计数、血细胞比容、尿素氮。

(二)液体复苏

液体复苏的根本目标就是纠正血容量,增加有效循环血量,以保证有效心排血量和器官的血流灌注。传统观念是积极液体复苏,即努力尽早、尽快地充分进行液体复苏,使血压、有效血容量恢复至正常水平。近年来提出限制性液体复苏,是指机体处于失血性休克时,通过控制液体输注的速度,寻求血压在一个较低水平范围内的复苏平衡点,直至彻底止血,以适当地恢复组织器官的血流灌注,又不过多的扰乱机体代偿机制和内环境。

液体复苏可选择的液体有:晶体溶液(生理盐水、林格液等)、胶体溶液(羟乙基淀粉)和血液制品。等待配血时应尽快输入晶体液,如血压改善不满意或患者存在低蛋白血症可补充胶体溶液;血容量明显不足、失血性休克、血红蛋白低于 70g/L 或血细胞比容低于 25% 均为紧急输血的指征。目前多倾向成分输血,若血源缺乏可使用右旋糖酐、平衡液或其他血浆代用品。输注右旋糖酐 24h 内不宜超过 1000ml。

(三)止血措施

1.药物止血

(1)抑制胃酸分泌的药物:在酸性环境下血凝块的稳定性下降,血凝块的溶解常发生于胃液 pH$<$6.0 时,因此,将胃液的 pH 调整至$>$6.0 的水平,则有利于血小板聚集。常用的药物有质子泵抑制剂如奥美拉唑,H_2受体拮抗剂如西咪替丁。急性出血期应通过静脉给药。

(2)生长抑素:生长抑素可抑制酸的分泌,减少内脏血流,所以止血效果肯定。常用药物有 14 肽天然生长抑素(施他宁),用法为首剂 $250\mu g$ 缓慢静脉注射,继以 $250\mu g/h$ 持续微泵输注;8 肽生长抑素(奥曲肽),用法为首剂 $100\mu g$ 缓慢静脉注射,继以 $25\sim50\mu g/h$ 持续微泵输注。此类药物半衰期极短,应注意输注过程中不可中断,若中断超过 5min,应重新注射首剂。

(3)血管加压素:可使内脏小动脉收缩,肝门静脉血流减少,与硝酸甘油合用,可以治疗食道胃底静脉曲张破裂出血,减少血管加压素的不良反应,如腹痛、血压升高、心律失常、心绞痛,甚至心肌梗死。通常为 $0.2\sim0.4U/min$ 静脉注射,持续 $12\sim24h$。

2.气囊压迫止血　经鼻腔或口腔插入三腔二囊管进行食管、胃底静脉填塞术,压迫胃底部黏膜下静脉,使血流不流向破裂的静脉而达到止血的目的,止血效果肯定,常用于食管胃底静脉曲张破裂出血。对于药物及内镜治疗失败的患者,可迅速达到止血效果,为后续进一步抢救赢得宝贵时间。气囊压迫止血因病人痛苦大,并发症多,如吸入性肺炎、窒息、食管炎、食管黏膜坏死、心律失常等,不能长期压迫,停用后早期再出血率高,目前已不推荐首选止血措施。

3.内镜止血　通过内镜下治疗可以控制多数活动性出血。目前常用于曲张静脉破裂出血的内镜止血方法包括硬化剂注射、曲张静脉结扎和组织胶注射闭塞血管等;常用于消化性溃疡出血的内镜下有效的治疗方法包括热探头、高频电灼、激光、微波、注射疗法或上止血夹等。其他原因引起的上消化道出血,也可视情况选择上述方法进行内镜止血。

4.介入治疗　用于上消化道出血止血的介入治疗方法包括经导管灌注血管收缩药物(垂体后叶素等)和选择性动脉栓塞两种。经导管灌注血管收缩药物常用于应激性胃黏膜损伤、消化性溃疡等的止血治疗,止血成功率达 40%$\sim$80%;选择性动脉栓塞可用于治疗消化

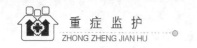

性溃疡、肿瘤、动脉瘤、动静脉瘘等原因所致的血管出血。

5.手术治疗　内科积极治疗无效,危及生命的患者,可行手术治疗。食道胃底静脉曲张破裂出血的患者亦可用经颈内静脉肝内门体静脉分流术治疗,此法尤适用于准备做肝移植的病人。其他不同原因所致的上消化道大出血的具体手术指征和手术方法各不相同。

六、护 理

(一)休息

患者应绝对卧床休息,呕吐时应头偏一侧,避免呕出血液吸入气管引起窒息。休克时取休克卧位,注意保暖。上消化道大出血时患者常可出现恐惧心理状态,所以护士应保持镇静,避免慌张,以消除患者恐惧心理。烦躁患者可适当使用镇静剂,有肝病时禁用巴比妥、吗啡类药物。

(二)病情观察

抢救过程中应密切观察病情,判断出血严重程度及止血治疗效果,并作记录。每15～30min测量血压、脉搏、心率、呼吸,密切观察神志、体温、皮肤颜色、尿量及肢体是否温暖;观察呕吐物的量、性质、颜色,必要时留取标本;定期测量血红蛋白、红细胞计数、血细胞比容、网织红细胞计数及血尿素氮变化情况。

(三)补液护理

备好抢救用品,迅速建立2条静脉通路,其中一条最好为中心静脉,以实施液体复苏。输液速度开始时宜快,待血压回升后输液速度和种类应根据中心静脉压及每小时尿量进行调节,输血输液过程中应注意观察输液、输血反应,静脉是否通畅,输液速度和输液量,避免输血、输液过多而引起急性肺水肿或诱发再次出血,尤其是门静脉高压患者输液过多时有增加门静脉压力而诱发再出血的可能。

(四)三腔二囊管的护理

气囊压迫期间应定时通过胃管抽吸或接负压吸引器,防止误吸引起吸入性肺炎,同时观察引流液的性状、颜色及量,并做好记录,定时测量气囊压力,每12～24h放气一次,时间约15～30min,以防止黏膜糜烂、坏死;出血停止后放松牵引,放出气囊内气体,保留管道,继续观察24h,未再出血可考虑拔管。为防止胃气囊漏气、三腔管滑脱引起窒息,可在床边备小剪刀,一旦发生,立即剪断三腔管紧急放气,以保持呼吸道通畅;留置三腔管会给患者带来不适感,因此需做好解释和安慰工作。

(五)饮食护理

急性大出血伴恶心、呕吐者应禁食。少量出血无呕吐者可进温和、清淡流质饮食,这对溃疡病人尤为重要,因进食可减少胃收缩运动并可中和胃酸,促进溃疡愈合。出血停止后,改为营养丰富、易消化、无刺激性半流质、软食,少量多餐,逐步过渡到正常饮食。

第二节　急性重症胰腺炎

重症急性胰腺炎(severe acute pancreatitis,SAP)是多种病因引起的胰腺局部炎症、坏死和感染,并伴全身炎症反应和多个器官功能损害的疾病。相关报道提示 SAP 发生率约占急性胰腺炎的 20%，其中男性多于女性。SAP 病死率很高，达 10%～25%。多脏器功能衰竭是死亡的直接原因。

一、病因与发病机制

重症急性胰腺炎的病因构成有较大的地域差异。在发达国家，40%的 SAP 与慢性酗酒有关，35%的 SAP 与胆石症有关；10%～20%的 SAP 原因不明，被称之为特发性胰腺炎；其余 5%～10%患者为胰腺损伤、高钙血症、药物、感染、胰腺结构异常、内镜逆行胆管造影术、手术并发症、腹部创伤等少见原因。国内大多数地区胆源性胰腺炎居首位，约占 60%～70%，其次为酗酒和暴饮暴食，原因不明者占 8%～25%。近年来，由于人们饮食模式的改变，高脂血症性胰腺炎日渐增多，有的地区已居第二或第三位。

胆石症、乙醇中毒等原因可以致胆胰共同通道阻塞或痉挛梗阻，胆汁排出不畅，反流至胰腺管内，胰腺管内压骤然升高，胰腺血液淋巴循环障碍，胰腺腺泡破裂，胆汁胰液及被激活的胰液渗入胰实质中，具有高度活性的胰蛋白酶原被激活。同时，其他一些酶如弹性蛋白酶、磷脂酶 A2、补体、激肽也被激活，进而导致腺体自身消化和局部炎症反应；另外，中性粒细胞、巨噬细胞和淋巴细胞等释放的介质如 IL-1、IL-6、IL-8、TNF-α，这些炎症介质的释放导致了全身的炎症反应和远隔器官的损害。

二、病理生理

重症急性胰腺炎的主要病理改变为胰腺实质蛋白溶解、局灶性脂肪溶解坏死、炎细胞浸润、腺体血管内血栓形成和胰腺实质中血管破裂。脂肪分解为脂肪酸、甘油、脂肪酸，与血中钙结合形成皂化斑，所以胰腺炎患者血钙会下降。

重症急性胰腺炎临床病理过程划分为急性反应期、全身感染期及残余感染期。重症急性胰腺炎通常以局部非感染性炎症开始，在数分钟到数小时内就出现全身性炎症反应，并逐渐影响全身多个器官的功能，甚至发展为 MODS；稍后由于急性肠黏膜损害、肠道细菌易位等原因导致继发全身感染及局部坏死组织感染。

三、临床表现

(一)临床症状

1.急性腹痛　突然发生的急性腹痛是本病的主要症状，疼痛往往非常剧烈，呕吐及一般止痛剂不能缓解。腹痛部位常位于上腹部正中偏左，胆源性胰腺炎的腹痛可起始于右上腹痛，随后转移至正中偏左，并向左肩、左腰背部放射，严重时两侧腰部都有放射。老年体弱患者腹痛可不突出，少数患者无腹痛或仅有胰区压痛，称为无痛性急性胰腺炎。疼痛发生前大多数患者有进食油腻饮食、酗酒和暴饮暴食等诱因。腹痛原因主要是：胰腺肿胀，被膜受到牵扯；炎性渗出物或出血刺激腹腔神经丛；炎性渗出物引起腹膜炎；胰管梗阻或痉挛。

2.恶心呕吐　2/3 患者有此症状，发作频繁，早期为反射性，内容物为食物、胆汁；晚期为麻痹性肠梗阻引起，呕吐物可呈粪样。

3.腹胀　腹胀与腹痛常同时存在，是大多数急性重症胰腺炎患者的共有症状。一般腹胀都很严重，少数患者腹胀甚于腹痛，极少数老年病人只有腹胀而无腹痛。腹胀是由于腹腔内渗出液的刺激和腹膜后出血引起，麻痹性肠梗阻也致肠道积气积液引起腹胀。

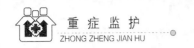

4.发热　早期可伴中度发热,约38℃左右,一般3~5d后会逐渐下降;但胆源性胰腺炎伴有胆道梗阻者可有寒战、高热;胰腺坏死有感染时,高热为主要症状之一。

5.伴发症状　约20%的患者于病后1~2d出现不同程度的黄疸,黄疸越重,提示病情越重。有些患者会出现手足抽搐,为血钙降低所致。

6.休克　急性重症胰腺炎可引起循环系统改变,严重者出现休克。由于腹腔、腹膜后大量渗液出血,肠麻痹肠腔内积液,呕吐致体液丧失引起低血容量性休克;另外,大量蛋白质产物吸收,可导致中毒性休克的发生。

7.并发症

(1)全身并发症:急性重症胰腺炎常可并发不同程度的多器官功能衰竭:①急性呼吸窘迫综合征:突然发作、进行性呼吸窘迫、发绀、气促、烦躁、低氧血症,常规氧疗不能缓解;②急性肾功能衰竭:表现为少尿、蛋白尿、进行性血尿素氮、肌酐升高等;③心力衰竭与心律失常:与血循环内胰酶引起冠状动脉痉挛、胰蛋白酶及多肽类物质直接损害心肌、胰腺内心肌抑制因子作用等有关;④消化道出血:上消化道出血多由应激性溃疡或黏膜糜烂所致,下消化道出血可由胰腺坏死穿透横结肠所致;⑤胰性脑病:表现为精神异常(幻想、幻觉、躁狂状态)和定向力障碍等;⑥败血症及真菌感染:早期以革兰性阴性菌为主,后期常为混合菌,且败血症常与胰腺脓肿同时存在;严重病例机体抵抗力极低,如加上大量使用抗生素,极易产生真菌感染;⑦高血糖:多为暂时性。

(2)局部并发症:①胰腺脓肿:重症胰腺炎起病2~3周后,因胰腺及胰周坏死继发感染而形成脓肿。患者高热、腹痛、出现上腹肿块和中毒症状。②假性囊肿:常在病后3~4周形成,系胰液和液化的坏死组织在胰腺内或其周围包裹所致,多位于胰体尾部,可压迫邻近组织引起相应症状。

(二)体格检查

病人常呈急性重症面容,痛苦表情,脉搏增快,心动过速,血压下降;病人腹肌紧张,全腹显著压痛、反跳痛,有明显肠胀气,肠鸣音减弱或消失,多数病例有移动性浊音。部分病例腰部皮肤可有成片的青紫色改变,称为Grey turner征;脐周皮肤可有成片青紫色改变,称为Cullen征。其发生是胰液外溢至皮下组织间隙,致使皮下脂肪溶解和毛细血管破裂出血所致。

四、辅助检查

1.实验室检查

(1)血、尿淀粉酶测定:有重要的诊断意义,血清淀粉酶在发病1~2h后即开始升高,24h达高峰,8~12h的标本最有价值,可持续24~72h,2~5d逐渐恢复正常。尿淀粉酶在急性胰腺炎发作12~24h后开始上升,24h达高峰,维持5~7d,下降缓慢。由于胃、十二指肠穿孔、小肠穿孔、异位妊娠等急腹症可导致淀粉酶升高,因此,血、尿淀粉酶要明显升高才有诊断价值。

(2)血细胞计数:白细胞计数一般为$(10\sim20)\times10^9/L$,如感染严重则计数偏高,并出现明显核左移。

(3)血清脂肪酶:一般在发病后24~72h开始升高,持续10d左右,对病后就诊较晚的患者有诊断价值,特异性也较高。

(4)血生化检查:血糖一般呈轻度升高,与应激反应有关;后期则为胰岛细胞破坏,胰岛素不足所致,若长期禁食,血糖仍超过 11.0mmol/L,则反映胰腺广泛坏死,预后不良。大多数患者可出现血钙明显降低,低钙程度与临床严重程度平行,若血钙低于 1.5mmol/L 则提示预后不良。急性胰腺炎可出现高脂血症,可能是胰腺炎的病因或结果,如是后者,急性期后可恢复正常。

2. X 线检查 腹部可见局限或广泛性肠麻痹、小网膜囊内积液;胰腺周围有钙化影;还可见膈肌抬高、胸腔积液,偶见盘状肺不张,出现 ARDS 时肺野呈"毛玻璃"状。

3. B 超检查 B 超可见胰腺肿大,胰内和胰周围回声异常;亦可了解胆囊和胆道情况;对脓肿和假性囊肿有诊断意义。患者腹胀常影响其观察。

4. CT 检查 可诊断胰腺炎,评估胰腺炎严重程度;轻症可见胰腺非特异性增大和增厚,胰周边缘不规则,重症可见胰周围区消失,网膜囊和网膜脂肪变性,密度增加;胸腹腔积液。增强 CT 是诊断胰腺坏死最佳方法。

五、治疗原则

急性重症胰腺炎总的治疗原则是设法阻止病情的进一步发展,全身支持,预防及治疗各种并发症。应以积极、有效、综合的非手术治疗为主,手术治疗主要用于处理一些并发症。

(一)针对病因治疗

对胆源性胰腺炎急性发作期的患者,如果能够对胆道梗阻或胆道感染做出及时判断并及时解除,则可阻断病情的发展;对已缓解的患者,做胆囊切除可以预防复发。高脂血症胰腺炎应用降脂药物和血液净化尽快降低血脂,控制病情的发展。

(二)内科治疗

1. 一般治疗 禁食、胃肠减压有助于减轻呕吐和腹胀。腹痛剧烈者可以给予哌替啶止痛,吗啡可以引起 Oddi 括约肌收缩,一般禁止使用。

2. 液体复苏及纠正水、电解质酸碱失衡 病程早期,急性重症胰腺炎患者血容量在短期内丢失进入第三间隙,应充分液体复苏,以防治休克,稳定血流动力学,预防多器官组织低灌注损害发生。液体以补充晶体溶液为主,还应给予白蛋白、鲜血或血浆代用品,同时积极补充电解质(钾、钠、钙、镁等),注意纠正酸碱失衡。休克者在扩容基础上使用血管活性药物。

3. 充分氧供 急性重症胰腺炎患者容易并发呼吸功能不全,出现肺间质水肿、AIL、ARDS 等。连续监测 SpO_2、氧合指数,SpO_2/FiO_2 小于或等于 300,应早期给予持续正压辅助通气或气管插管呼吸支持。呼吸机使用应"早上早下",采用小潮气量通气(6ml/kg),保持平台压$<30cmH_2O$,根据氧合缺失的严重程度确定呼气末正压值,根据维持合理氧合所需来调整吸氧浓度 FiO_2,一般不宜高于 40%。

4. 防治感染 急性重症胰腺炎应常规应用抗生素,以预防胰腺坏死合并感染;抗生素选用应考虑对肠道移位细菌敏感,且对胰腺有较好的渗透作用,以喹诺酮类或亚胺培南为佳,并联合应用对厌氧菌有效的药物如甲硝唑;病程后期应密切注意真菌感染,必要时行经验性抗真菌治疗,并进行血液和体液真菌检查。

5. 减少胰液分泌,抑制胰酶活性 通过药物应用能减少胰液分泌,抑制胰酶活性。常用药物有 14 肽生长抑素和其类似物奥曲肽,能抑制胰液和胰酶分泌,有抑制胰酶合成的作用;14 肽生长抑素用法为首剂 250μg 缓慢静脉注射,继以 250μg/h 持续微泵输注;8 肽生长抑素(奥曲肽),用法为首剂 100μg 缓慢静脉注射,继以 25~50μg/h 持续微泵输注。抑制酶活性药物仅能用于重症胰腺炎早期,常用药物抑肽酶,可以抑制蛋白酶、糜蛋白酶、血管舒缓素和凝血酶原等,常用药物有抑肽酶和加贝脂;应用 H_2 受体拮抗剂、质子泵抑制剂可以抑制胃酸从而抑制胰液分泌,兼有预防应激性溃疡的作用。

6.营养支持　营养支持对急性重症胰腺炎患者尤为重要。早期一般采用全胃肠外营养(TPN),若无肠梗阻,应尽早进行空肠插管,过渡到肠内营养(EN),先用短肽,逐渐改为完整蛋白质,并添加谷氨酰胺制剂。营养支持可以增强肠道黏膜屏障,防止肠内细菌移位引起胰腺坏死合并感染,并补充热量,增强机体抵抗力。

7.促进肠道功能恢复　早期应用硫酸镁、大承气汤及杜秘克等可以促进胃肠蠕动,降低腹内压,保护胃肠屏障功能,减少细菌和内毒素移位,也促进腹腔渗液的吸收;腹部理疗也能促进胃肠道功能的恢复。

8.减轻炎症反应　常通过血液滤过和糖皮质激素的应用,清除体内过多的细胞因子和炎症介质可以减轻全身炎症反应,改善心、肺、肾等器官的功能,从而减轻病情严重程度。

(三)外科治疗

1.腹腔灌洗　通过腹腔灌洗可以清除腹腔内的细菌、内毒素、胰酶、炎症因子等,减少这些物质进入血循环后对全身脏器的损害。

2.手术治疗　胰腺坏死合并感染应在严密监测下行坏死组织清除及引流术;胰腺脓肿可选择手术引流和经皮穿刺引流;胰腺假性囊肿可视情况选择手术治疗、经皮穿刺引流和内镜治疗;胆道梗阻或感染在无条件进行内镜下括约肌切开(EST)时,予手术解除梗阻;对诊断未明确,疑有腹腔脏器穿孔或肠坏死者行剖腹探查。

六、护　理

(一)病情观察

1.密切观察神志,定时监测病人的体温、脉搏、呼吸、血压、心率情况,注意有无休克及多脏器衰竭的表现,如脉搏细速、血压下降、尿量减少、呼吸急促、心律不齐等。

2.注意观察腹痛部位、性质、程度,注意止痛药应用后疼痛是否减轻或疼痛性质改变;观察呕吐物及胃肠减压引流液的量和性质;观察病人腹部体征及肠鸣音,注意有无腹肌强直及肠麻痹等表现。

3.观察病人皮肤黏膜的色泽与弹性有无变化,判断失水程度;进行中心静脉压或 Swan-Ganz 导管监测,准确记录 24h 出入量,作为补液依据。

4.监测血肝功能、肾功能、血电解质、血酸碱情况、血气分析、血细胞比容及尿比重;注意有无手足抽搐,定时测定血钙;注意有无出血,监测凝血功能。

(二)护理要点

1.一般护理　病人应绝对卧床休息,以降低机体代谢率,增加脏器血流量。

因剧痛而辗转不安者需防止坠床。非手术患者可取弯腰、屈膝侧卧位以减轻疼痛;术后患者可取半卧位,以减轻切口张力并利于引流。疼痛明显患者可遵医嘱予以解痉止痛药物。

2.禁食和胃肠减压　禁食和胃肠减压可以减少胃酸分泌,进而减少胰液分泌,以减轻腹痛和腹胀。应向患者解释禁食和胃肠减压的意义,口渴时可以含漱或湿润口唇,并做好口腔护理;保持胃肠减压引流通畅。

3.维持水、电解质平衡　禁食病人每天液体入量需达到 3000ml 以上,故应建立有效静脉通路输入液体及电解质,以维持有效循环血量;注意根据病人脱水程度、年龄和心肺功能调节输液速度。如患者出现神志改变、血压下降、尿量减少、皮肤黏膜苍白、出冷汗等低血容量性休克的表现,应积极配合医生进行抢救,尽快建立两条静脉通路,按医嘱输注液体、血浆或全血,补充血容量;根据中心静脉压或 Swan-Ganz 导管监测情况决定输液速度及量,必要时使用血管活性药物。

4.营养支持 重症胰腺炎处于禁食及高消耗状态,行胃肠外营养应保持周围或中心静脉通畅,注意观察有无静脉营养所致的穿刺和代谢并发症;肠内营养应保持管路通畅,要素饮食应现配现用,滴入营养液的量要由少至多、由慢至快、由稀至稠,以防止并发症的发生。

5.多器官功能衰竭的防治 急性重症胰腺炎患者常并发不同程度的多器官功能障碍,常见的有急性呼吸窘迫综合征和急性肾功能衰竭。因此,要严密监测脉搏、血氧饱和度、氧合指数及血气分析,患者若出现呼吸困难、动脉血氧分压下降,应给予吸氧,若出现急性呼吸功能不全应尽早行机械通气,并根据缺氧程度调节吸入氧浓度和机械通气参数,做好机械通气的护理。急性重症胰腺炎时的低血压、低血容量导致肾血流灌注减少,易诱发急性肾衰,应注意观察尿量变化,必要时留置尿管以记录每小时尿量,并定期监测血肌酐。

6.引流管的护理 重症胰腺炎患者不管是术后还是非术后,都会有数量不等的引流管,尤其是术后患者常留置多根引流管,包括腹腔双套管、T管、胰管、胃管、导尿管等,应在导管上贴标签,以便正确与引流袋相连接,注意保持引流管通畅,防止扭曲、堵塞、滑脱或受压,定时更换引流袋,护理过程注意无菌操作。观察并记录引流液量、颜色、性状,保护引流管周围皮肤。

7.心理护理 因发病突然、腹痛剧烈,且病情进展急骤,患者多有恐惧心理;此外,由于病程长,病情重,患者易产生悲观情绪。应向患者解释病情和相关的治疗,对患者进行心理护理,鼓励其表达内心的感受,使其情绪稳定,配合治疗和护理。

第三节 急性肝功能衰竭

急性肝功能衰竭(acute haptic failure,AHF)指的是多种因素引起的肝细胞大量坏死或严重的肝细胞功能损害造成的临床综合征,主要表现黄疸、凝血功能障碍和肝性脑病。其主要特点是患者无慢性肝脏疾病,急性突发,短期内可合并 MODS 而死亡,病死率可达 50%～90%,属于危重病抢救病症之一。

一、病 因

引起急性肝功能衰竭的病因比较复杂,不同地区的病因也不尽相同。在我国引起急性肝功能衰竭的主要病因是病毒,以乙型肝炎病毒为主,其他还有甲型、丙型、戊型肝炎病毒以及巨细胞病毒、疱疹病毒等;其次是药物及肝毒性物质,如乙酰氨基酚、异烟肼、利福平、抗代谢药物、化疗药物等;在欧美,药物是引起急性肝功能衰竭的主要原因。

二、病理生理

急性肝功能衰竭病理特点为广泛肝细胞变性坏死、肝细胞大块或弥漫性坏死,肝细胞消失,网状支架塌陷,肝脏体积缩小,一般无肝细胞再生。造成肝脏损伤的机制分为直接损伤和免疫介质损伤。

1. **直接损伤** 肝炎病毒及药物中毒等因素通过直接损伤造成肝细胞的广泛变性、坏死。

2. **免疫介质损伤** 免疫机制的参与在疾病发展中的作用更加重要。肿瘤坏死因子、白细胞介素-1及淋巴毒素等细胞因子与效应细胞(如 Kupffer 细胞等)共同作用,诱导和参与炎症反应,过度的炎症反应引起细胞毒作用、氧自由基损伤、同时引起细胞凋零,最终导致肝细胞溶解破坏,肝坏死。

三、临床表现

(一)临床症状

1. **黄疸** 绝大多数都有黄疸,在短时间内迅速加深,并呈进行性加重,且黄疸持续时间长,若经 2～3 周黄疸仍不退提示病情严重。

2. **出血倾向** 可出现皮下出血点、瘀斑、牙龈出血、鼻黏膜出血,甚至消化道出血,多为呕血和便血,颅内出血也可发生,往往后果严重。主要与肝功能衰竭致凝血因子合成障碍、血小板质与量的异常、DIC 伴局部继发纤溶等因素有关。

3. **肝臭、肝萎缩** 早期可出现肝臭,与含硫氨基酸分解出的硫醇不能被肝代谢,由肺排出所致;急性肝功能衰竭患者的肝常迅速、进行性缩小,是一项非常重要的体征,肝萎缩进展较快,提示预后不良。

4. **消化道症状** 有明显消化道症状,如食欲缺乏、恶心、呕吐、腹胀、腹泻;患者腹胀明显,可能由于内毒素致肠麻痹引起。

5. **并发症**

(1)肝性脑病:又称肝昏迷,是急性肝功能衰竭最突出的早期临床表现,也是最重要的诊断依据。可于起病后 1～2d 迅速出现,特点为进行性精神神经变化,主要与血氨增加、假性神经递质、色氨酸、芳香族氨基酸等多种毒性物质综合作用,致神经传导结构和功能异常有关。肝性脑病轻重程度可分为四期:Ⅰ期(前驱期):以性格改变和行为异常为主,可有扑翼样震颤,肌张力、腱反射及脑电图正常。Ⅱ期(昏迷前期):以精神错乱、睡眠障碍、行为异常为主,有扑翼样震颤,肌张力增强,腱反射亢进,Babinski 征阳性,脑电图异常。Ⅲ期(昏睡期):以昏睡和精神错乱为主,有扑翼震颤,脑电图异常。Ⅳ期(昏迷期):神志完全丧失,不能唤醒,扑翼样震颤不能引出,脑电图明显异常。

(2)肾功能不全:急性肝功能衰竭时肾功能异常者达到 50%～80%,其中肾功能不全占 40%,半数为功能性肾功能衰竭,半数为急性肾小管坏死;有高钠尿、等渗尿,可出现少尿,甚至无尿、氮质血症等。急性肾小管坏死与肝细胞坏死、内毒素血症、利尿剂应用不当及胃肠道出血致低血容量有关;功能性肾衰竭与血管紧张素水平增高及前列腺素减少,引起肾血管收缩,肾小球过滤率减低有关。

(3)肺水肿与低氧血症:30% 的 AHF 并发急性肺损伤(ALI)和呼吸窘迫综合征(ARDS),患者表现为急性起病,呼吸困难、氧合障碍,$PaO_2/FiO_2 \leqslant 300mmHg$。主要与细胞因子级联反应、脂过氧化物损伤导致肺损伤致肺毛细血管通透性增加造成肺水肿有关。

(4)感染:患者常伴各种感染,常见部位为呼吸道、泌尿道、胆道及腹腔。主要与肝脏巨噬细胞、中性粒细胞及补体功能下降有关,也与患者昏迷及肠道屏障功能下降有关。

(5)电解质与酸碱代谢失衡:低钾常见,后期有高钠血症、低钠低氯血症、低镁血症、低钙血症、低磷血症。常见低钾低氯碱型中毒;急性呼吸窘迫时出现呼吸性碱中毒;低血压及肾功能不全时可出现代谢性酸中毒。

6.其他表现 少数患者有腹水,且量少,主要为漏出液,与低蛋白血症和门脉高压有关;另外,低血压、低血糖、脑水肿及心脏并发症也较为常见。

(二)临床严重程度分级(Child-Pugh 分级)(见表 16-2)

表 16-2 Child-Pugh 肝脏疾病严重程度计分与分级

	1	2	3
肝性脑病	无	1~2 期	3~4 期
腹水	无	少量	中~大量
胆红素水平(mg/dl)	1~2	2.1~3	>3
白蛋白水平(g/dl)	≥3.5	2.8-3.4	<2.8
凝血酶原时间延长值(s)	1~4	4.1~6	>6

评分标准(总分):A 级,5~6 分,良好;B 级,7~9 分,中等;C 级,10~15 分,差。

四、实验室检查

(一)肝功能

血胆红素常呈进行性增高,其值越高预后越差。谷丙转氨酶和谷草转氨酶常明显升高,尤以后者升高明显;当血清胆红素明显上升而转氨酶下降,就是所谓胆酶分离现象,提示预后较差。血清白蛋白可下降。胆固醇与胆固醇脂主要在肝细胞内合成,正常血清胆固醇浓度为 3.10~6.50mmol/L,AHF 血清总胆固醇水平下降,如低于 1.5mmol/L 则提示预后不良。

(二)凝血功能

可出现凝血酶原时间(PT)延长,凝血酶原活动度(PA)降低(正常值为 80%~100%),PA 低于 40% 是急性肝功能衰竭的诊断依据之一,PA 低于 20% 时可发生自发性出血,预后恶劣;出现 DIC 时,PT、部分凝血活酶时间(APTT)延长,FIB 可延长,FDP 增多。

(三)血氨和氨基酸检查

急性肝功能衰竭患者尽管肝脏清除氨的能力衰减,但往往在血氨尚未明显升高时即已陷入深度昏迷,血氨测定不能作为判断此类肝昏迷的主要依据;支链氨基酸/芳香氨基酸(BCAA/AAA)比值正常参考值为 3.0~3.5,当发生肝功能衰竭时,芳香氨基酸显著升高,导致 BCAA/AAA 比值降低。

(四)肾功能、电解质和酸碱水平

血肌酐、尿素氮可增高,提示肾功能障碍。可有低钠、低钾、低钙、低磷血症;酸碱失衡以碱中毒最为常见,包括呼吸性碱中毒和代谢性碱中毒。

(五)脑电图

肝性脑病的典型改变是频率变慢,出现 4~7Hz 的 θ 波和 1~3Hz 的 δ 波;昏迷时两侧可同时出现成对的高幅 δ 波。

(六)腹部 B 超

可见肝脏明显缩小,脾可增大。

五、治疗原则

目前急性肝功能衰竭内科治疗尚缺乏特效药和手段,原则上强调早期诊断、早期治疗、

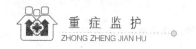
针对不同原因采取相应的综合治疗措施,并积极防治各种并发症。

(一)针对病因和发病机制的治疗

1.病因治疗 针对病毒性肝炎所致的急性肝功能衰竭可以采用抗病毒疗法,常用药物有拉米夫定、阿德福韦、恩替卡韦等药物,但疗效尚不可靠。对于药物性肝功能衰竭,应首先停用可能导致肝损害的药物;对乙酰氨基酚中毒所致者可给予 N-乙酰半胱氨酸静脉滴注及活性炭口服治疗。

2.免疫调节治疗 使用免疫调节剂能够减少炎症反应、调节机体免疫功能、减少感染等并发症。常用药物有胸腺肽类、免疫球蛋白、糖皮质激素及环孢素 A 等。

3.促肝细胞生长和肝脏微循环 为减少肝细胞坏死,促进肝细胞再生,可酌情使用肝细胞生长因子和前列素 E_1;改善肝脏微循环可酌情使用 N-乙酰半胱氨酸和还原型谷胱甘肽治疗。

(二)防治并发症

1.肝性脑病的防治

(1)去除诱因,避免使用麻醉、镇痛、催眠等药物,及时控制严重感染、消化道出血及电解质紊乱。

(2)限制蛋白质的摄入,植物蛋白含支链氨基酸多,可适量使用。

(3)清除肠道内的积食、积血或其他含氮物质,可用生理盐水或弱酸性溶液灌肠,也可乳果糖口服或灌肠,禁止使用肥皂水灌肠。

(4)视酸碱平衡和电解质情况选择精氨酸、鸟氨酸—门冬氨酸等降低血氨,补充支链氨基酸或以支链氨基酸为主的氨基酸混合液,以纠正氨基酸代谢的不平衡。

2.脑水肿和肺水肿的防治 脑水肿和肺水肿是患者早期死亡的主要原因,治疗应限制液体输入量和速度,补充白蛋白和血浆,酌情使用脱水剂和利尿药,如甘露醇、呋塞米,但急性肾功能不全患者慎用甘露醇;可应用激素,并结合氧疗和机械通气。

3.急性肾功能衰竭的防治 预防和消除诱发肾功能衰竭的因素,如不适当的放腹水、利尿、使用肾毒性药物,监测并维持足够的有效血容量。当存在严重酸中毒、高钾血症、肌酐>300μmol/L,或高血容量时,应进行血液透析。

4.出血的防治 出血患者可输注新鲜血浆或全血以补充凝血因子,或直接输注凝血酶原复合物、血小板等;DIC 患者可酌情给予小剂量低分子肝素或普通肝素,对有纤溶亢进者可应用氨甲环酸或止血芳酸等抗纤溶药物;应用制酸剂,如质子泵抑制剂、H_2 受体阻断剂可预防上消化道出血,门脉高压性出血可应用生长抑素,也可使用垂体后叶素,并可用三腔二囊管压迫止血;或内窥镜下行硬化剂或套扎治疗。

5.感染 感染常见病菌体为大肠埃希氏菌等革兰阴性菌、葡萄球菌、肺炎球菌、厌氧菌、肠球菌和假丝酵母菌等。因此,一旦出现感染应首先根据经验用药,选用强效抗生素或联合应用抗生素,可以加服微生态制剂,同时根据药敏试验结果调整用药。

(三)人工肝治疗

人工肝是指通过体外的机械、物理、化学或生物装置,清除各种有害物质,补充必需物质,改善内环境,暂时替代衰竭肝脏部分功能的治疗方法,能为肝细胞再生及肝功能恢复创造条件或等待机会进行肝移植。目前常用血液灌流、血浆置换、血液滤过等非生物型人工肝,而生物型及组合生物型不仅具有解毒功能,还具有部分合成和代谢功能,是人工肝的发展方向。

(四)肝移植

随着原位肝移植的迅猛发展,肝移植已经成为治疗急性肝功能衰竭的切实有效的方法。

六、护 理

(一)密切观察病情变化

1.密切观察患者的意识状况,注意肝性脑病的早期征象,如患者有无欣快感、冷漠,有无理解力和近期记忆力减退,有无哭泣、叫喊、当众便溺等行为异常。

2.心电监护,密切监测生命体征变化,如体温增高提示感染,血压增高伴头痛提示脑水肿。密切观察黄疸进展情况,注意患者皮肤、巩膜黄染程度和尿色深浅的变化;观察有无皮肤瘀斑、牙龈出血、鼻出血、消化道出血等凝血功能障碍的表现。监测腹水和尿量变化,准确记录24h出入量,每日测体重和腹围。

3.密切监测血氨、血电解质及酸碱状况,监测肝功能、肾功能、凝血功能情况。

(二)饮食护理

进食充足热量、高维生素、低脂、适量糖、易消化的清淡流质或半流质饮食;有腹水或肾功能衰竭者应控制钠盐及水分的摄入;有消化道出血者,出血时应禁食;血氨高者应限制蛋白质摄入量,以摄入富含支链氨基酸的植物蛋白为宜。肝性脑病开始数日内禁食蛋白质,以糖类为主要食物,每日供给足够的热量和维生素,可口服果汁、蜂蜜、稀饭、面条等;昏迷患者可鼻饲25%的葡萄糖液,胃排空不良者可改为静脉营养。

(三)预防出血的护理

评估患者有无出血征象,如血压降低、脉搏加速,伤口、抽血及导管处渗血等,监测凝血功能;用软毛牙刷或棉球清洁口腔,男性改用电动剃须刀,防止损伤皮肤黏膜。注射时尽量用小孔径针头,抽血或注射后用适当压力及较长时间压伤口止血。指导患者避免吞咽过烫、辛辣、粗糙食物;避免引起腹压增高的举动,预防便秘,必要时根据医嘱给予软便药或轻泻药。

(四)用药护理

认真执行医嘱进行药物治疗,注意观察药物的作用、不良反应及用药注意事项。避免使用镇静催眠药,防止肝及脑损害;应用谷氨酸钠或谷氨酸钾时应根据患者的血清钾和血清钠浓度而定;应用精氨酸时避免滴速过快,以免引起流涎、面色潮红及呕吐;根据医嘱静脉快速滴注甘露醇防止和治疗脑水肿;保护脑细胞功能,除用药外,可以配合冰帽降低颅内温度,降低能量消耗;根据医嘱及时纠正水、电解质和酸碱失衡,做好出入量记录。

(五)安全护理

对意识障碍患者应加强安全护理防护,如应用床栏,必要时使用约束带固定四肢,防止发生坠床、撞伤等意外;对有轻微意识障碍、定向力轻度改变的肝性脑病患者要防止走失、摔伤及其他伤害。

(六)一般护理

绝对卧床休息,保持充足睡眠,减少体力消耗,减轻肝脏负担,做好床边隔离;做好口腔、皮肤、泌尿道、呼吸道的护理及心理护理。

(陈凌玉)

第十七章　神经系统危重病护理

第一节　颅内压增高综合征

颅内压增高是许多颅脑疾病，如颅内损伤、脑肿瘤、脑出血和脑积水等共有的综合征。因上述原因使颅腔内容物体积增加或颅腔容积减少超过颅腔可代偿的容量，导致颅内压持续高于 $1.96kPa(200mmH_2O)$，并出现头痛、呕吐和视乳头水肿三大表现，称为颅内压增高综合征。

一、病因和发病机制

导致颅内压增高的原因很多，大体可分两大类：颅腔内容物体积或量增加和颅内空间或颅腔容积缩小。

(一)颅腔内容物体积或量增加

1.脑体积增加　如脑组织损伤、炎症、缺血缺氧、中毒等导致脑水肿。

2.脑脊液增多　脑脊液分泌过多、吸收障碍或脑脊液循环受阻导致脑水肿。

3.脑血流量增加　如高碳酸血症时血液中二氧化碳分压增高，脑血管扩张致脑血流量增多。

4.颅内占位性病变如颅内血肿、脑肿瘤、脑脓肿等。

(二)颅内空间或颅腔容积缩小

1.先天性因素　如狭颅症、颅底凹陷症等先天性畸形使颅腔容积变小。

2.后天性因素　大片凹陷性骨折，使颅内空间相对性变小。

(三)颅内压的调节

正常的颅内压有一定的波动范围，可随血压和呼吸的波动有细微的起伏。颅内压的调节主要依靠脑脊液量的增减实现，当颅内压增高时，部分脑脊液被挤入脊髓蛛网膜下腔并被吸收，与此同时，脑脊液分泌减少而吸收增加，从而使颅内脑脊液量减少并保持颅内压平衡；当颅内压降低时，脑脊液的分泌增加、吸收减少，使颅内脑脊液量增多，以维持颅内压不变。尽管自身代偿功能及幅度足以应对正常生理状态下颅内空间的变化，但由于脑脊液总量仅占颅腔容积的 10%，当颅内压增加到一定程度时，上述生理调节能力将逐渐丧失，最终导致严重的颅内压增高。1965 年，Langfitt 以狗作颅腔容积与压力关系的实验，取得了容积/压力关系的曲线，该曲线表明颅内压力与容积之间呈指数关系：即颅内压的调节功能存在一临界点，当颅内容积的增加超过该临界点后，即使仅有微小变化，也可引起颅内压急剧上升，甚至导致致命的脑疝。

(四)颅内压增高的后果

颅内压持续增高可以引起一系列中枢神经系统功能紊乱和病理生理变化(图17-1)。主要病理生理改变是脑血流量减少或形成脑疝。前者造成脑组织缺血缺氧,从而加重脑水肿和颅内压增高;后者主要表现为脑组织移位,压迫脑干、抑制循环和呼吸中枢。两者的最终结果是导致脑干功能衰竭。

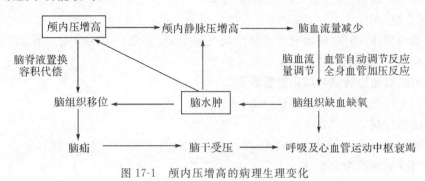

图 17-1　颅内压增高的病理生理变化

二、病情评估

头痛、呕吐、视乳头水肿是颅内压增高的"三主症",但出现的时间并不一致。

(一)头痛

是最常见症状,颅内压增高使脑膜血管和神经受刺激与牵拉所致。以清晨和晚间多见,多位于前额及颞部,为持续性头痛,并有阵发性加剧。头痛的部位与特性与颅内原发病变的部位和性质有一定关系。程度可随颅内压增高而进行性加重,咳嗽、打喷嚏、用力、弯腰、低头时可加重。

(二)呕吐

多呈喷射性,常出现于剧烈头痛时,易发生于饭后,可伴恶心,因神经受激惹所致。呕吐后头痛可有所缓解。

(三)视乳头水肿

是颅内压增高的客观征象,因视神经受压,眼底静脉回流受阻引起。表现为视盘充血、边缘模糊、中央凹陷变浅或消失,视网膜静脉怒张、迂曲、搏动消失,动静脉比例失调,静脉管径增粗,严重时乳头周围可见火焰状出血。长期、慢性颅内压增高引起视神经萎缩而导致失明。

(四)意识障碍及生命体征变化

慢性颅内压增高的病人往往神志淡漠,反应迟钝;急性颅内压增高者常有明显的进行性意识障碍甚至昏迷。病人可伴有典型的生命体征变化,出现 Cushing 综合征,即血压增高,尤其是收缩压增高,脉压增大;脉搏缓慢、洪大有力;呼吸深慢等。严重病人可因呼吸循环衰竭而死亡。

(五)其他症状和体征

颅内压增高还可出现复视(展神经麻痹)、头晕、猝倒等。婴幼儿颅内压增高时可见头皮静脉怒张、囟门饱满、张力增高和骨缝分离。

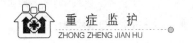

三、辅助检查

(一)头颅 X 线摄片

慢性颅内压增高病人,可见脑回压迹增多、加深,蛛网膜颗粒压迹增大、加深,蝶鞍扩大,颅骨的局部破坏或增生等;小儿,可见颅缝分离。

(二)CT 及 MRI

可见脑沟变浅,脑室、脑池缩小或脑结构变形等,通常能显示病变的位置、大小和形态,对判断引起颅内压增高的原因有重要参考价值。

(三)脑血管造影或数字减影血管造影

主要用于疑有脑血管畸形等疾病者。

(四)腰椎穿刺

可以测定颅内压力,同时取脑脊液做检查。但有明显颅内压增高症状和体征的患者,因腰穿可能引发脑疝而视为禁忌。

四、处理原则

最根本的处理措施是去除病因,有时对确定病因的各种检查来不及进行而病人已处于较严重的紧急状态,此时应做暂时性的对症处理,以争取时机利用一切可能的检查手段,确定病因后再给予去病因治疗。颅内压增高造成急性脑疝时,应紧急处理。

(一)非手术治疗

适用于原因不明或一时不能解除病因者。

1.脱水治疗 脱水治疗是减低颅内压、防治脑疝的关键。常用高渗性和利尿性脱水剂,20%的甘露醇 125~250ml,15~30min 内快速静脉滴注,每 4~6h 一次;呋塞米(速尿)20~40mg 口服、静脉或肌肉注射,每 2~8h 一次;甘油果糖 250~500ml 静脉滴注,每日 1~2 次。

2.激素治疗 肾上腺皮质激素能降低血脑屏障的通透性,稳定细胞膜功能,减轻脑水肿。常用地塞米松 5~10mg,静脉或肌肉注射;或氢化可的松 100mg 静脉注射,每日 1~2 次;或泼尼松 5~10mg 口服,每日 1~3 次。

3.抗感染 伴有颅内感染者,使用抗菌药控制感染。

4.过度换气 可增加血液中的氧分压、排出二氧化碳,使脑血管收缩,减少脑血流量,从而使颅内压相应降低。

5.冬眠低温治疗 应用药物和物理方法降低病人体温,以降低脑耗氧量和脑代谢率;减少脑血流量;改善细胞膜通透性、增加脑对缺血缺氧的耐受力;防止脑水肿的发生和发展,同时有一定的降低颅内压的作用。

(二)手术治疗

对于颅内占位性病变,争取手术切除。有脑积水者,行脑脊液分流术,将脑室内的液体通过特殊导管引入蛛网膜下腔、腹腔或心房。脑室穿刺外引流、颞肌下减压术及各种脑脊液分流术,均可缓解颅内高压。

五、护　理

(一)降低颅内压,维持脑组织正常灌注

1.一般护理

(1)体位:床头抬高 15°～30°,以降低脑静脉压力和脑血流量;有条件应根据颅内压进行调节。

(2)给氧:持续或间断吸氧,改善脑缺氧,使脑血管收缩,降低脑血流量。

(3)饮食管理:频繁呕吐者暂禁食,以防误吸窒息或吸入性肺炎;不能进食者,成人每日补液量不超过 2000ml,保持每日尿量不少于 600ml;神志清醒者,可予普通饮食,但需适当限盐;长时间昏迷或不能进食者,予鼻饲。注意水电解质平衡。

(4)维持正常体温和预防感染:给予高热病人有效的降温措施,遵医嘱应用抗菌药控制感染。

2.预防颅内压骤然升高

(1)休息,避免情绪激动。

(2)保持呼吸道通畅:及时清除呼吸道分泌物和呕吐物;舌根后坠者,可托起下颌或放置口咽通气管;防止颈部过曲过伸或扭曲;对意识不清者及咳痰困难者尽早行气管切开术;重视基础护理,定时为病人翻身拍背,以防肺部并发症。

(3)避免剧烈咳嗽和便秘:避免并及时治疗感冒、咳嗽。鼓励病人多吃蔬菜水果,并给缓泻剂以防止便秘。对已有便秘者,予开塞露或低压小剂量灌肠,禁忌高压灌肠。

(4)及时控制癫痫发作:遵医嘱定时定量给予病人抗癫痫药物。一旦发作及时给予抗癫痫及降颅内压处理。

(5)躁动的处理:应寻找并解除引起躁动的原因,不盲目使用镇静剂或强制性约束,适当加以保护以防外伤及意外。躁动病人变安静或由原来安静变躁动,常提示病情发生变化。

3.药物治疗的护理

(1)脱水药物的护理:注意输液的速度,观察脱水治疗的效果及不良反应。

(2)激素治疗的护理:遵医嘱给药,观察有无应激性溃疡出血、感染等不良反应。

4.辅助过度换气的护理:定时进行血气分析,维持病人 PaO_2 于 12～13.33kPa(90～100mmHg)、$PaCO_2$ 于 3.33～4.0kPa(25～30mmHg)水平为宜。

5.冬眠低温治疗的护理

(1)专人护理,将病人安置于单人病房,光线宜暗,室温 18～20℃,室内备抢救物品。

(2)降温方法:降温速度宜每小时下降 1℃为宜,降至肛温 32～34℃、腋温 31～33℃较为理想,避免体温大起大落。

(3)严密观察病情:治疗前应观察并记录生命体征、意识状态、瞳孔和神经系统症状,作为治疗后观察对比的基础。

(4)饮食:每日液体入量不宜超过 1500ml,营养液的温度应与当时的体温相同。

(5)预防并发症:肺部并发症、低血压、心律失常、冻伤、压疮等。

(6)缓慢复温:冬眠低温治疗时间一般为 2～3d,可重复治疗。停用冬眠低温时,先停物理降温,再逐步减少药物剂量或延长相同剂量的药物维持时间直至停用;复温不可过快,以免出现颅内压反跳、体温过高或酸中毒等。

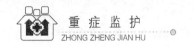

6.脑室引流的护理

(1)引流管妥善固定,引流管开口高于侧脑室平面10～15cm,以维持正常的颅内压,搬动病人时暂时夹闭,防止脑脊液反流引起逆行性感染。

(2)引流速度及量:术后早期尤应注意控制引流速度,若引流过快过多,可使颅内压骤然降低,导致意外发生;每日引流量以不超过500ml为宜;颅内感染病人因脑脊液分泌过多,引流量可适当增加。

(3)保持引流通畅:引流管不可受压、扭曲、折叠;适当限制病人头部活动范围。

(4)观察并记录脑脊液的颜色、量及性状:正常脑脊液无色透明、无沉淀。术后1～2日脑脊液可略呈血性,以后转为橙黄色;若脑脊液中有大量血液或血色逐渐加深,常提示脑室内出血;脑室引流一般不宜超过5～7d,时间过长有可能发生颅内感染。

(5)严格无菌操作:每日定时更换引流瓶(袋)时,应先夹闭引流管以免管内脑脊液逆流入脑室。

(6)拔管:拔管前一天应尝试抬高引流瓶(袋)或夹闭引流管24h,以了解脑脊液循环是否通畅,有否颅内压再次升高的表现。拔管时应先夹闭引流管,以免管内液体逆流入脑室引起感染。

7.脑脊液分流术后护理:严密观察病情,判断分流术效果。警惕有无分流管阻塞和感染等并发症。观察有无脑脊液漏,一旦发现,立即告知医师并协助处理。

(二)维持正常的体液容量

1.呕吐护理:及时清理呕吐物,防止误吸。

2.使用脱水剂可使钠、钾等排出过多,引起电解质紊乱,应注意观察,遵医嘱适当补充。

3.观察记录:监测生命体征,记录24h出入量,注意病人脱水症状及血电解质。

(三)缓解疼痛

1.有效降低颅内压:作好降低颅内压的相应处理,有效控制颅内压。

2.镇痛:遵医嘱应用镇痛剂,但禁用吗啡、哌替啶,以免抑制呼吸中枢;避免加重头痛的因素,如咳嗽、打喷嚏、弯腰、低头以及用力活动等。

(四)密切观察病情变化,预防及处理并发症

注意观察病人的意识、生命体征及瞳孔变化,警惕颅高压危象的发生,有条件者可作颅内压监测。

1.意识状态:意识障碍在传统上可分为清醒、模糊、浅昏迷、昏迷和深昏迷五级。Glasgow昏迷评分法最高15分,表示意识清醒,8分以下为昏迷,最低3分,分数越低表示意识障碍越严重。

2.生命体征:注意呼吸节律和深度、脉搏快慢和强弱以及血压和脉压的变化。若血压上升、脉搏缓慢有力、呼吸深慢,提示颅内压升高。

3.瞳孔变化:正常瞳孔等大、圆形,在自然光线下直径3～4mm,直接、间接对光反应灵敏。严重颅内压增高继发脑疝时可出现异常变化。

(五)加强基础护理

预防压疮、肺部感染等并发症;对烦躁病人做好保护性约束;昏迷者按昏迷护理常规;对气管切开、气管插管、机械通气者分别做好相应护理。

附：脑疝急救

颅内压增高时,脑组织由高压区向压力低处移位,其中某一部分被挤入颅内生理空间或裂隙,压迫脑干、血管、神经而产生一系列严重的病变。常见有小脑幕切迹疝(颞叶沟回疝)、枕骨大孔疝(小脑扁桃体疝)。病人一旦出现脑疝先兆症状,应立即给予脱水治疗以缓解病情,争取时间,确诊后尽快手术,去除病因。如难以确诊或虽确诊但病变无法去除,可通过脑脊液分流术或脑室外引流或颞肌枕肌下减压术等降低颅内压。

1. 脱水治疗:快速静脉滴注甘露醇、山梨醇、呋塞米等强力脱水剂。

2. 维持呼吸功能:保持呼吸道通畅,吸氧,以维持适当的血氧浓度。对呼吸功能障碍者行人工辅助呼吸(简易呼吸囊、气管插管、机械通气等)。

3. 密切观察病情变化,尤其注意呼吸、心跳、瞳孔及意识变化。

4. 必要时行脑室穿刺引流。

5. 紧急作好术前特殊检查及术前准备。

第二节 脑卒中

脑卒中是脑血管疾病的一种,脑血管疾病是指脑血管病变所引起的脑功能障碍。广义上,脑血管病变包括由于栓塞和血栓形成导致的血管腔闭塞、血管破裂、血管壁损伤或通透性发生改变、凝血机制异常、血液黏度异常和血液成分异常变化引起的疾病。脑卒中是指急性起病,由于脑局部血流障碍所导致的神经功能缺损综合征,症状持续时间至少24h;如脑缺血的症状持续数分钟至数小时,最多不超过24h,且无CT或MRI显示的结构性改变则称为短暂性脑缺血发作。脑卒中所引起的神经系统局灶性症状和体征,与受累血管的血供区域相一致。

脑血管疾病的分类方法对疾病诊断、治疗和预防有很大的指导意义。长期以来分类方法较多,1995年中华医学会神经病学分会在全国第四届脑血管病学术会议上,将我国脑血管病进行了分类(见表17-1)。本节对脑梗死和脑出血作重点介绍。

表 17-1 1995年脑血管疾病分类(简表)

Ⅰ.短暂性脑缺血发作	(6)其他
1.颈内动脉系统	(7)原因未明
2.椎—基底动脉系统	Ⅲ.椎—基底动脉供血不足
Ⅱ.脑卒中	Ⅳ.脑血管性痴呆
1.蛛网膜下腔出血	Ⅴ.高血压脑病
2.脑出血	Ⅵ.颅内动脉瘤
3.脑梗死	Ⅶ.颅内血管畸形
(1)动脉粥样硬化性血栓性脑梗死	Ⅷ.脑动脉炎
(2)脑栓塞	Ⅸ.其他动脉疾病
(3)腔隙性梗死	Ⅹ.颅内静脉病、静脉窦及静脉血栓形成
(4)出血性梗死	Ⅺ.颅外段动静脉疾病
(5)无症状性梗死	

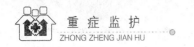

一、脑梗死

脑梗死又称缺血性脑卒中,包括脑动脉粥样硬化性血栓性脑梗死、腔隙性梗死及脑栓塞等,是指因脑部血液循环障碍,缺血、缺氧所致的局限性脑组织的缺血性坏死或软化。脑梗死发病率 110/10 万,约占全部脑卒中的 60%～80%。

(一)动脉粥样硬化性血栓性脑梗死

是脑梗死中最常见的类型,在脑动脉粥样硬化等原因引起的血管壁病变的基础上,管腔狭窄、闭塞或有血栓形成,造成局部脑组织因血液供应中断而发生缺血、缺氧性坏死,引起相应的神经系统症状和体征。

1．病因与发病机制　最常见的病因是动脉粥样硬化,其次是高血压、糖尿病和血脂异常等。脑动脉粥样硬化性闭塞或有血栓形成,是造成动脉粥样硬化性血栓性脑梗死的核心环节。

2．临床表现　与梗死的部位、面积及侧支循环的代偿有关。

(1)中老年患者多见,病前有脑梗死的危险因素,如高血压、糖尿病、冠心病及血脂异常等。

(2)常在安静状态下或睡眠中起病,部分病例在发病前可有短暂性缺血性发作(TIA)。

(3)临床表现决定于梗死灶的大小及部位,主要为局灶性神经功能缺损的症状和体征。

(4)患者一般意识清楚,在发生基底动脉血栓或大面积梗死时,病情严重,出现意识障碍,甚至形成脑疝,最终导致死亡。

3．辅助检查

(1)血液检查及心电图:包括血常规、血气分析、血电解质、肾功能、血糖及血脂等。有利于发现脑梗死的危险因素。

(2)头颅 CT:对于发病早期脑梗死与脑出血的识别很重要。脑梗死发病后的 24h 内,一般无影像学改变;在 24h 后,梗死区出现低密度病灶。

(3)MRI:脑梗死发病数小时,即可显示信号变化。功能性 MRI 可在发病后数分钟检测到缺血性改变。

(4)血管造影:数字减影血管造影(DSA)、CT 血管造影(CTA)、磁共振动脉成像(MRA)可以显示脑部大动脉的狭窄、闭塞和其他血管病变。

(5)彩色多普勒超声检查:对评估颅内外血管狭窄、闭塞、痉挛或侧支循环建立的程度有帮助。应用于溶栓治疗检测,对判断预后有参考意义。

(6)单光子发射计算机断层(single photon emission computed tomography,SPECT)和正电子发射断层扫描(positron emission tomography, PET):能在发病后数分钟显示脑梗死的部位和局部血流的变化,指导溶栓治疗并判断预后。

(7)脑脊液检查:一般正常,出血性梗死时可见红细胞。目前已广泛应用于诊断一般的脑卒中。

4．处理原则　根据不同的病因、临床类型、发病时间等实施个体化、整体化的治疗方案;主要是改善脑循环,防治脑水肿,预防合并症、康复训练等;在时间窗内有适应证者可行溶栓治疗;有条件的医院将病人收入卒中单元治疗。

(二)脑栓塞

脑栓塞是指血液中的各种栓子随血液进入脑动脉而阻塞血管,当侧支循环不能代偿时,引起该动脉供血区脑组织缺血性坏死,出现局灶性神经功能损害。

1.病因与发病机制

(1)心源性脑栓塞:心房颤动、心肌梗死、心肌病、心脏手术、先天性心脏病、心脏黏液瘤等。

(2)非心源性脑栓塞:主动脉和颅外动脉的动脉粥样硬化性病变,斑块破裂及粥样物从裂口逸入血流。

(3)栓子来源不明。

2.临床表现 多数患者有意识障碍,但持续时间常较短。当颅内大动脉或椎—基底动脉栓塞时,脑水肿导致颅内压增高,短时间内患者出现昏迷。脑栓塞还可造成急性脑血液循环障碍,引起癫痫发作,其发生率高于脑血栓形成。除上述脑部症状外,常伴有原发病的症状。患者可有心房颤动、风湿性心内膜炎、心肌梗死等疾病的表现,或有心脏手术、介入性治疗及长骨骨折等病史。部分患者有皮肤、黏膜栓塞或其他脏器栓塞的表现。

3.辅助检查

(1)头部 CT 及 MRI:可显示脑栓塞的部位和范围。CT 检查在发病后的 $24\sim48h$ 内病变部位出现低密度的改变;发生出血性梗死时可见在低密度的梗死区出现一个或多个高密度影。

(2)脑脊液检查:出血性梗死时红细胞增多。

(3)其他:心电图、胸片、超声心电图检查。

4.处理原则

脑栓塞的治疗与动脉粥样硬化性血栓性脑梗死的治疗相同,包括急性期的综合治疗,以及尽可能恢复脑部血液循环,进行物理治疗和康复治疗。因心源性脑栓塞容易再发,急性期应卧床休息数周,避免活动量过大,减少再发的风险;当发生出血性脑梗死时,要立即停用溶栓、抗凝和抗血小板聚集的药物,防止出血加重和血肿扩大。适当应用止血药物,治疗脑水肿;若血肿量较大,内科保守治疗无效时,考虑手术治疗。对脑栓塞的预防非常重要,同时治疗原发病,根除栓子来源,防止复发。

(三)腔隙性脑梗死

腔隙性脑梗死是指大脑半球或脑干深部的小穿通动脉,在长期高血压的基础上,血管壁发生病变,导致管腔闭塞,形成小的梗死灶。常见的发病部位有壳核、尾状核、内囊、丘脑及脑桥等。

1.临床表现

(1)纯运动性轻偏瘫:最常见,约占 60%。偏瘫累及同侧面部及肢体,瘫痪程度大致均等,不伴有感觉障碍、视野改变及语言障碍。病变部位在内囊、放射冠或脑桥等处。

(2)构音障碍—手笨拙综合征:约占 20%,表现为构音障碍、吞咽困难、病变对侧面瘫、手轻度无力及精细运动障碍。病变常位于脑桥基底部或内囊。

(3)纯感觉性卒中:约占 10%,表现为偏身感觉障碍,可伴有感觉异常,病变位于丘脑腹后外侧核。

(4)共济失调性轻偏瘫:表现为偏瘫,合并有瘫痪侧肢体共济失调,常下肢重于上肢。病变多位于脑桥基底部、内囊或皮质下白质。

2. 辅助检查 CT 可发现病灶部位低密度改变，对于小病灶或病灶位于脑干时应进行头颅 MRI 检查。

3. 处理原则 与动脉粥样硬化性血栓性脑梗死的治疗类似，一般不用脱水治疗。应针对脑血管病的各种危险因素进行积极治疗，作为脑血管病的二级预防。

(四)护理

1. 密切观察病情 注意意识、瞳孔、生命体征、肢体活动、凝血功能及有无呕吐等，应用规范化手势语进行沟通(见表 17-2)。

表 17-2 规范化手势语

手势	代表意义
伸大拇指	大便
伸小拇指	小便
伸食指	有痰
握空心拳(状如水杯)	口渴
握空心拳(状如重锤)	疼痛
用手拍床	想交流
握笔式写字	想写字

2. 三偏症的护理

(1)偏瘫：减少患侧肢体的操作，刺激患侧肢体，并放置功能位。

(2)偏盲：防止患者烫伤、跌倒、磕伤等；操作、沟通时护理人员应站在健侧视野。

(3)偏身感觉障碍：安全护理(水温、压迫、保暖等)。

3. 保持气道通畅 吸氧，适当抬高床头 15°～30°，避免颈部屈曲或过伸，及时吸痰，翻身拍背，必要时雾化吸入。气道功能严重障碍的予人工气道支持(气管插管或切开)及辅助呼吸，做好相应护理。

4. 吞咽困难 可管饲进食，预防吸入性肺炎及窒息。

5. 加强基础护理 做好翻身、拍背、口腔、皮肤、会阴护理等，以防肺部感染和压疮等发生；昏迷者按昏迷护理常规；烦躁病人，两边床栏拉起并用枕头保护，避免病人受伤，使用软约束具进行肢体保护性约束。

6. 特殊治疗的护理

(1)溶栓治疗：是目前最重要的恢复血流措施，尿激酶和重组组织型纤溶酶原激活剂(rt-PA)是目前使用的主要溶栓药物，应在时间窗内使用(分别是 6h 内和 4.5h 内)。①尿激酶：(100～150) 万 IU，溶于生理盐水 100～200ml 中，持续静滴 30min。②rt-PA：剂量为 0.9mg/kg 静脉滴注，其中 10% 在最初 1min 内静脉推注，其余持续滴注 1h。用药期间及用药 24h 内应卧床休息，严密监护观察有无全身出血或颅内出血征象，避免一切有创操作。

(2)抗血小板聚集治疗：掌握阿司匹林的使用方法及用药观察。

(3)抗凝治疗：普通肝素、低分子量肝素、华法林及类肝素。严密监测凝血、出血情况。

(4)降纤治疗：通过降解血中纤维蛋白原，增强纤溶系统活性，抑制血栓形成。可选择蛇毒酶制剂如巴曲酶(Batroxobin)等，可降低血浆纤维蛋白原，并有轻度溶栓和抑制血栓形成作用。

7.神经保护 保护脑细胞,提高对缺氧缺血的耐受性,常用钙拮抗剂、神经节苷脂、胞磷胆碱、依达拉奉、脑蛋白水解物等。

8.外科或介入治疗的护理 大面积梗死可能需要开颅减压,有脑积水者考虑脑室引流,颈动脉狭窄超过70%的可考虑颈动脉内膜切除或血管成形术。介入治疗包括颅内外血管经皮腔内血管成形术或血管内支架置入等。分别根据手术及介入治疗的要求做好相应护理与监测。

9.康复护理 积极进行语言、肢体及心理康复,减轻脑卒中引起的功能缺损,提高生活质量。

10.心理护理 保持情绪稳定,避免激动,给予鼓励,树立信心,尤其言语、运动功能障碍者。

11.健康教育

(1)健康的生活方式:戒烟、限酒、控制体重、合理饮食、体育锻炼;保持乐观豁达的生活态度,避免情绪激动及过度疲劳。

(2)饮食要清淡,限盐,选择新鲜蔬菜、水果、豆类、谷类及鱼类食物,少吃或不吃动物脂肪,肥胖者要控制体重,便秘者多吃纤维素丰富的食物,如芹菜、粗粮等,以增加胃肠蠕动。

(3)控制危险因素:高血压、高血脂、糖尿病等;重视防治发烧、脱水、腹泻、大汗等易促发脑梗死的情况。

(4)抗血栓治疗:非房颤患者,推荐阿司匹林或氯吡咯雷,房颤患者,推荐华法林。

(5)颈动脉狭窄的干预:给予他汀类药物,必要时行颈动脉内膜剥脱术或支架置入术。

二、脑出血

脑出血是指原发性非外伤性脑实质内出血,也称自发性脑出血,占全部脑卒中的10%～30%;年发病率(60～80)/10万,急性期病死率30%～40%,是急性脑血管病中病死率最高的。重症脑出血是指出血量大,在脑内形成巨大血肿,直接破坏脑组织结构;或脑出血位于脑干、小脑、脑室等部位;或继发严重的并发症,如颅内压增高、脑疝、脑积水、中枢性高热、急性肺损伤及上消化道出血等。

(一)病因及发病机制

最常见的原因是高血压合并细、小动脉硬化,是脑出血最常见、最重要的原因,脑出血患者有高血压者约占95%。其他病因包括脑血管畸形、血液病、梗死后出血、脑淀粉样血管病、脑动脉炎、脑卒中等,其中脑血管畸形是较常见的原因,也是年轻人发生脑出血主要原因之一。

脑内动脉壁薄弱,中层肌细胞和外膜结缔组织较少,而且无外弹力层。长期高血压使脑细小动脉发生玻璃样变及纤维素性坏死,管壁弹性减弱,血压骤然升高时血管易破裂出血。在血流冲击下,血管壁病变也会导致微小动脉瘤形成,当血压剧烈波动时,微小动脉瘤破裂而导致脑出血。高血压脑出血的发病部位以基底节区最多见,主要是因为供应此处的豆纹动脉从大脑中动脉呈直角发出,在原有血管病变的基础上,受到压力较高的血流冲击后易致血管破裂。

(二)病理生理

脑出血的常见部位是壳核,占全部脑出血的50%～60%,其次为丘脑、脑叶、脑桥、小脑及脑室。脑出血后由于占位效应及周围脑组织水肿,引起颅内压增高,使脑组织受压移位而发生脑疝,脑疝是导致患者死亡的直接原因。血肿对脑组织的直接破坏所释放出的血管活性物质及血肿分解产物加重脑水肿,局部脑血流循环障碍。

(三)临床表现

脑出血常发生于 50 岁以上患者,多有高血压病史。在活动或者情绪激动时突然发病,少数在安静状态下发病。发病后症状在数分钟至数小时达到高峰,重者血压明显升高,并出现头痛、呕吐、意识障碍、脑膜刺激征和痫性发作等,有明确的局灶性神经功能缺损;迅速出现高热、上消化道出血等并发症。临床表现的轻重和特征主要取决于出血的量和部位。

1.基底节区出血:最常见,其中壳核出血占高血压性脑出血的 50%～60%,丘脑出血占24%,尾状核出血少见。

(1)壳核出血:主要是豆纹动脉尤其是其外侧支破裂引起。对侧偏瘫是最常见的症状,还可表现有双眼向病灶侧凝视,病灶对侧偏身感觉障碍,同向性偏瘫,优势半球受累可有失语。出血量大时患者很快出现昏迷,病情数小时内迅速恶化。出血量小时则可表现为纯运动或纯感觉障碍。

(2)丘脑出血:主要是丘脑穿通动脉或丘脑膝状体动脉破裂引起。出血侵及内囊可出现对侧肢体瘫痪,多为下肢重于上肢。感觉障碍较重。优势半球出血可出现失语,非优势半球受累,可有体象障碍及偏侧忽视等。丘脑出血可出现精神障碍,表现为情感淡漠、视幻觉及情绪低落等,还可出现丘脑语言(言语缓慢不清、重复言语、发音困难、复述差、朗读正常)和丘脑痴呆(记忆力减退、计算力下降、情感障碍、人格改变)。

(3)尾状核头出血:临床表现为头痛、呕吐、对侧中枢性面舌瘫、轻度项强;也可无明显的肢体瘫痪,仅有脑膜刺激征。

2.脑叶出血:表现为头痛、呕吐等,癫痫发作比其他部位出血常见,肢体瘫痪较轻,昏迷较少见。额叶出血可伴有前额痛、呕吐较多见;对侧轻偏瘫、共同偏视、精神障碍;优势半球出血可出现运动性失语。顶叶出血偏瘫较轻,而偏侧感觉障碍显著;优势半球出血可出现混合性失语。颞叶出血表现为对侧中枢性面舌瘫及上肢瘫痪为主;优势半球出血可出现感觉性或混合性失语。枕叶出血表现为对侧同向性偏瘫,可出现一过性的黑矇和视物变形,多无肢体瘫痪。

3.脑干出血:脑桥出血表现为突然头痛、呕吐、眩晕、复视、交叉性偏瘫和瘫痪、四肢瘫等。出血多时,患者很快进入意识障碍、针尖样障碍、侧视麻痹、呼吸障碍、去大脑强直、应激性溃疡等症状,常在 48h 内死亡。中脑出血少见轻者可表现为突然出现复视。一侧或两侧瞳孔扩大、水平或垂直眼震等,重者可很快出现意识障碍、四肢瘫痪、去大脑强直,常迅速死亡。延髓出血极为少见,表现为突然猝倒、意识障碍、血压下降、呼吸不规则,继而很快死亡,部分轻症者可出现截瘫、呃逆、面部感觉障碍或 Wallenberg 综合征。

4.小脑出血:占脑出血的 10%,表现为突发性枕后疼痛、眩晕、共济失调、行走不稳伴恶心呕吐。查体可见眼球震颤,病灶侧肢体肌张力和腱反射低下及共济失调或轻瘫、周围性面瘫、锥体束征和颈项强直。严重者可压迫脑干,很快进入昏迷和死亡。

5.脑室出血:占脑出血的 3%～5%,绝大多数为继发性,系脑实质出血破入脑室所致。临床表现视出血部位、脑室内积血量及是否阻塞脑脊液通路而异。轻者可仅有头痛、恶心、呕吐、颈项强直、脑膜刺激征阳性,临床上易与蛛网膜下腔出血相混淆。严重者可突然昏迷、高热、肌张力增高、皮肤苍白、发绀或大汗、瞳孔缩小或忽大忽小、眼肌麻痹及双侧病理反射征阳性,有时伴去大脑性强直,呼吸先深慢后变浅快,可于较短时间内死于脑疝。

(四)辅助检查

1.头颅CT 是确诊脑出血的首选检查。早期血肿可表现为圆形或者椭圆形的高密度影,边界清晰。

2.头颅MRI 诊断价值不如CT,但对脑干和小脑极少量出血的检出率优于CT,且比CT更易发现脑血管畸形、肿瘤、血管瘤等病变。

3.脑血管造影 可显示脑血管的位置、形态及分布等,并易于发现脑动脉瘤、脑血管畸形等脑出血病因。

4.脑脊液检查 脑出血时脑脊液压力常升高,呈均匀血性。当脑疝形成或小脑出血时,禁做腰穿。

5.血、尿常规,血糖、肝功能、肾功能、凝血功能、血气、血电解质及心电图等检查,了解患者的全身情况。

(五)处理原则

脱水降颅内压,减轻脑水肿;调整血压;防止继续出血;减轻血肿造成的继发性损害;促进神经功能恢复;防治并发症;必要时外科手术治疗:主要是清除血肿,降低颅内压,主要方法有去骨瓣减压术、小骨窗开颅血肿清除术、钻孔或者锥孔穿刺血肿抽吸术、内窥镜血肿清除术及脑室出血穿刺引流术等。

(六)护理

1.严密观察病情变化,不同部位脑出血的观察要点见表17-3。

表 17-3 不同部位脑出血的监测护理要点

出血部位	护理监测要点
壳核(60%)	三偏症、失语的护理
丘脑(15%~24%)	意识障碍、三偏症、感觉障碍的护理
脑叶(10%)	语言障碍、精神症状、偏瘫、感觉障碍、感觉失语、偏盲、视野缺损的监测和护理
中脑(罕见)	意识障碍、去大脑强直的监测,偏瘫、交叉瘫痪、四肢瘫痪的护理
脑桥(10%)	针尖样瞳孔的监测,中枢性高热、瘫痪、吞咽困难、呛咳、交叉性感觉障碍的护理
延髓(罕见)	中枢性呼吸、循环衰竭的监测和护理
小脑(10%)	枕骨大孔疝的监测,头痛、眩晕、恶心、呕吐、躯体失衡的护理
脑室(3%~5%)	意识、瞳孔、去大脑强直、中枢性高热、脑疝等监测

2.其他措施参考本节脑梗死相关内容。

(章水娟)

第十八章　重症创伤护理

第一节　概　述

创伤是指机体遭受外力(机械、物理、化学等)直接或间接打击后,造成局部组织破坏或继发远处组织器官的损伤甚至发生全身反应。重症创伤是指机体在严重致伤因子作用下,导致一个或多个解剖部位或脏器的严重损伤,并危及生命。

据统计资料显示,我国每年的车祸死亡人数徘徊在 7 万~10 万间,伤者上百万,创伤已成为我国城市的第 5 位死因,农村的第 4 位,成为一个社会公害。

一、重症创伤的病理生理变化

重症创伤后机体的病理生理变化主要有以下三方面:

1.低体温　低体温是重症创伤患者在体液复苏时不可避免的一个病理生理过程。受伤时的热量丢失、复苏措施、术中体腔的暴露、伤后热量生产障碍等与低体温的产生密切相关。

2.凝血功能障碍　重症创伤后的大量出血使凝血系统的多个环节受到影响而表现为患者凝血功能障碍。大量出血及体液复苏可引起稀释性凝血因子和血小板减少;凝血系统的激活是一系列对温度敏感的、依赖丝氨酸的酶促反应,创伤后的低体温会导致上述反应的速度减慢,还会抑制血小板功能。

3.代谢性酸中毒　重症创伤及伴随的大出血导致组织器官的血液供应不足,能量代谢从有氧代谢转为无氧代谢,产生大量的乳酸等有机酸使机体发生代谢性酸中毒。

二、重症创伤的并发症

机体遭受严重创伤打击后,易引发一系列的全身并发症,其危险性不亚于创伤本身。

(一)创伤性休克

创伤性休克主要是各种严重创伤导致神经体液失调、循环血量不足、微循环障碍。

(二)创伤后急性呼吸窘迫综合征

创伤后急性呼吸窘迫综合征是重症创伤的常见并发症之一。主要表现为呼吸频数、进行性呼吸窘迫、低氧血症、弥漫性肺泡浸润、肺顺应性降低、肺毛细血管楔压正常。

(三)创伤后急性肾衰竭

创伤后急性肾衰竭是重症创伤的常见并发症之一。主要表现为少尿或无尿,血尿素氮和血肌酐进行性升高,高钾血症,代谢性酸中毒等。

(四)创伤后脂肪栓塞综合征

创伤后脂肪栓塞综合征是长骨骨折为主的多发骨折、广泛软组织损伤后引起的以呼吸窘迫和中枢神经系统功能障碍为主要表现的综合征。主要表现为伤后第2或第3天突然出现的肺栓塞、肺部啰音、脑栓塞、皮肤黏膜出血。

(五)创伤后筋膜间隔综合征

创伤后筋膜间隔综合征是指由于各种原因造成筋膜间隔内容物的增加或间隔有效容积的减少,使间隔内压力升高,血液供应明显减少甚至中断,造成神经、肌肉功能障碍甚至坏死。

临床表现有以下几个方面:

1.疼痛　这是最早出现的症状,其特点为范围广泛,呈持续性,疼痛不因肢体固定或引用镇痛药而缓解。

2.循环障碍　受累肢体末端动脉搏动逐渐减弱或消失,皮肤逐渐苍白或发绀。

3.肢体肿胀　表现为肢体严重肿胀,坚硬而无弹性,严重者肌肉呈圆筒状僵硬。

4.肤色改变　早期肢体末端皮温稍高,呈潮红色;随着病情发展,皮肤光亮菲薄;进一步发展则呈暗红色,皮温降低;最后皮肤呈皮革样改变。

5.感觉异常　神经对缺血非常敏感,短时间缺血即会出现传导障碍,表现为皮肤感觉衰退、麻木。

6.功能障碍　早期表现为肌张力减退,晚期为手足畸形。

7.全身症状　早期不明显,晚期出现肌红蛋白尿。

(六)弥散性血管内凝血

严重创伤和休克等引起患者毛细血管等小血管内膜纤维蛋白沉积,血小板凝聚,形成弥散的微血栓。

(七)多器官功能障碍综合征

多发生在严重创伤后的4～5d,肺是最先累及的器官,其次为肝脏、消化道、肾脏;防治困难,病死率高;一般认为4个及以上脏器衰竭患者的病死率高达100%。

第二节　重症创伤的救治

重症创伤的伤情复杂,病情变化迅速,并发症多,病死率高。处理原则是迅速、正确地评估病情,及时抢救,提高存活率。

一、首次评估

首次评估的目的是为了正确地判断伤情,确立抢救的优先顺序,可按照ABCDE的顺序进行评估:

Airway——呼吸道　对于创伤患者,呼吸道的评估和处理是最为重要的。在首次评估时,必须优先检查呼吸道情况,最好对所有创伤患者都放置颈托,再清除患者口腔和气道异物,保持呼吸道通畅。

Breathing——呼吸　创伤多累及呼吸系统,导致呼吸困难。可以通过以下方法判断是

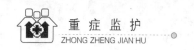

否存在呼吸：在维持气道开放的情况下，救护者将自己的耳朵贴近患者口鼻，面部侧向患者胸部，观察患者胸部有无起伏，听患者有无呼吸的声音，感觉有无患者呼出的气体冲击面部。

Circulation——循环　患者的血流动力学状态可以通过以下检查获得：①意识状态；②皮肤颜色及温度；③脉搏；④血压；⑤毛细血管充盈时间。在进行初次评估时就要明确外出血的部位、速度并及时采取止血措施。

Disability——失能　迅速评估患者的神经系统状况，GCS是通常采用的评估方法。

Exposure——暴露　在初次评估时，患者的衣服通常被去掉以暴露受伤部位，但要注意保暖。

二、二次评估

二次评估应在首次评估完成，生命体征相对平稳的情况下进行。评估内容包括病史采集、全身检查、辅助检查等。

(一)病史

创伤患者往往不能直接提供病史，需要通过询问现场人员获得尽可能详细的病史，以免遗漏。

(二)全身检查

全身检查时头部主要检查瞳孔情况、颅骨骨折等；颌面部主要检查上呼吸道情况；颈部主要检查颈椎损伤、颈部外伤等；胸部主要检查肋骨骨折和气胸；腹部主要检查脏器破裂和腹膜炎；会阴部主要检查泌尿道损伤等；神经系统主要检查感觉和运动觉；四肢主要检查骨折情况；具体见表18-1。

表18-1　全身检查

系统/部位	评估/检查项目
一般状况	意识水平,GCS评分,主诉
头部	瞳孔:大小、形状、对光反应,视野
	擦伤,撕裂伤
	颅骨骨折:鼓室积血、Battle's征、熊猫眼、触及凹陷
颌面部	擦伤,撕裂伤,咬合不正
颈部	撕裂伤或贯穿伤,气管移位,颈静脉怒张,皮下气肿,血肿
胸部	呼吸状况,擦伤,撕裂伤,捻发音,皮下气肿,心音,呼吸音
腹部	擦伤,撕裂伤或贯穿伤,压痛,反跳痛,腹膜体征
会阴部	擦伤,撕裂伤,骨盆稳定性,出血(尿道、阴道、血尿),直肠指检
神经系统	脊柱压痛,精神状态,感觉异常,触觉,运动觉,括约肌紧张性
四肢	擦伤,撕裂伤,畸形,疼痛,脉搏,毛细血管充盈

(三)辅助检查

为了对特殊伤情做出判断可以做一些辅助检查，包括X线、CT、逆行尿道造影、经食管造影、支气管镜等。

三、救　治

重症创伤患者抢救时首先考虑挽救生命，先处理威胁生命的损伤。为提高抢救效率，建议采用适用于多发伤的"VIPCO"程序。

Ventilation——通气　保持气道通畅和足够的通气。及时清除口鼻腔内血块、呕吐物、痰和其他分泌物。如果需要,应通过气管插管或气管造口等建立人工气道保证通气。

Infusion——液体复苏　快速建立补液通道,补液、输血,扩充血容量,保持循环稳定。通过上肢静脉或中心静脉建立多条静脉通路。严重创伤的失血性休克患者,给予快速大量的补充液体和血液。

Pulsation——心脏监护　可通过监测血压、心率、中心静脉压和肺毛细血管楔压来评估心功能。及时发现和处理心律失常、心源性休克等,并指导合理补液和用药。

Control bleeding——控制出血　明显的外出血应采取合适方法迅速止血。

Operation——手术　必须争分夺秒实施手术,最好在伤后 1h 的黄金时间内,以免延误时机。

第三节　重症创伤的护理

机体遭受严重创伤后各系统功能发生紊乱,需要对患者进行全面的监测与护理,对各种改变及时做出反应,帮助患者度过危险期。

一、监　测

(一)循环系统监测

1.心电监护　继续给予心电监护,及时发现并处理各种心律失常。

2.动脉有创血压监测　血流动力学不稳定患者可采用桡动脉等位置直接插管监测动脉压;还方便进行血气分析。

3.中心静脉压监测　CVP 监测适用于休克患者补液的评估。初期补液后血压上升不满意者,CVP 监测有助于了解血容量状况。

4.心率　心率的变化往往早于血压的下降,血压的下降提示循环已失代偿。

5.血细胞比容(HCT)　血细胞比容常用于评估术后血液的丢失情况,大量输血输液后,红细胞淤积和微血栓形成会影响 HCT。

(二)呼吸系统监测

1.脉搏氧饱和度　脉搏氧饱和度监测使用简单,是一种无创监测方法,现为临床常规使用的一种呼吸系统监测手段。

2.动脉血气　监测动脉血气,根据血气分析结果,调整通气指标和吸入氧浓度,保证组织氧供。

3.影像学检查　对疑有吸入性肺炎、气胸、肺水肿或 ARDS 的患者应进行 X 线或 CT 胸部检查,根据结果采取相应措施。

(三)肾功能监测

1.肾血流量监测　重症创伤患者往往伴有肾血流量减少,甚至发生急性肾功能衰竭。尿量减少、CVP 降低往往提示肾血流量不足。

2.肾小球功能监测　肾小球滤过率是监测肾功能常用的标准方法,对肾功能变化反应

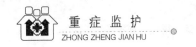
迅速。血肌酐浓度也是监测肾功能常用的方法,但不敏感。

3.肾小管功能监测　临床以尿比重测定较为常用。尿比重和尿钠排泄分数能较准确地区分肾前性氮质血症(比重＞1.020,钠排泄分数＜1);急性肾小管坏死(比重＜1.016,钠排泄分数＞1)。

(四)神经系统监测

1.格拉斯哥昏迷量表　GCS是临床常用的国际通用昏迷评分,采用患者睁眼反应(E)、语言反应(V)和运动反应(M)这3项指标来判断意识障碍程度;总分为15分,最低为3分(图18-1)。一般认为≤8分为重度意识障碍,持续＜6分超过48h提示预后不良。

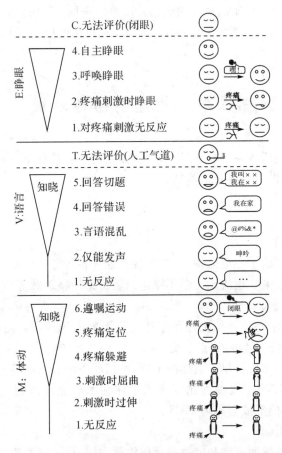

图18-1　格拉斯哥昏迷量表示意图

2.瞳孔大小和眼球运动　瞳孔评估对意识评估十分重要,需要评估瞳孔的大小、双侧瞳孔是否等大、对光反应是否存在、有无瞳孔散大、固定。眼球运动的评估包括眼球位置、自发性眼球运动、反射性眼球运动。

3.颅内压监测　对于有颅脑外伤的患者,应监测颅内压,使其保持在15mmHg以下;机械通气患者可通过调节通气,使PCO_2保持在20～25mmHg,以预防颅内压升高。

二、护　理

重症创伤的护理对防止和减少并发症,降低病死率和致残率,具有十分重要的意义。

1.体位 对不同患者要选择合适的体位,颅脑创伤患者应采取头高脚低位;颈椎、脊柱骨折的患者应采取平卧位;胸腹部创伤患者应采取半坐位;四肢创伤和长期卧床的患者,应注意将肢体放置功能位。

2.输血、输液护理 在重症创伤患者的输血和输液过程中,应注意观察和预防肾衰竭、心功能衰竭和呼吸衰竭。

3.伤口护理 换药时要观察伤口情况,注意有无出血、肿胀和异味;注意观察伤肢有无发绀、麻木、灼痛等情况。

4.体温 重症创伤患者多有低体温情况,应采取棉被保暖等措施,预防寒战,保存体力。

5.皮肤 重症创伤患者因病情复杂,往往存在感觉功能缺失,体位限制,长期卧床等压疮的高危因素,应做好皮肤护理,经常翻身,采用气垫床,并建立压疮预报报告制度。

6.营养护理 重症创伤患者代谢水平显著增加,并容易出现负氮平衡,在初步纠正各种内稳态失衡后,应尽早给予营养支持,根据病情给予肠内营养或肠外营养;做好营养管路护理。

7.心理护理 保持与患者的接触和沟通;随时告知病情好转的情况,给予鼓励;对于年轻患者,争取家庭和社会支持。

8.预防并发症 重症创伤患者伤情复杂,容易出现各种并发症,应注意观察呼吸、循环、消化等系统的情况,及时发现和预防并发症。

(叶昌华)

第十九章　院内与院间转运

重症患者的院内或院间转运通常是由于诊断、治疗或加强医疗在原医疗单位难以完成而采取的措施，其目的是为得到必需的诊断、治疗或加强医疗条件。重症患者在转运期间由于条件限制，处于检测与治疗条件不足的情况下，并发症和死亡风险增高，甚至可影响预后。为此，不论院内或院间转运均需对利益和风险进行评估，唯有所得利益大于风险时才是适合转运的先决条件。为降低转运风险，改善预后，转运前应适当计划，人员和设备配置应能应对预想和突发的抢救需要，转运中需要采取措施规避风险。

凡重症患者需要进一步加强医疗，无论对疾病的认知、技术或操作，在原医疗单位无法达到，即有指证转运。尤其是为转诊至本地区有经验的加强医疗中心，能显著改善预后时，院间转运更加需要。但在搬动过程中的体位变化有可能导致呼吸道梗阻、通气不足、低氧血症、低血压、心律失常、继发性出血、高血压、颅内压增高等病情变化，严重时可昏迷，甚至猝死，所以重症患者院间转运有相当的潜在危险。因此，如何避免转运过程中给患者带来伤害是一个需要医务人员高度关注的问题。

常需考虑影响转运决策的病情因素如年龄、心律失常、去甲肾上腺素剂量、动脉血氧合状况和 PEEP 水平等。在上述因素中，去甲肾上腺素剂量、动脉血氧合状况和 PEEP 水平反映影响决策的疾病严重度，对转运决策影响相对较小，而影响转运决策的主要因素是护送人员的专业水准和交通工具。护送人员的训练、器官功能支持水平可显著降低重症患者的转运风险。交通工具的设备需求亦至关重要，因为转运期间高达 1/3 的不良事件与设备有关。在现代条件下，已能将非常严重的伤员和患者安全转运到目的地，甚至是远距离转运。因此，在确认转运利益后，主要根据护送人员是否具备相应的专业水准，以及交通工具和设备是否具备相应的功能对转运进行决策。

多数情况下，医院方决定的转运应由医生根据上述原则决策，但少数情况是由患方提请的，患方提请的转运需符合现行的法律法规，应有患者或监护人提交书面申请和签字，完善医疗文书记录。

第一节　重症患者的院内转运

院内转运重症患者一方面是将患者从手术室或其他科室转运至 ICU，另一方面是转运患者至辅助科室或手术室进行检查或治疗。外出检查是重症患者院内转运的主要原因之一，必须强调不必要的检查即无论结果如何都不会对治疗产生影响的检查不要做。国内有学者列举了以下几种情况属重症患者转运的禁忌证：心跳呼吸骤停进行 CPR 者、急性心脏压塞可能引起心搏骤停者、腹部闭合伤致血压为 0 者、呼吸道梗阻可能引起呼吸停止者。

一、操作程序及方法

(一)转运前准备

1. 护送人员　一般为 2 名,其中 1 名必须是重症医学的专科护士,另 1 名可根据病情决定,由医师或其他专业人员担任。

护士需具备重症医学护理资格。另一名随行人员,可根据患者的病情决定,可以是医师,或是呼吸治疗师、注册护士或其他技术人员。转运生命体征不稳定的患者,须由具备气道管理技能和高级生命支持技术等重症患者治疗经验的医师负责。

2. 随行设备　血压计、脉氧仪、心电监护,或包含上述监测项目的监护仪,气道管理器材(包括气管插管及便携式气道吸引装置)。根据需要备便携式人工呼吸器,如条件具备,建议采用带有管道脱开和气道高压报警装置的便携式人工呼吸器。供氧设备需满足转运全程氧供需要,并富余氧供 30min 以上。根据情况备带有电池供电的输液泵。必要时配备除颤器。

3. 随行药品　必备肾上腺素和抗心律失常药。毒麻药品和其他急救药品可根据患者病情准备。携带足够的液体和静脉点滴药物。

4. 制定意外应急预案　制定心肺骤停、严重心律失常、窒息等应急处理的预案,允许受过训练的随行人员在紧急情况下按方案实施急救。

5. 书写交接内容包括病情与治疗计划。

(二)转运前联络和协调

1. 联络后续医疗单位

向后续医疗单位通报患者的病情和后续治疗必备的设备和药品,通报患者到达的预计时间。如病情需要,可邀请后续医疗单位的医师会诊,共同讨论并制定转运方案。

2. 及时通知其他随行人员(如呼吸治疗师、电梯管理人员等),以便及时配合转运。

(三)转运前患者的处理

1. 带有气管插管的患者,出发前需将插管固定牢靠,并标定插管深度。

2. 检查人工呼吸机,如原使用的通气模式在接收医疗单位和转运途中无法实施时,转运前需更换转运途中和接收单位可用的通气模式,并保证患者病情平稳。如替代通气条件无法确保安全,则需重新评价转运风险和利益,重新决定转运与否。

3. 循环功能不稳定的患者拟积极复苏治疗,待血压基本稳定时方可转运。

(四)转运中的监护和生命支持

1. 转运中监护　至少需定时监测动脉血压、脉率与呼吸。尽可能实行持续心电监护和持续氧饱和度监测。生命体征监测尽可能与转运前监护水平等同。

2. 转运中呼吸支持　需要呼吸支持的患者,根据病情需要使用面罩复苏器(气囊)或便携式呼吸器提供呼吸支持,机械通气参数尽可能与转运前保持一致。

3. 转运中循环支持　循环功能不稳定的患者,转运中宜应用输液泵和微量泵,尽可能保证液体治疗方案、血管活性药和正性肌力药的应用,能与转运前调定的方案保持一致。发生紧急情况时,按预案进行抢救治疗。

(五)转达后续医疗单位

1. 通过医生—医生和(或)护士—护士交接,保证后续治疗及时进行。交接内容包括病情、转运全过程中患者状况,以及治疗计划。

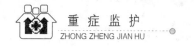
2.如患者监护权未移交,随行人员要一直陪护患者直至回到原医疗单位。

二、注意事项

1.在循环功能支持下血流动力学仍不稳定的患者不宜转运。

2.持续胃肠减压的患者,转运前需吸尽胃液,必要时转运中仍需保持有效的胃肠减压,谨防误吸。

3.创伤患者的院内转运,除非已排除脊柱损伤,否则转运中应使用脊柱固定装置。

第二节　重症患者的院间转运

一、操作程序及方法

(一)利益/风险评估和知情同意

院间转运前,须对转运利益和转运风险进行充分讨论,确认患者能在接收方医院获得更好的必需的诊疗或加强医疗条件,有助于改善预后,并对预想的转运风险有防范措施,方可决定转运患者。

患方提请的转运应有书面申请和签字。医院方决定的转运,事先应征得患者本人、监护人同意,对于无自知能力的患者应征得授权人同意,并由患方签字存档。如果病情危急未及讨论,宜将转运指征和未及讨论征求同意的原因作书面记录。

(二)转运人员

由车驾人员及拥有气道管理、开放静脉通路、心律失常的读解和处理、基本生命支持和高级生命支持等技能的医务人员组成,其中医务人员至少2名。

转运病情不稳定的患者,转运小组负责人必须是医师;转运危重但稳定的患者,小组负责人可以是受过专业训练的护士。

(三)转运方式

根据患者病情紧急程度、天气条件、持续性生命支持所需的医疗措施,以及可利用的人力、物力资源等综合因素决定转运方式(海、陆、空运),然后提请转运部门对可行性认证,协调转运时间。确认后通报接收方医院。

转运方式一般由转运小组负责医师与接收医疗单位的医师协商确定;如由接收方医院提供转运小组,转运方式和时间可由接收方医师决定。

转运的工具主要是救护车。陆地转运可满足多数患者的要求,费用低、动员快、不依赖天气、容易检测病情。一般遵循传统的转运原则,要求患者顺车体而卧,以减少汽车运行时对患者脑部血流灌注的影响;躯体妥善外固定于平车上,以避免剧烈振荡而加重出血和再损伤;上下坡时要保持头高位,以避免头部充血;颅脑损伤者将头部垫高。在搬运和行车过程中的颠簸易造成危重患者气道内分泌物增多、积聚,阻塞气道,影响呼吸。

对于地区偏僻、交通中断等不适宜陆地转运或转运距离较远(超过80km)时刻考虑空运。空运速度快,但准备工作时间较长,且空运前后仍需陆地车辆完成。距离在80～240km或着陆困难时用直升飞机,但舒适性、安全性较差。如距离超过240km,优先考虑固定翼飞机。空运时,患者会受到航空生理方面的考验,如低气压、低温、缺氧、晕机等,而且对环境负荷代偿能力和适应能力也严重下降,可能导致疾病恶化。

(四)转运器物

1.搬运及固定患者用物:担架,约束带,骨折固定夹板,固定脊柱损伤患者的设备等。

2.维持气道用物:气管插管,气管切开套管,能实行环甲膜穿刺或切开的手术刀、针头,喉镜及电池,口咽、鼻咽通气道,负压吸引装置,吸痰管等。

3.维持呼吸的用物:氧气,吸氧装置(鼻导管、各种氧气面罩、雾化吸入装置、T 管、人工鼻等),简易呼吸器(可带储气囊、PEEP 阀),便携式呼吸机等。

4.维持循环用物:静脉导管及穿刺用具(外周静脉及中心静脉),止血带,输液器,三通,输血器,加压输液装置,除颤仪及体外起搏电极板等。

5.实施治疗用物:针头、注射器,注射泵及输液泵,骨髓穿刺针,消毒液及消毒用的棉签、棉球等,胃管,绷带等。

6.监护所需用物:听诊器,血压计,多导联监护仪及电极片,充气式血压袖带,经皮氧饱和度传感器,压力传感器及相关链接装置,呼气末二氧化碳监测装置等。

7.其他用物:应急照明设备、通信器材等。

(五)转运所需药物

准备转运所需的药物主要针对维护生命体征稳定以及紧急复苏。需要转运前充分了解患者病情,适当准备相关药品及常用的抢救药品,镇静镇痛、肌松药物要根据情况准备。静脉通路需要输液维持或静脉泵维持,尽量选择塑料包装的液体。

(六)转运前患者的处理

院间转运情况比院内转运要复杂得多,风险更大,途中的不确定因素更多,因此,转运前的处理非常重要。由于相当一部分重症患者在转运前已经可能出现一些潜在的或尚未察觉的生理紊乱,可严重影响呼吸循环功能。因此,转运前要对患者的病情进行全面的评估,但又要避免不必要的检查延误了转运时机。如血压偏低并容量负荷不足、广泛的急性期脑挫伤并颅内压增高、严重缺氧、内环境紊乱等,要在转运前作出处理。呼吸功能不稳定的患者,在转运前建立人工气道。为确保人工气道畅通可靠,宜采用插管或气管切开,转运中不宜采用喉罩。转运前标示插管深度并确保固定牢靠。使用人工呼吸机的患者,转运前需调定合适的氧浓度和通气量。如受转运条件限制,通气模式需要更换,应在转运前调定,保证患者能适应新的通气模式并病情稳定。如患者无法耐受新的通气模式,应对转运的利益和风险重新进行评估,重新决定转运时机。同时也应给予一些必要的药物以达到镇静、止痛和肌肉松弛的目的。开放安全的静脉通路,必要时建立中心静脉通路。对需要进行液体复苏和(或)使用血管活性药的患者,在转运前需要稳定循环功能。肠梗阻患者和机械通气患者需留置胃管。给长途转运的患者、使用利尿剂的患者留置导尿管。明确有无血气胸,有指证进行胸腔闭式引流的应在转运前完成。对躁动、有粗鲁行为或不配合的患者,转运前可适当应用镇静剂和(或)肌松剂。对于创伤患者,除非明确无脊柱损伤,否则均应使用脊柱固定装置。

(七)转运中的监护和生命支持

1.基本生命体征监护,包括持续性脉率、血氧饱和度、心电监护和动脉血压、呼吸频率监测。

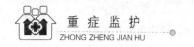
2.根据病情需要,可选择应用有创动脉血压、中心静脉压、肺动脉压、颅内压和(或)二氧化碳浓度监测。

3.记录监测和处理。

(八)转达接收方医院

1.通过医生—医生和(或)护士—护士交接保证后续治疗及时进行。交接内容包括病情、转运全过程中患者状况,以及治疗计划。

2.向接收方医院递交转院小结,以及有关化验和检查结果副本,递交转运过程中监测和处理的书面记录副本。

二、注意事项

如转院过程由院外专业转运小组执行,转出方医院应向该转运小组中能承担治疗和急救的执业医师详细介绍患者病情。患者的转院小结、有关化验和检查结果副本,治疗计划等医疗文书,可通过传真或随同患者转给接受方医院。

(饶 艳)